行動変容を導く!
上肢機能回復アプローチ

脳卒中上肢麻痺に対する基本戦略

兵庫医科大学リハビリテーション医学講座・主任教授
道免和久 ●監修

大阪公立大学医学部リハビリテーション学科作業療法学専攻・教授
竹林　崇 ●編集

医学書院

監修者略歴 ◆ 道免和久（どうめんかずひさ）

福岡県生まれ．1986年，慶應義塾大学医学部卒業．1988年，慶應義塾大学医学部助手（リハビリテーション科学）および慶應義塾大学月が瀬リハビリテーションセンター医員．1991年，国立療養所東埼玉病院医員．1994年，埼玉県総合リハビリテーションセンター医長．1996年，Pennsylvania州立大学およびATR Human Information Processing Research Laboratoryに留学．1997年，東京都リハビリテーション病院リハビリテーション科医長．2000年，兵庫医科大学リハビリテーションセンター助教授．2005年より兵庫医科大学リハビリテーション医学講座主任教授．同年，特定非営利活動法人リハビリテーション医療推進機構CRASEEDを設立（代表理事）．

【所属】日本リハビリテーション医学会理事，日本運動器科学会評議員，バイオメカニズム学会評議員，日本電気生理運動学会理事，日本腎臓リハビリテーション学会代議員，日本嚥下医学会評議員，日本ニューロリハビリテーション学会理事，リハビリテーション先端機器研究会常任幹事，The Official Representative for JARM to ISPRM，高度先進リハビリテーション医学研究会（プログラム委員）．

【主な仕事】脳卒中機能評価セット Stroke Impairment Assessment Set（SIAS）の作成，ADL評価法 FIM（Functional Independence Measure）の日本導入（翻訳など），『運動神経生理学講義』（大修館書店，2002）監訳，『最新包括的呼吸リハビリテーション』（メディカ出版，2003）編集，『CI療法―脳卒中リハビリテーションの新たなアプローチ』（中山書店，2008）編集・執筆，『リハビリテーション評価データブック』（医学書院，2010）編集・執筆，『脳卒中機能評価・予後予測マニュアル』（医学書院，2013）編集・執筆，『ニューロリハビリテーション』（医学書院，2015）編集・執筆，など．

編集者略歴 ◆ 竹林 崇（たけばやし たかし）

大阪府生まれ．2003年，川崎医療福祉大学医療技術学部リハビリテーション学科作業療法専攻卒業．同年4月，兵庫医科大学病院リハビリテーション部入職．2011年，大阪府立大学大学院総合リハビリテーション学研究科入学．2012年，Alabama大学にてCI therapy training courseに参加・修了．同年11月，JAICAの短期専門家として，ベトナムホーチミンにて勤務．2013年，大阪府立大学大学院総合リハビリテーション学研究科修了．同年4月，兵庫医科大学大学院医科学専攻高次神経制御系リハビリテーション科学入学．2016年，兵庫医科大学病院リハビリテーション部退職．同年4月より，吉備国際大学保健医療福祉学部作業療法学科准教授，2020年4月より，大阪府立大学地域保健学域総合リハビリテーション学類作業療法学専攻（現 大阪公立大学医学部リハビリテーション学科作業療法学専攻）教授．

【所属】日本作業療法士協会会員，日本臨床作業療法学会会員，日本心臓リハビリテーション学会会員．

【主な仕事】『CI療法―脳卒中リハビリテーションの新たなアプローチ』（中山書店，2008）分担執筆，『リハビリテーション評価データブック』（医学書院，2010）分担執筆，『脳卒中機能評価・予後予測マニュアル』（医学書院，2013）分担執筆，『ニューロリハビリテーション』（医学書院，2015）分担執筆，『作業で創るエビデンス―作業療法士のための研究法の学びかた』（医学書院，2019）分担執筆，『作業で紡ぐ上肢機能アプローチ―作業療法における行動変容を導く機能練習の考えかた』（医学書院，2021）編集，など．

行動変容を導く！ 上肢機能回復アプローチ
―脳卒中上肢麻痺に対する基本戦略

発　行	2017年10月15日　第1版第1刷Ⓒ
	2023年 2月 1日　第1版第4刷
監　修	道免和久
編　集	竹林 崇
発行者	株式会社 医学書院
	代表取締役　金原 俊
	〒113-8719　東京都文京区本郷1-28-23
	電話　03-3817-5600（社内案内）
印刷・製本	アイワード

本書の複製権・翻訳権・上映権・譲渡権・貸与権・公衆送信権（送信可能化権を含む）は株式会社医学書院が保有します．

ISBN978-4-260-02414-3

本書を無断で複製する行為（複写，スキャン，デジタルデータ化など）は，「私的使用のための複製」など著作権法上の限られた例外を除き禁じられています．大学，病院，診療所，企業などにおいて，業務上使用する目的（診療，研究活動を含む）で上記の行為を行うことは，その使用範囲が内部的であっても，私的使用には該当せず，違法です．また私的使用に該当する場合であっても，代行業者等の第三者に依頼して上記の行為を行うことは違法となります．

JCOPY 〈出版者著作権管理機構 委託出版物〉

本書の無断複製は著作権法上での例外を除き禁じられています．複製される場合は，そのつど事前に，出版者著作権管理機構（電話 03-5244-5088，FAX 03-5244-5089，info@jcopy.or.jp）の許諾を得てください．

執筆者一覧

■ 監修
道免　和久　　兵庫医科大学リハビリテーション医学講座・主任教授

■ 編集
竹林　崇　　大阪公立大学医学部リハビリテーション学科作業療法学専攻・教授（元 兵庫医科大学病院リハビリテーション部）

■ 執筆者（執筆順）
竹林　崇　　大阪公立大学医学部リハビリテーション学科作業療法学専攻・教授（元 兵庫医科大学病院リハビリテーション部）

花田　恵介　　医療法人錦秀会阪和記念病院リハビリテーション部（元 兵庫医科大学病院リハビリテーション部）

友利幸之介　　東京工科大学医療保健学部リハビリテーション学科作業療法学専攻・准教授

梅地　篤史　　兵庫医科大学病院リハビリテーション部

髙橋香代子　　北里大学医療衛生学部リハビリテーション学科作業療法学専攻・教授

天野　暁　　北里大学医療衛生学部リハビリテーション学科作業療法学専攻・准教授（元 兵庫医科大学病院リハビリテーション部）

打田　明　　兵庫医科大学病院リハビリテーション部

橋本　幸久　　兵庫医科大学病院リハビリテーション部

大谷　愛　　元 兵庫医科大学病院リハビリテーション部

監修の序

　本書は脳卒中片麻痺を呈した上肢の機能回復に焦点を絞ったリハビリテーション医学の実践書であるとともに，リハビリテーションアプローチ全般に通じる本質的コンセプトを鋭く考察した書籍でもある．したがって，書名にはあえてCI療法（constraint-induced movement therapy）やニューロリハビリテーションという言葉は入れていない．将来的に本書で示したコンセプトがリハビリテーション全般に広がることを期待している．

　私は，2008年に『CI療法―脳卒中リハビリテーションの新たなアプローチ』（中山書店）を，2015年に『ニューロリハビリテーション』（医学書院）を上梓し，CI療法を中心としたニューロリハビリテーションについて啓発を行ってきた．多くのリハビリテーション科医師，療法士だけでなく，脳神経外科や神経内科の医師，あるいは当事者の方々からも多くの反響をいただいた．そのなかで，兵庫医科大学リハビリテーション医学教室主催によるセミナーや実地研修を受けるのが理想であることはわかるが，書籍の形で具体的な方法論が詳しくわかるものが欲しいといった声も多数寄せられていた．そこで本書は，これまでに執筆しきれなかった具体的なアプローチの方法を詳細に記述するとともに，課題指向型アプローチと運動学習の転移について詳しく解説している．

　CI療法をはじめとする運動療法と運動学習との関連については，拙著『ニューロリハビリテーション』でも述べている通り，教師あり学習，強化学習，教師なし学習のいずれもがCI療法と密接に関連している．そして，運動学習則を使いこなす能力，メタ学習も重要であることが推察されている．したがって，CI療法は「運動学習療法」と言い換えることができ，CI療法の諸要素を運動学習の文脈で考察しながら，日々研究を推進している．さらに，本書の主題である課題指向型アプローチや運動学習の転移は，運動学習理論をCI療法の臨床実践においてとことん突き詰め，無駄を削ぎ落とした結果，浮き彫りになった最も本質的なキーコンセプトである．したがって，その本質を理解しさえすれば，上肢のリハビリテーションに限らず，歩行や高次脳機能障害といった問題にもそのまま応用が可能と考えている．

　私が，1990年代にSteven L. Wolf教授から，日本でCI療法を普及させてはどうかという提案をいただいてから20年以上になる．兵庫医科大学リハビリテーション医学教室に異動し，2002年ごろから予備的研究を始め，当時の作業療法副主任であった佐野恭子氏（現 兵庫医療大学）の協力を得て，CI療法を国内に送り出した．その頃入職した竹林　崇氏（現 吉備国際大学）は一貫してCI療法を現場の中心として実践し，数々のリサーチや講習会の講師も務めてきた．まさに本書の編集者として適任であり，期待通りの内容に仕上がっている．他にも兵庫医科大学病院リハビリテーション部作業療法部門や共同研究者など，項目ごとに最適な執筆者によりまとまった内容となっている．理論やその他のニューロリハビリテーションについては，上述の拙著も併せて参考にしていただきたい．

　歴史的には，この20～30年のリハビリテーション医学・医療の大きな議論の流れとして，治療的アプローチによる機能障害の回復か，代償的アプローチによる日常生活活動の改善か，といった二元論的議論が続いてきた．そして今，再生医療を

含むニューロリハビリテーションの時代にあって，麻痺を治すという治療的なリハビリテーションの時代が到来した，という考えかたもできる．しかし，本書で示したコンセプトは，単に麻痺を回復させる治療法という二元論的理解を超えて，機能障害を課題指向的に改善させ，改善した機能障害を日常生活活動につなげる(転移させる)という新たなアプローチの考えかたである．それによって習得した活動が患者さん自身が選んだものであればQOLにも直結するであろう．さらに，QOLに直結した活動(利き手で箸で食べる，ゴルフをする，など)は，おそらく日常的に継続されることが予想される．結果として，活動が機能障害の改善を促進し，加えて病理学的・解剖学的な部分での改善につながる可能性も示されている(錐体路線維の増加，神経新生の促進，など)．これを私は，リハビリテーション医学・医療におけるパラダイムシフトと呼んでいる．

　本書はまさにパラダイムシフトにつながるアプローチを最初に解説した書籍として上梓されるに至った．執筆者諸氏，兵庫医科大学病院リハビリテーション部スタッフ，兵庫医科大学リハビリテーション医学教室医師，秘書などすべての協力者に深謝する．

　　2017年9月

　　　　　　　　　　　　　　　　　　　　　　　　　　　　監修　道免和久

序

　筆者は作業療法学科の学生であった2002年当時，脳卒中後の上肢運動麻痺が対象者の方々に与える心理・機能的な障害を臨床実習先の現場でまざまざと感じ，その失われた機能を「回復」させることこそが作業療法士に託された仕事のひとつではないかと感じ，そのための手法を確立する必要性を強く感じた．しかし，当時の世の中の常識は，発症後180日を過ぎた上肢運動麻痺は改善することがなく，残存機能を活かした代償的な手段を用いて，日常生活活動をはじめとした対象者の生活を自立させるリハビリテーションが主流であった．ただ，そのなかにあって，2000年代に入り，課題指向型アプローチの代表格であるconstraint-induced movement therapy（CI療法）が台頭し，世の中の常識にも少しずつ変化の兆しが見え始めた．

　卒業後，運良く就職させていただいた兵庫医科大学では，リハビリテーション医学教室の道免和久主任教授が先頭に立ち，先進的な医療を積極的に採用していた．その1つのプロジェクトとして，他大学に先駆けてCI療法を導入し，臨床応用を実施していたのである．限られた先行研究の資料を片手に，対象者の麻痺手の機能改善を目的に日々試行錯誤を繰り返すわれわれにとっての1度目の転機が2006年に訪れる．本書の執筆者のひとりでもある花田恵介氏がCI療法の開発元でもあるUniversity of Alabama at Birmingham（UAB）のDavid Morris准教授（当時．現在は教授），Edward Taub教授が共著で書かれた"Constraint-induced movement therapy：characterizing the intervention protocol."（Eura Medicophys 42：257-268, 2006）を抄読し，CI療法の重要なコンポーネントの1つであり，練習効果を生活に転移させるための方略である「Transfer package」の知見をわれわれにもたらしてくれたのである．そこで，このコンポーネントを取り入れたところ，アプローチ後の結果がより良好なものに変わることとなった．また，このアプローチによって，麻痺手が「動く」という機能「回復」としての概念よりも，リハビリテーションそのものの概念である「麻痺手を実生活で使用すること」，すなわち「復権」という概念こそが適当なものだと感じた瞬間でもあった．

　2度目の転機は2012年にUABのCI therapy training courseに参加した際に訪れた．本書の執筆者のひとりである髙橋香代子氏と一緒に参加し，現場の技術を吸収することができた．この参加期間中に，自身の論文"A 6-month follow-up after constraint-induced movement therapy with and without transfer package for patients with hemiparesis after stroke：a pilot quasi-randomized controlled trial."（Clin Rehabil 27：418-426, 2013）が掲載されたこともあり，現地の開発者たちとアカデミックなディスカッションを経験できた．また，この際に譲り受けた大量の資料をもとに，先述の花田氏に加え，同じく本書の執筆者である橋本幸久氏，梅地篤史氏，天野暁氏，打田明氏，大谷愛氏，彼ら以外にも，陰ながらたゆみのない援助をしてくれた佐東健氏をはじめとした作業療法士がブラッシュアップに尽力してくれたことで，現在の兵庫医科大学のCI療法が形作られたと言っても過言ではない．さらには，麻痺手の使用行動をより促進するためのアプリ「Aid for Decision-making in Occupational Choice for hand（ADOC）」の開発の誘いをいただいた同じく本書執筆者友利幸之介氏には心から御礼を述べたい．また，何よりもわれわれのさまざまな試みを常におおらかに包むようにご援助・ご指導いただいた道免教授

と，ご支援をいただいた兵庫医科大学リハビリテーション医学教室の医師の皆様には感謝の念しかない．そして，さまざまな取り組みに付き合っていただき，われわれに新しい知識の提供や成長の機会を与えてくださった歴代の対象者の方々にも深謝したい．

　このような経緯により形作られたわれわれのアプローチは，従来法では大きな壁と認識されていた「リハビリテーション室の外における麻痺手の使用行動」に対して確かな影響を与えることが確認されている．本書では，本アプローチと効果判定に用いる機能評価について，6章に分けてそれぞれ詳細に記載している．第1章では，課題指向型アプローチとTransfer packageを含むCI療法の効果とエビデンスについて記している．第2章，第3章では課題指向型アプローチとTransfer packageの概要と実施を，第4章ではその効果を計測するアウトカムについてまとめているが，これは第5章の症例報告へと連なっている．第6章でも実際に使用する課題について触れている．

　兵庫医科大学での13年間にわたって発展してきた「行動変容」をキーワードとした上肢機能へのアプローチが，読者の皆様方の臨床に，さらには目の前の対象者の皆様の幸せに寄与できれば望外の喜びである．

2017年8月

編集　竹林　崇

Contents

監修の序 ……………………………………………………………………………………………………… v
序 ……… vii

1 行動変容を導く上肢機能回復アプローチ　　竹林　崇　1

A 上肢機能回復アプローチにおける行動変容とは？ ……………………………………… 2
1 「行動」とは ……………………………………………………………………………… 2
2 アウトカムメジャーの歴史からみる「行動」 ……………………………………… 3
3 「機能」と「行動」からみる行動変容の重要性 …………………………………… 3

B 行動変容を導く上肢機能回復アプローチ（CI 療法）の 3 要素 …………………… 6
1 行動変容することの意味 ……………………………………………………………… 6
2 行動変容を導く 3 つの要素 …………………………………………………………… 7
3 療法士の介入者・管理者といった役割 ……………………………………………… 8

C CI 療法におけるエビデンス …………………………………………………………… 10
1 脳卒中後の上肢機能へのアプローチ ………………………………………………… 10
2 CI 療法のエビデンス …………………………………………………………………… 10
3 mCI 療法のエビデンス ………………………………………………………………… 13
4 重度例に対する CI 療法のエビデンス ……………………………………………… 13
5 CI 療法の副次的な効果 ………………………………………………………………… 14
6 CI 療法に対するガイドラインの評価 ………………………………………………… 14

D CI 療法がもたらす脳の可塑性（メカニズム） ……………………………………… 16
1 脳の可塑性変化とは？ ………………………………………………………………… 16

E 脳卒中後の麻痺手の機能予後とアプローチ ………………………………………… 24
1 脳卒中後上肢麻痺の予後 ……………………………………………………………… 24
2 回復過程における麻痺手に対するアプローチのストラテジー …………………… 26

2 麻痺手に対する課題指向型アプローチ　　29

A 麻痺手に対する課題指向型アプローチの重要性 …………………………… 竹林　崇　30
1 非麻痺手の拘束について ……………………………………………………………… 30
2 非麻痺手の拘束の臨床的な効果 ……………………………………………………… 31
3 非麻痺手の拘束以上に麻痺手へのアプローチが重要？ …………………………… 32

B 麻痺手の練習と半球間抑制 ………………………………………………… 竹林　崇　35

1　半球間抑制と上肢機能の関係 35
　　2　麻痺手の単独使用による脳卒中後の半球間抑制の是正 35
　　3　両手動作と半球間抑制 41

C　課題指向型アプローチの概要と理論的背景　花田恵介　44
　　1　課題指向型アプローチとは何か？ 44
　　2　課題指向型アプローチの理論が拠りどころとする知見 45
　　3　課題指向型アプローチのエビデンス 49
　　4　課題指向型アプローチの実際 49

D　課題指向型アプローチにおける目標設定の意義と効果　友利幸之介　55
　　1　上肢機能回復アプローチにおける目標設定の意義 55
　　2　目標設定に関する理論 55
　　3　目標設定とは 57
　　4　リハビリテーションにおける目標設定の効果 60
　　5　目標設定に関する意思決定 61
　　6　shared decision making とは？ 63
　　7　shared decision making の障壁 64
　　8　ADOC・ADOC for hand の紹介 64

E　課題指向型アプローチにおける目標設定と報酬の関連性　竹林　崇　68
　　1　課題指向型アプローチにおける目標設定とは？ 68
　　2　報酬とは？ 68
　　3　行動学習と報酬の関連性 70
　　4　報酬はパフォーマンスや行動を変えるのか 71
　　5　報酬の種類によってパフォーマンスや行動変容に差があるか 73
　　6　外発的動機づけと内発的動機づけのどちらがよいか？ 75
　　7　目標設定の難易度 78
　　8　目標設定と報酬の解釈に関する限界 79

F　課題指向型アプローチにおける麻痺手を用いた目標の設定方法　竹林　崇　81
　　1　対象者に漫然と聞いただけで，麻痺手の目標は決まるのか？ 81
　　2　麻痺手における練習目標の設定方法 81
　　3　目標設定の実際 82
　　4　補助ツールを使用してみる 83

G　課題指向型アプローチにおける物品使用や操作にかかわる神経機構　花田恵介　87
　　1　物品を知覚する（視覚刺激の認知） 87
　　2　物品に手を伸ばす・つかむ（到達運動と把握運動の制御） 88
　　3　到達運動の神経機構 89

4	把握運動の神経機構	91
5	状況に応じた到達運動・把握運動の選択	92
6	物品を離す(リリース)	93
7	両手動作	94
8	まとめ	95

H 課題指向型アプローチにおける具体的な練習課題の設定方法 　　竹林　崇　98

1 課題指向型アプローチの種類 …………………………………………… 98
2 shaping と task practice …………………………………………… 100
3 練習課題を作成するための評価 ………………………………………… 102
4 shaping の実際 …………………………………………………… 103
5 task practice の実際 ……………………………………………… 105

I 練習課題における難易度調整 　　竹林　崇　107

1 課題指向型アプローチにおける難易度調整 …………………………… 107
2 空間的な拡張性とは？ …………………………………………………… 110
3 空間的な拡張性における難易度調整 …………………………………… 111
4 練習に用いる物品のもつ文脈による難易度調整 ……………………… 113
5 練習に用いる物品と周辺環境との相互作用による難易度調整 ……… 115
6 shaping, task practice における難易度調整の実例 ………………… 115

J 課題指向型アプローチにおける療法士と対象者のかかわり(相互作用) 　　竹林　崇　117

1 環境適応における内因性の文脈の影響 ………………………………… 117
2 相互作用とは？ …………………………………………………………… 117
3 課題指向型アプローチにおいて用いられる 4 つの相互作用 ………… 117
4 各相互作用は何に働きかけているのか？ ……………………………… 120
5 練習中の相互作用を与える頻度 ………………………………………… 121
6 練習後の過程を見据えた相互作用の頻度 ……………………………… 122

K 課題指向型アプローチにおける課題の運営方法 　　竹林　崇　124

1 課題運営と練習環境の重要性 …………………………………………… 124
2 練習時間における課題の提示・運営方法 ……………………………… 124
3 実際の練習場面における課題の運用 …………………………………… 128
4 実際の練習頻度への応用 ………………………………………………… 128
5 練習環境が練習効率に与える影響 ……………………………………… 129

L 課題指向型アプローチにおける練習量(時間)と麻痺手の回復 　　竹林　崇　131

1 手の使用量と発達 ………………………………………………………… 131
2 必要な練習時間 …………………………………………………………… 132
3 1 日の練習時間 …………………………………………………………… 133

| M | 適応と適応外に対する工夫 ･･･ 梅地篤史 | 135 |

1 課題指向型アプローチの適応 ･･･ 135
2 重度上肢麻痺の問題点 ･･･ 135
3 課題指向型アプローチを進めていくための工夫 ･･･････････････････････････････････････ 135
4 おわりに ･･･ 149

3　練習効果を生活に転移させるための方略　151

A　行動変容の重要性　竹林 崇　152

1 手における「機能回復」だけでなく「行動変容」は必要か？ ･･････････････････････････ 152
2 脳卒中後に生じる上肢麻痺に対する行動変容プログラムの現在 ････････････････････････ 152
3 学習性不使用と行動変容 ･･･ 153
4 麻痺手の不使用による脳の変化 ･･･ 153
5 脳卒中後の麻痺手における負の行動変容を予防するための行動戦略 ････････････････････ 154

B　行動変容に必要な行動心理学　髙橋香代子　156

1 self-regulatory 理論：「やりたいこと」が「できると思える」と人は行動する ･･････････ 156
2 locus of control 理論：「やらされるリハビリ」から「やるリハビリ」へ ･･･････････････ 164
3 社会的学習理論を理解し，行動変容を促すアプローチ戦略を ･･････････････････････････ 168

C　行動変容戦略としての transfer package　竹林 崇　170

1 transfer package とは ･･ 170
2 transfer package の効果 ･･ 170
3 transfer package の神経基盤 ･･ 171
4 UAB と筆者らの transfer package の違い ･･ 174
5 transfer package の3つのコンポーネント ･･･ 175

D　麻痺手に関する行動への同意取得　竹林 崇　176

1 麻痺手に関する行動への同意取得とは？ ･･･ 176
2 インフォームドコンセント，shared decision making ･･････････････････････････････ 176
3 動機づけ ･･･ 176
4 麻痺手に関する行動への同意の取りかた ･･･ 177
5 介護者および家族との麻痺手に関する行動への同意 ･･･････････････････････････････････ 179
6 同意後の説明 ･･･ 179
7 実生活における麻痺手の使用場面の設定 ･･･ 181

E　モニタリングの促進　竹林 崇　183

1 モニタリングの促進とは？ ･･･ 183

		2	モニタリングの具体的な手法	183
		3	記録した MAL や行動日記	189
F	麻痺手を生活で用いるための問題解決技法の指導		竹林　崇	190
	1	問題解決技法の心理的背景		190
	2	問題解決技法の指導とは		190
	3	問題解決技法の具体的な指導方法		191
	4	問題解決技法の指導による代償動作		193
	5	作成した書類の活用		195

4　上肢機能の推移をとらえるアウトカムメジャー　　天野　暁　197

1	"機能評価"とは何か？	198
2	なぜ評価が重要なのか？	199
3	機能評価の目的	199
4	使用する評価手段において検討されるべき重要な特性（key psychometric property）	200
5	考慮されるべき付加的因子	201
6	脳卒中後の上肢麻痺に対する評価手段の紹介	202
7	機能評価における今後の方向性	219
8	本報告の限界（limitation）	219
9	以上のことから，どのような勧告ができるのか？	220

5　行動変容を導く症例紹介　　225

A	感覚障害による失調症状を認めた症例	花田恵介	226
	1	はじめに	226
	2	症例紹介	226
	3	上肢機能評価（CI 療法前）	227
	4	本症例のニーズ	228
	5	統合と解釈	228
	6	目標	228
	7	経過	228
	8	最終評価	231
	9	考察	231
B	A 型ボツリヌス毒素製剤との併用療法を行った症例	天野　暁	234
	1	はじめに	234
	2	症例紹介	234

3 使用した上肢評価アウトカム	235
4 A型ボツリヌス毒素製剤施注前評価	235
5 A型ボツリヌス毒素製剤施注	236
6 CI療法前評価（A型ボツリヌス毒素製剤施注後評価）	236
7 CI療法経過	237
8 CI療法後評価	239
9 CI療法3か月後評価	239
10 考察	239
11 類似した事例にA型ボツリヌス毒素製剤治療と集中練習を併用する際のポイント	241
12 おわりに	241

C 重度上肢麻痺を呈した適応外の症例　　　梅地篤史　243

1 はじめに	243
2 症例紹介	243
3 上肢機能評価（CI療法実施前）	244
4 練習	245
5 最終評価	251
6 考察	252
7 おわりに	253

D 視神経脊髄炎を呈した症例　　　打田　明　255

1 はじめに	255
2 症例紹介	256
3 CI療法前評価	257
4 課題指向型アプローチ	259
5 練習効果を生活に転移させるための方略	260
6 経過	261
7 CI療法後評価	261
8 考察	262
9 本研究の限界と課題	263
10 類似疾患に対してアプローチする際のポイント	264

6 課題指向型アプローチの実際例　　　橋本幸久，大谷　愛　265

1 上肢機能評価	266
2 課題紹介	266
3 活動（作業）の手段的練習課題（shaping）	266
4 活動（作業）の目的的練習課題（task practice）	279

索引　283

表紙デザイン：遠藤陽一（デザインワークショップジン）

1章 行動変容を導く上肢機能回復アプローチ

本章では，本書内での「行動変容」と，上肢「機能」と「行動」についての定義を述べたうえで，行動変容を促す上肢機能アプローチの代表格である課題指向型アプローチ(constraint-induced movement therapy：CI療法)の概説を通して，療法士の役割を明示する．さらに，CI療法のエビデンスやメカニズムを通して，課題指向型アプローチがヒトの中枢神経システムに与える影響について詳細に述べる．また，脳卒中の発症からの時期とCI療法の効果との関連性を述べることで，適切な課題指向型アプローチの使用時期についても明らかにしたい．

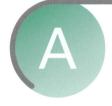 上肢機能回復アプローチにおける行動変容とは？

1 「行動」とは

　行動に関する研究は，解剖学，発生学，生理学，薬理学，心理学という伝統的な5つの学問の統合により，20世紀になって生まれた比較的新しい学問である．脳卒中後の上肢麻痺に対するリハビリテーションにおいてもその流れは同様である．従来型のアプローチの特徴は，解剖学および生理学的視点から，運動にかかわる錐体路の障害に付帯する上肢の「機能」向上を主目標としていた．しかしながら，1979年にAndrewsら[1]は，"Stroke recovery：he can but does he？"において，「訓練室で可能な行為」と「日常生活において可能な行為」は全く質が異なることを報告した．さらに，対象者の25〜45％は，（リハビリテーション室では十分可能であったにもかかわらず）自宅生活上のあらゆる日常生活活動（activities of daily living：ADL）においてあまりうまく対応できていないという結果を示した．また，別の研究者らは，麻痺手の機能向上に特化したロボット療法に関するレビューにおいて，「麻痺手の機能回復は確実に図れるものの，その機能は日常生活に影響を与えない（転移しない）」と報告しており，この分野における上肢の「機能」と，日常生活でいかに麻痺手を使用するかといった上肢の「行動」は別の観点としてとらえる必要性を唱えている[2,3]．

> **Column　本書における「行動変容」の定義**
>
> 　行動変容（behavioral modification）という用語は，心理学的手法である系統的脱感作法，オペラント技法，ロールプレイングといったさまざまな行動療法の結果生じる，「適応的な行動の学習」あるいは「不適応な行動の解除」という客観的な結果を指して使われることが多い．特に1950年代から，心理学者のEysenckらが，行動の学習や治療に際し，学習理論や行動理論を使用し始めたことにより，行動療法とほぼ同義の意味で互換的に使用されるようになった．
> 　しかし，本書における行動学習は，上述した心理学的な理論系統の「行動変容」とは同義ではなく，実生活の活動における麻痺手の使用行動が変わる様を便宜的に「行動変容」と呼んでいる．行動"変化"ではなく，行動"変容"である理由は，英語のchangeとmodifyの意味の違いによるものといえる．change（変化）は「全面的，あるいは別のものに変えること」，modify（変容）は「一部を修正すること」とされていることから，本書では「行動変化」ではなく，「行動変容」という言葉を使用している．

2 アウトカムメジャーの歴史からみる「行動」

　「機能」と「行動」を別の観点としてとらえる傾向は時代とともに変化しており，麻痺手の評価に用いるアウトカムメジャーの発展の歴史をたどると，時代背景が顕著にわかる．1970〜1990年代にかけては，麻痺の程度を測るFugl-Meyer Assessment（FMA）[4]や運動機能を測るMotricity Index（MI）[5]，筋緊張を測るmodified Ashworth Scale（mAS）[6]などが立て続けに開発された．しかしながら，1990年代後半〜2000年代にかけては，ADLに類似した環境下における麻痺手のパフォーマンスを測るWolf Motor Function Test（WMFT）[7]やAction Research Arm Test（ARAT）[8]，そして，麻痺手の日常生活における使用頻度と主観的な使用感を測るMotor Activity Log（MAL）[9]や脳卒中後のquality of life（QOL）の指標であるStroke Impact Scale（SIS）[10]などが脚光を浴び始める．さらに，研究における主要評価項目に指定される評価方法も，現在ではFMAからMALやSISに変わりつつある．つまり，脳卒中後の上肢麻痺に対する世間の関心が，上肢における「機能」面と同様に，日常生活におけるパフォーマンス，主観的な使用頻度と使用感，QOLといった上肢にかかわる「行動」面に拡大してきたことがわかる．

　加えて，脳卒中後の上肢麻痺に対するアプローチとして著名なconstraint-induced movement therapy（CI療法）の開発者であるUniversity of Alabama at Birmingham（UAB）のTaub教授も，「脳卒中後の上肢麻痺に対するリハビリテーションにおいて，最も重要視される部分は，『行動』を変容することである」と述べている．

　なお，アウトカムメジャーの詳細については，第4章「上肢機能の推移をとらえるアウトカムメジャー」（⇒197頁）を参照されたい．

3 「機能」と「行動」からみる行動変容の重要性

　「機能」と「行動」の因果関係の理解は非常に難しい．Schweighoferら[11]はCI療法後の短期的な結果において，WMFTのFunctional Ability Scale（FAS）が3.44以上の対象者は，長期的に生活のなかでも麻痺手を使うと示している．この結果は，ある閾値を超えた短期的な機能改善が麻痺手の使用頻度を向上させることを示唆している．しかしながら，先ほど挙げたロボット療法のように機能向上は認めてもADLには影響を与えないといった研究もあり，機能と行動の間にある障壁の存在が伺いしれる．

　一方，「機能」でなく，「行動」に特化したアプローチの効果を検討している研究も存在する．筆者らもここ数年，「機能」と「行動」との間にある障壁について，解決の糸口をみつけるためにいくつかの研究を実施している．2013年に実施した研究（図1-1）[12]では，CI療法を実施した際に，練習で獲得した機能をADLに転移させるた

> **Column　本書における「機能」と「行動」の定義**
>
> 　本書では，麻痺手の単関節運動のように，ただ単に動くことを「機能」と示している．アウトカムメジャーでは，FMAやWMFT，MIといった単関節運動の複合運動や筋力，評価場面における特異的な上肢使用のように，国際生活機能分類（ICF）でいう身体機能面に特化したものとする．一方，行動とは，MALや活動量計に代表されるような，生活における実際の麻痺手の使用行動に特化したものとする．

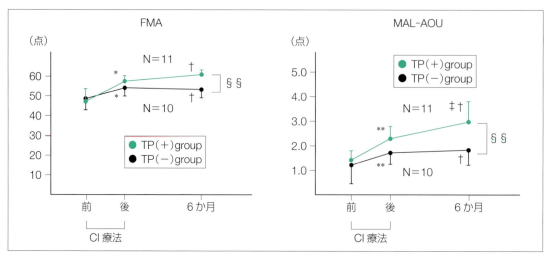

図 1-1 CI 療法の効果に transfer package が与える影響

TP（＋）：transfer package を含む CI 療法を実施した群，TP（-）：transfer package を含まない CI 療法を実施した群
FMA：Fugl-Meyer Assessment，MAL-AOU：Motor Activity Log Amount of Use
＊：CI 療法前後の評価の差が $p<0.05$，†：CI 療法前から CI 療法後 6 か月までの差が $p<0.05$,
＊＊：CI 療法前後の評価の差が $p<0.01$，‡：CI 療法後から CI 療法後 6 か月までの差が $p<0.05$,
§§：2 群間の CI 療法前から CI 療法後の経過の差が $p<0.05$
(Takebayashi T, Koyama T, Amano S, et al：A 6-month follow-up after constraint-induced movement therapy with and without transfer package for patients with hemiparesis after stroke：a pilot quasi-randomized controlled trial. Clin Rehabil 27：418-426, 2013 をもとに作成)

の行動戦略である transfer package を取り入れた transfer package 群と取り入れなかった対照群を比較した．結果，CI 療法実施前後の短期変化において，上肢機能（FMA）は両群間に差を認めなかったが，6 か月後の長期変化においては，transfer package 群が対照群に比べ有意な改善を認めた．これに対して，ADL における麻痺手の使用頻度（MAL）は，アプローチの前後および 6 か月後の時点において，transfer package 群が対照群に比べて有意な改善を認めていた．この長期効果は，CI 療法中 transfer package を行うことで，対象者が「日常生活における麻痺手の使用方法，およびさらなる機能改善の方法」を学び，それをもとに生活を送ることによって生じたものと考えられる．つまり，これは CI 療法のもつ本質の 1 つである，対象者に「学習の仕方を学習させる」といった「Meta-learning（メタ学習）」の側面が有用に働いた可能性があると考える．

さらに，2015 年に実施した研究（図 1-2, 1-3）[13]では，CI 療法後の短期変化において，上肢機能（FMA）の変化量と ADL における麻痺手の使用頻度（MAL-AOU）に関連性はほとんど認めなかったが，長期変化においては，中等度〜強度の関連性をもっていた．これらは相関係数を用いて 2 つの因子の関連性をみているだけに過ぎないが，集中練習中にリハビリテーションアプローチによって機能が急上昇する短期変化と，特別なアプローチを受けなくても ADL における麻痺手の使用頻度が長期的に改善するといった特徴を鑑みると，「行動」が「機能」の長期的な改善を担保する可能性が考えられる．つまり，「機能」と「行動」には密接な相互作用があり，どちらが大切とはいいがたい．しかしながら，長期的な「機能」の改善を含めた対象者の生活における真の QOL の改善には，「行動」変容が重要な因子となると思われる．

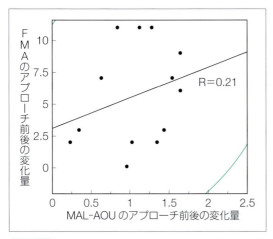

図1-2 CI療法前後のFMAとMAL-AOUの関係性

MAL-AOU：Motor Activity Log Amount of Use
(Takebayashi T, Amano S, Hanada K, et al：A one-year follow-up after modified constraint-induced movement therapy for chronic stroke patients with paretic arm：a prospective case series study. Top Stroke Rehabil 22：18-25, 2015 をもとに作成)

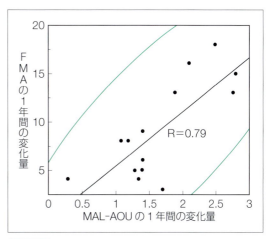

図1-3 CI療法後1年間のFMAとMAL-AOUの関係性

MAL-AOU：Motor Activity Log Amount of Use
(Takebayashi T, Amano S, Hanada K, et al：A one-year follow-up after modified constraint-induced movement therapy for chronic stroke patients with paretic arm：a prospective case series study. Top Stroke Rehabil 22：18-25, 2015 より)

引用文献

1) Andrews K, Stewart J：Stroke recovery：he can but does he? Rheumatol Rehabil 18：43-48, 1979
2) Mehrholz J, Platz T, Kugler J, et al：Electromechanical and robot-assisted arm training for improving arm function and activities of daily living after stroke. Cochrane Database Syst Rev (4)：CD006876, 2008
3) Kwakkel G, Kollen BJ, Krebs HI：Effects of robot-assisted therapy on upper limb recovery after stroke：a systematic review. Neurorehabil Neural Repair 22：111-121, 2008
4) Fugl-Meyer AR, Jääskö L, Leyman I, et al：The post-stroke hemiplegic patient. 1. a method for evaluation of physical performance. Scand J Rehabil Med 7：13-31, 1975
5) Demeurisse G, Demol O, Robaye E：Motor evaluation in vascular hemiplegia. Eur Neurol 19：382-389, 1980
6) Bohannon RW, Smith MB：Interrater reliability of a modified Ashworth scale of muscle spasticity. Phys Ther 67：206-207, 1987
7) Wolf SL, Catlin PA, Ellis M, et al：Assessing Wolf motor function test as outcome measure for research in patients after stroke. Stroke 32：1635-1639, 2001
8) Lyle RC：A performance test for assessment of upper limb function in physical rehabilitation treatment and research. Int J Rehabil Res 4：483-492, 1981
9) van der Lee JH, Beckerman H, Knol DL, et al：Clinimetric properties of the motor activity log for the assessment of arm use in hemiparetic patients. Stroke 35：1410-1414, 2004
10) Duncan PW, Wallace D, Lai SM, et al：The stroke impact scale version 2.0. Evaluation of reliability, validity, and sensitivity to change. Stroke 30：2131-2140, 1999
11) Schweighofer N, Han CE, Wolf SL, et al：A functional threshold for long-term use of hand and arm function can be determined：predictions from a computational model and supporting data form the Extremity Constraint-Induced Therapy Evaluation (EXCITE) Trial. Phys Ther 89：1327-1336, 2009
12) Takebayashi T, Koyama T, Amano S, et al：A 6-month follow-up after constraint-induced movement therapy with and without transfer package for patients with hemiparesis after stroke：a pilot quasi-randomized controlled trial. Clin Rehabil 27：418-426, 2013
13) Takebayashi T, Amano S, Hanada K, et al：A one-year follow-up after modified constraint-induced movement therapy for chronic stroke patients with paretic arm：a prospective case series study. Top Stroke Rehabil 22：18-25, 2015

行動変容を導く上肢機能回復アプローチ(CI療法)の3要素

1 行動変容することの意味

　近年，ニューロリハビリテーション領域では，反復的経頭蓋磁気刺激，経頭蓋直流電気刺激，末梢電気刺激療法，抗Nogo-A抗体製剤，A型ボツリヌス毒素などの薬剤投与と課題指向型アプローチを併用することで，成果をあげている研究が多々認められる[1-5]．これらの工学機器や薬剤刺激によるneuro-modulationは，損傷脳の興奮性の増大や非損傷脳の抑制効果，神経回復を阻害する物質の抑制などにより，その後もたらされる神経組織の可塑性変化を促進する目的で実施されている．つまり，これらの手法により，その後実施される手続きがより効率化(修飾)されるといえる．これらの機器の目的を鑑みると，neuro-modulationにより良好なコンディショニングがなされた基盤に対して，「どのようなアプローチを実施する(行動をとる)のか?」といった点が非常に重要となる(図1-4)．

　前項において，脳卒中後の上肢における「機能」と「行動」の関連性を述べたが，われわれは対象者の人生に大きな影響を与えるこの両因子に然るべき影響を与えるアプローチを実施する必要がある．脳卒中後のさまざまな上肢機能アプローチにおいて，体

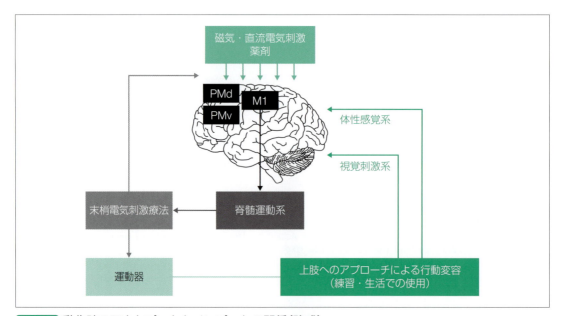

図1-4 動作時のアウトプットとインプットの関係(略式)
PMd:背側運動前野，PMv:腹側運動前野，M1:一次運動野
運動時のアウトプットとインプットの関係をみると，磁気・直流電気刺激・薬剤などの刺激はループを修飾する立場だが，最終的なインプットを決定する上肢の文脈的動作を促す練習の役割は大きい．

系的に「機能」と「行動」にアプローチする代表的な手法の1つとして，CI療法が挙げられる．本項では，脳卒中後の上肢機能を向上させ，最終的に行動変容を起こすために必要なアプローチのコンポーネントについて，CI療法のアプローチ内容を紹介しながら述べることとする．

2 行動変容を導く3つの要素

　CI療法はUABのTaubらが開発した，心理学を背景にもつ治療体系である．Morrisら[6]は論文のなかで，CI療法の最も重要なゴールは，臨床場面で獲得した上肢機能を対象者のADLに転移させることだと述べている．このように，CI療法は「機能」を向上させることだけが目的ではなく，麻痺手にかかわる対象者の「行動変容」を最終的な目的ととらえている．

　行動変容を起こすために，CI療法には，大きく分けて以下の3つのコンポーネントが存在する．

1. 麻痺手による量的なアプローチ
    constraining use of the more-affected upper extremity
2. 反復的課題指向型アプローチ
    repetitive task-oriented training
3. 上肢機能を生活に転移させるための行動戦略（transfer packageなど）
    adherence-enhancing behavioral strategies

　そして，各要素のなかには表1-1に示すサブコンポーネントが存在する．3つのコンポーネントは，さまざまな意味と効能をもっている．これらについては，後の項で詳しく解説するが，すべての要素が共通してもっているコンセプトとして，「麻痺手の使用機会・頻度の担保」が挙げられると筆者は考える．

Column　技能学習に必要な練習の回数

　「機能」と「行動」の変容に必要となる学習時間との関連性について，発達観点から考えると，古くはHalverson[7]やGesell[8]が，健常小児が十分な手の機能を獲得するためには，ADLのなかで通常通り手を使用したとして少なくとも52週かかると報告している．最近では，手の機能は，10歳まで著しく発達したあと，緩やかに20歳程度まで継続して発達すると報告されている[9-11]．また，健常人の技能学習の観点から，Kottkeら[12]は，協調動作の習熟に必要な練習の回数について，葉巻をうまく巻けるようになるまでに300万本，編み物には150万針，バイオリンを弾くには250万小節，歩行には300万歩，行進には6週間で80万歩，フットボールのパスには140万回，バスケットボールのシュートには100万回，投球には160万投が必要だと述べている．これらは，すべて健常人を対象にした研究ではあるが，脳卒中後上肢麻痺を呈した対象者において，麻痺の機能回復の基盤のうえに技能学習が存在すると考えるならば，限られた練習時間における「介入」だけではなく，恒久的に対象者が麻痺手の使用を図れるように，その他の時間においても麻痺手を使用する時間を拡充することが必須である．

表 1-1 CI 療法のプロトコルにおけるコンポーネントとサブコンポーネント

1. 麻痺手による量的なアプローチ（constraining use of the more-affected upper extremity）
　ミットによる健手の抑制（mitt restraint）
　対象者に麻痺手を使うことを思い起こさせるさまざまな手法（any method to continually remind the participant to use the more-affected upper extremity）

2. 反復的課題指向型アプローチ（repetitive task-oriented training）
　shaping
　task-practice

3. 上肢機能を生活に転移させるための行動戦略（adherence-enhancing behavioral strategies，例：transfer package）
　日々の Motor Activity Log の自己管理（daily administration of the Motor Activity Log）
　麻痺手の使用に関する日記の執筆（home diary）
　日常生活活動（ADL）において，麻痺手を使用するための障壁を取り除くための問題解決技法（problem solving to overcome apparent barriers to use of the more affected upper extremity in the real-world situation）
　麻痺手の使用に関する対象者自身との行動契約（behavioral contract）
　麻痺手の使用に関する介護者との行動契約（caregiver contract）
　練習によって獲得した上肢機能の生活動作への割り付け（home skill assignment）
　自宅での自主練習の作成（home practice）
　日々の臨床場面での療法士による記録（daily schedule）

（Morris DM, Taub E, Mark VW：Constraint-induced movement therapy：characterizing the intervention protocol. Eura Medicophys 42：257-268, 2006 より一部改変）

3 療法士の介入者・管理者といった役割

　時間的な制限のあるわが国の医療・介護保険下で実施されるアプローチにおける療法士の役割は，「介入者」であることが多い．しかしながら，脳卒中後の麻痺手の回復に「技能学習」という観点が存在するならば，練習による機能向上を恒常的に生活で用い，「麻痺手の使用量」を担保するために，実生活における麻痺手を使うためのマネジメントが必要となる．つまり，「管理者」としての側面も求められていることとなる．

　この視点において，上記に挙げた3つの要素は，「介入」という観点に加えて，「管理（マネジメント）」という側面も有している．限られた時間内に受ける介入において獲得した「機能」を「行動」に転移できるように，療法士が一定期間対象者の生活スケジュールやそのなかでの行動を管理し，最終的には対象者が主体的に治療行動を生活内でとれるように促す（図 1-5）．

　集中的な上肢機能アプローチは，麻痺手への介入に関する知識と技能を与え，実生活での使用体験を通じて，対象者に「麻痺手の回復の方略」を提供する．対象者はそれを用いて，将来的に生まれる新たな各々のニーズに主体的に挑戦する．筆者は集中練習の本質はそういった点にあるように考えている．

　先に述べた3つの要素を含む CI 療法は，複数の療法士の技能のパッケージであり，多数の無作為化比較試験（randomized controlled trial；RCT）によりこのパッケージの効果が確立されている．そのため，先行研究において「CI 療法」という形で示されたプロトコル通りにすべてのコンポーネントを投入した場合，先行論文と同等の結果が得られると考えられている．

　しかしながら，臨床場面ですべてのコンポーネントを利用するには，物理的な条件（長時間の練習プログラムの管理が不可能，マンパワーの不足など）により困難を伴う場

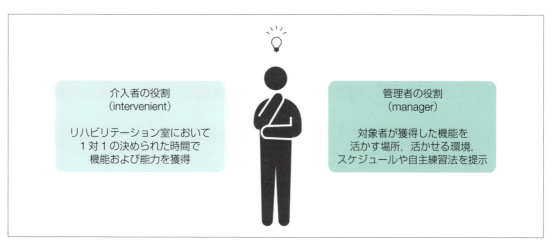

図 1-5 脳卒中後の上肢機能アプローチにおける療法士の2つの役割
機能・能力の獲得とその活かしかた，さらには主体的な機能・能力の獲得方法を指導する．

合もある．そのような状況でも，先に挙げた物理的条件，さらに条件同士の相互作用がどのように麻痺手の「機能」と「行動」に対して効能をもたらすかを考察し，対象者の心理・身体・環境因子と照らし合わせて提供することが重要である．

引用文献
1) Gillick BT, Krach LE, Feyma T, et al：Primed low-frequency repetitive transcranial magnetic stimulation and constraint-induced movement therapy in pediatric hemiparesis：a randomized controlled trial. Dev Med Child Neurol 56：44-52, 2014
2) Bolognini N, Vallar G, Casati C, et al：Neurophysiological and behavioral effects of tDCS combined with constraint-induced movement therapy in poststroke patients. Neurorehabil Neural Repair 25：819-829, 2011
3) Xu K, Wang L, Mai J, et al：Efficacy of constraint-induced movement therapy and electrical stimulation on hand function of children with hemiplegic cerebral palsy：a controlled clinical trial. Disabil Rehabil 34：337-346, 2012
4) Wahl AS, Omlor W, Rubio JC, et al：Neuronal repair. Asynchronous therapy restores motor control by rewiring of the rat corticospinal tract after stroke. Science 344：1250-1255, 2014
5) Sun SF, Hsu CW, Sun HP, et al：Combined botulinum toxin type A with modified constraint-induced movement therapy for chronic stroke patients with upper extremity spasticity：a randomized controlled study. Neurorehabil Neural Repair 24：34-41, 2010
6) Morris DM, Taub E, Mark VW：Constraint-induced movement therapy：characterizing the intervention protocol. Eura Medicophys 42：257-268, 2006
7) Halverson HM：An experimental study of prehension in infants by means of systematic cinema records. Genet Psychol Monogr 10：212-215, 1931
8) Gesell A（著），依田 新，岡 宏子（訳）：乳幼児の現代の文化―その発達と指導．新教育協会，1954
9) Eyre JA, Miller S, Ramesh V：Constancy of central conduction delays during development in man：investigation of motor and somatosensory pathways. J Physiol 434：441-452, 1991
10) Müller K, Hömberg V, Lenard HG：Magnetic stimulation of motor cortex and nerve roots in children. Maturation of corticomotoneuronal projections. Electroencephalogr Clin Neurophysiol 81：63-70, 1991
11) Nezu A, Kimura S, Uehara S, et al：Magnetic stimulation of motor cortex in children：maturity of corticospinal pathway and problem of clinical application. Brain Dev 19：176-180, 1997
12) Kottke FJ, Halpern D, Easton JK, et al：The training of coordination. Arch Phys Med Rehabil 59：567-572, 1978

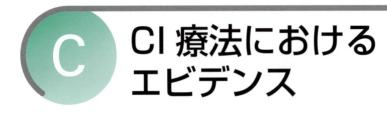

C CI療法におけるエビデンス

1 脳卒中後の上肢機能へのアプローチ

近年，脳卒中後の上肢麻痺に対するアプローチ方法はさまざまなものが開発されている．Langhorneら[1]が，2011年にLancetに記した臨床におけるガイドラインでは，上肢に対するCI療法/modified CI療法(mCI療法)，上肢に対するロボット療法が効果の予測できる療法(beneficial or likely be beneficial)とされている．また，同誌において，上肢に対する両手動作練習(bilateral training)や上肢に対するメンタルプラクティス(mental practice)，上肢に対する反復練習(repetitive task training)，上肢に対する高強度の練習(high intensity arm training)，上肢・手指に対する電気刺激療法(electrostimulation)，上肢・手指に対する筋電図によるバイオフィードバック(electromyographic biofeedback)，上肢に対するミラーセラピー(mirror therapy)，手指に対するCI療法/mCI療法，手指に対するロボット療法が，効果が明らかではない療法とされている．また，これらの療法の効果をメタアナリシスの観点からまとめたものを図1-6[2]に示す．

これらのガイドラインは，各学会が設定するエビデンスレベルと推奨度から構成される．エビデンスレベルとは，各治療の確実性を指し，推奨度は各治療における効果の大きさを示している．各治療の確実性は実施されたメタアナリシスやRCTそのものの数によって決定され，推奨度は各メタアナリシスやRCTの結果の優越とその分散に依存する(表1-2)[3]．

2 CI療法のエビデンス

本項では，先に示した「機能」と「行動」に影響をもつ3つの要素を含む課題指向型アプローチの代表格である，CI療法のエビデンスを中心に解説する．CI療法に関する生活期の研究では，van der Leeら[4]の研究が参考になる．彼らは，初発の生活期脳卒中患者において，同じ時間実施したCI療法とボバースコンセプトを基本とした両手動作練習の効果を比較検討した．結果は，介入前から1年後にかけて，CI療法群が両手動作練習群に比べて，ARAT，MALにおいて有意に改善した．さらに，感覚障害を有する患者でも，CI療法群は両手動作練習群に比べARATとMALが有意に改善した．

CI療法に関する回復期の研究では，Wolfら[5]とMyintら[6]の研究が参考になる．Wolfらは，EXCITE研究において，発症後3～9か月の脳卒中患者に対して，1日6時間のCI療法と通常のケアの効果を比較検討した．結果は，高機能群〔全指の近位指節間(PIP)関節および中手指節間(MP)関節が10°以上伸展でき，手関節が20°以上伸展可能〕，低機能群(母指の外転および伸展が10°以上，加えて2指のPIP関節およびMP関節が10°以上伸展でき，手関節が10°以上伸展可能)において，CI療法群は通常ケア群

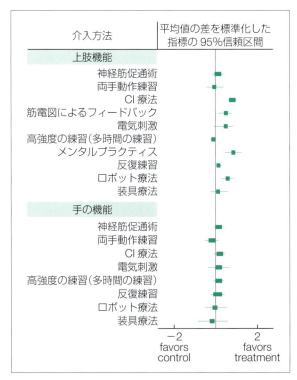

図1-6 脳卒中後の上肢麻痺に対するリハビリテーションの効果

(Langhorne P, Coupar F, Pollock A : Motor recovery after stroke : a systematic review. Lancet Neurol 8 : 741-754, 2009 より一部改変)

と比較して，治療後1年間のWMFTとMALが有意に改善した．Myintらは，発症後14日以上の脳卒中患者において，同じ時間実施したCI療法と通常のケアの効果を比較検討した．結果，CI療法群は通常ケア群と比較して，治療から12週後のMALとARATのgripの項目が有意に改善した．

CI療法に関する急性期の効果について，Dromerickら[7,8]は，発症後14日以内の虚血性脳卒中患者において，同じ時間実施したCI療法と伝統的な作業療法の効果を比較検討した．結果は，CI療法群は作業療法群に比べARATが有意に改善した．さらに，彼らは，発症後14日以内の脳卒中患者において，高負荷のCI療法（1日3時間の練習と実生活における起床時間の90％の非麻痺手の拘束），低負荷のCI療法（1日2時間の練習と実生活における6時間の非麻痺手の拘束），伝統的な作業療法を比較した．介入から90日後のARATにおいて，低負荷のCI療法は伝統的な作業療法と同程度の結果を示した．しかし，高負荷のCI療法においては，伝統的な作業療法に比べ，有意なARATの低下を認めた．一方，El-Helowら[9]は，発症後14日以内の脳卒中患者に対し，mCI療法（1日2時間の練習と実生活における5時間の非麻痺手の拘束）と通常のリハビリテーションプログラムを比較した．結果は，mCI療法群は通常リハビリテーションプログラム群に対して，麻痺手における上肢機能と関連する運動誘発電位の有意な向上を認めた．

治療開始時期の効果については，Wolfら[10]の研究がある．彼らは，割り付け直後にCI療法を実施するearly CI療法群と，割り付けから1年後にCI療法を実施するdelay CI療法群に無作為に振り分け，効果を検証した．結果，early CI療法群のほうがdelay CI療法群に比べて，WMFTとMALが有意に改善した．

しかしながら，割り付けから2年後の両群における上肢機能の間に有意差は認めな

表1-2 脳卒中ガイドラインにおける推奨度とエビデンスレベルの意味

	A 利得 >>> 有害因子 治療を行うよう強く勧める	B 利得 >> 有害因子 治療を行うよう勧める	C 利得 > 有害 治療を行うことを考慮してもよいが十分な科学的根拠はない	C2 利得 ≦ 有害 科学的根拠がないので、勧められない	D 利得 ≦ 有害 治療における効果の大きさ 推奨度 行わないよう勧める
Ia RCTのメタアナリシス (RCTの結果がほぼ同様)	■治療が有用/有効性があるので推奨 ■複数のメタアナリシスによる十分なエビデンス	■治療の有用/有効性の支持が多数をしめるので推奨 ■複数のメタアナリシスでいくらかの結果の相違がある	■治療の有用/有効性を推奨できない ■複数のメタアナリシスで大きな結果の相違がある	■治療を推奨できない ■複数のメタアナリシスで大きな結果の相違がある	■治療を行うべきではない ■複数のメタアナリシスによるエビデンス
Ib RCT	■治療が有用/有効性があるので推奨 ■単一のRCTによるエビデンス	■治療の有用/有効性の支持が多数をしめるので推奨 ■複数のRCTでいくらか結果の相違がある	■治療の有用/有効性を推奨できない ■複数のRCTで大きな結果の相違がある	■治療を推奨できない ■複数のRCTで大きな結果の相違がある	■治療を行うべきではない ■単一のRCTによるエビデンス
IIa よくデザインされた比較研究(非ランダム化)	■治療が有用/有効性があるので推奨 ■非ランダム化された比較研究によるエビデンス	■治療の有用/有効性の支持が多数をしめるので推奨 ■複数の非RCTの比較研究でいくらかの結果の相違がある	■治療の有用/有効性を推奨できない ■複数の非RCTの比較研究で大きな結果の相違がある	■治療を推奨できない ■複数の非RCTの比較研究で大きな結果の相違がある	■治療を行うべきではない ■非ランダム化された比較研究によるエビデンス
IIb よくデザインされた準実験的研究	■治療が有用/有効性があるので推奨 ■よくデザインされた準実験的研究によるエビデンス	■治療の有用/有効性の支持が多数をしめるので推奨 ■複数の準実験的研究でいくらかの結果の相違がある	■治療の有用/有効性を推奨できない ■複数の準実験的研究で大きな結果の相違がある	■治療を推奨できない ■複数の準実験的研究で大きな結果の相違がある	■治療を行うべきではない ■よくデザインされた準実験的研究によるエビデンス
III よくデザインされた非実験的記述研究(比較・相関・症例研究)	■治療が有用/有効性があるので推奨 ■よくデザインされた非実験的記述研究によるエビデンス	■治療の有用/有効性の支持が多数をしめるので推奨 ■複数の非実験的記述研究でいくらかの結果の相違がある	■治療の有用/有効性を推奨できない ■複数の非実験的記述研究で大きな結果の相違がある	■治療を推奨できない ■複数の非実験的記述研究で大きな結果の相違がある	■治療を行うべきではない ■よくデザインされた非実験的記述研究によるエビデンス
IV 専門家の報告・意見・経験	■治療が有用/有効性があるので推奨 ■専門家の報告・意見・経験によるエビデンス	■治療の有用/有効性の支持が多数をしめるので推奨 ■専門家の報告・意見・経験がいくらかにわかれる	■治療の有用/有効性を推奨できない ■専門家の報告・意見・経験が大きさくわかれる	■治療を推奨できない ■専門家の報告・意見・経験が大きさくわかれる	■治療を行うべきではない ■専門家の報告・意見・経験によるエビデンス

エビデンスレベル　治療の確実性

(Miller EL, Murray L, Richards L, et al : Comprehensive overview of nursing and interdisciplinary rehabilitation care of the stroke patient : A scientific statement from the American Heart Association. Stroke 41 : 2402-2448, 2010 より一部改変)

かった.この結果は,CI療法単独の効果はより早期のほうが著しいが,自然回復をはじめとしたさまざまな因子を鑑みると,回復期と生活期のどちらの時期にCI療法を実施しても同等の機能予後となることが示唆された.

3 mCI療法のエビデンス

mCI療法の効果について,2001年にPageら[11]が米国内で,従来のCI療法を算定するための医療手技コードがないこと〔Pageら[12]は,mCI療法のプロトコルならば請求可能と主張〕や長時間の集中練習が対象者に与える弊害に対して問題提起し,短時間で治療を実施するmCI療法を開発した.彼らは,6名の回復期脳卒中後片麻痺患者の麻痺手に対して,1日0.5時間,週3回,10週の練習と,期間中実生活において起床時間のうち1日5時間の非麻痺手の拘束を実施し成果を得た.これを皮切りにRCTが実施され,Pageら[13]が2004年に,生活期の対象者に対し,mCI療法群と通常の上肢機能アプローチ群,アプローチを全く実施しない群を比較し,mCI療法がFMA,ARAT,MALにおいて対照群より有意に改善したと報告した.また,2005年に急性期の対象者に対し,mCI療法群と通常の上肢機能アプローチ群を比較し,mCI療法がFMA,ARAT,MALにおいて対照群に比べて有意に改善したと報告した[14].さらに,2008年に生活期の対象者に対し,mCI療法群と通常の上肢機能アプローチ群を比較し,mCI療法群がARAT,MALにおいて対照群より有意に改善したと報告した[15].2007年には,Wuら[16]が回復期〜生活期の対象者に1日2時間,週5日,3週間の練習と,期間中実生活において起床時間のうち1日6時間の非麻痺手の拘束を実施し,mCI療法群が対照群に比べ,FMAとMALにおいて有意な改善を認めたと報告した.

4 重度例に対するCI療法のエビデンス

重度麻痺に対する効果について,Boniferら[17]は中等度〜重度麻痺(母指の外転もしくは伸展が10°以上,その他の2指が10°以上伸展可能)の対象者に対してCI療法を実施し,アプローチ前から1か月後にかけてFMAとMALに有意な改善を認めたと報告した(20名に対する自己比較研究).また,Bowmanら[18]は,重度麻痺(手指の随意伸展を認めない,肘の随意伸展40°以上,肩の随意屈曲45°以上)の対象者に対して,従来のリハビリテーションとCI療法を併用した試みを症例検討によって報告した.従来のリハビリテーションは,3週間の装具療法とCI療法,神経発達学的介入を併用した結果,MALに変化があった.さらに,Taubら[19]は,6名に対する自己比較研究で生活期の重度例(肩の屈曲30°,外転30°,肩甲帯の挙上30°のいずれか1つが可能,肘の随意伸展屈曲がわずかに可能,手首と手指のどちらかがわずかに伸展可能)の対象者を対象に,Bowmanら[18]のプロトコルでアプローチを実施した結果,FMAとMALが有意に改善したと報告した.また,筆者ら[20]も症例報告レベルであるが,FMA 26点の脳卒中後重度上肢麻痺を呈した対象者に対し,A型ボツリヌス毒素施注後に装具療法と電気刺激療法を併用したCI療法,およびロボット療法を併用実施し,FMA 34点まで改善を認めている.

5 CI療法の副次的な効果

CI療法の副次的な効果について，Wuら[21]やLinら[22]はCI療法を実施した群と通常の上肢機能アプローチを行った群を比較し，CI療法が対照群に比べてSISにおいてQOLに有意な改善があったと報告した．加えて，筆者ら[23]も自己比較試験によって，脳卒中後上肢麻痺を呈した生活期の対象者に対するアプローチ前後において，Medical Outcome Study 36-Item Short-Form Health Survey（SF-36）の8項目中7項目で有意なQOLの改善を認めている．また，Kagawaら[24]は，CI療法前後の痙縮の変化を明らかにするために，痙縮の臨床的指標であるmASに加えて，正中神経刺激後，短母指外転筋と橈側手根屈筋においてF波を計測する手法を用いて，脊髄前角の興奮性と脊髄前後抑制の関連について検討した．その結果，CI療法前後におけるmASとF波および，F/M ratioの有意な低下が認められ，練習後に痙縮は低下したと報告した．歩行について，細見ら[25]はCI療法前後の最大歩行速度とTimed Up and Go Test，患側片脚立位保持を比較し有意な効果を得たと報告している．

6 CI療法に対するガイドラインの評価

CI療法に関するLancet以外のガイドラインの評価について，日本脳卒中学会の「脳卒中治療ガイドライン2009」[26]では，多種のRCTによる検討といった高いエビデンスがあることを認めたうえで，麻痺が軽度の例が適応であるなど，対象を十分に考慮しなければその効果は期待できないとしてグレードBとされている．しかしながら，「脳卒中治療ガイドライン2015」[27]では，この点が見直され，グレードAとされている．同様に海外では，オーストラリア（Clinical Guidelines for Stroke Management 2010）[28]，カナダ（Canadian Best Practice Recommendations For Stroke Care 2010）[29]，イングランド（National clinical guideline for stroke, 5th edition）[30]，ニュージーランド（Stroke Foundation of New Zealand）[31]のガイドラインにおいて上肢機能を改善するための推奨治療としてエビデンスレベルAが与えられている．さらに，国際的なガイドラインであるNational Stroke Foundation[32]においてエビデンスレベルAを，最も権威のあるAmerican Heart Association[3]のガイドラインにおいても，脳卒中後の上肢麻痺の治療として最も研究数が多いと前置きしたうえで，エビデンスレベルA，ClassⅡa（実施することが理にかなっている治療）が与えられている．

引用文献
1) Langhorne P, Bernhardt J, Kwakkel G：Stroke rehabilitation. Lancet 377：1693-1702, 2011
2) Langhorne P, Coupar F, Pollock A：Motor recovery after stroke：a systematic review. Lancet Neurol 8：741-754, 2009
3) Miller EL, Murray L, Richards L, et al：Comprehensive overview of nursing and interdisciplinary rehabilitation care of the stroke patient：A scientific statement from the American Heart Association. Stroke 41：2402-2448, 2010
4) van der Lee JH, Wagenaar RC, Lankhorst GJ, et al：Forced use of the upper extremity in chronic stroke patients：results from a single-blind randomized clinical trial. Stroke 30：2369-2375, 1999
5) Wolf SL, Winstein CJ, Miller JP, et al：Effect of constraint-induced movement therapy on upper extremity function 3 to 9 months after stroke：the EXCITE randomized clinical trial. JAMA 296：2095-2104, 2006
6) Myint JM, Yuen GF, Yu TK, et al：A study of constraint-induced movement therapy in subacute stroke patients in Hong Kong. Clin Rehabil 22：112-124, 2008
7) Dromerick AW, Edwards DF, Hahn M：Does the application of constraint-induced movement therapy during acute rehabilitation reduce arm impairment after ischemic stroke? Stroke 31：2984-2988, 2000

8) Dromerick AW, Lang CE, Birkenmeier RL, et al：Very Early Constraint-Induced Movement during Stroke Rehabilitation (VECTORS)：A single-center RCT. Neurology 73：195-201, 2009
9) El-Helow MR, Zamzam ML, Fathalla MM, et al：Efficacy of modified constraint-induced movement therapy in acute stroke. Eur J Phys Rehabil Med 51：371-379, 2015
10) Wolf SL, Thompson PA, Winstein CJ, et al：The EXCITE stroke trial：comparing early and delayed constraint-induced movement therapy. Stroke 41：2309-2315, 2010
11) Page SJ, Sisto SA, Levine P, et al：Modified constraint induced therapy：a randomized feasibility and efficacy study. J Rehabil Res Dev 38：583-590, 2001
12) Page SJ, Levine P：Author response. On 'Wolf SL：On "Modified constraint-induced therapy…" Page et al. Phys Ther. 2008；88：333-340'. Phys Ther 88：684-688, 2008
13) Page SJ, Sisto S, Levine P, et al：Efficacy of modified constraint-induced movement therapy in chronic stroke：a single-blinded randomized controlled trial. Arch Phys Med Rehabil 85：14-18, 2004
14) Page SJ, Levine P, Leonard AC：Modified constraint-induced therapy in acute stroke：a randomized controlled pilot study. Neurorehabil Neural Repair 19：27-32, 2005
15) Page SJ, Levine P, Leonard AC, et al：Modified constraint-induced therapy in chronic stroke：results of a single-blinded randomized controlled trial. Phys Ther 88：333-340, 2008
16) Wu CY, Chen CL, Tang SF, et al：Kinematic and clinical analyses of upper-extremity movements after constraint-induced movement therapy in patients with stroke：a randomized controlled trial. Arch Phys Med Rehabil 88：964-970, 2007
17) Bonifer NM, Anderson KM, Arciniegas DB：Constraint-induced movement therapy after stroke：efficacy for patients with minimal upper-extremity motor ability. Arch Phys Med Rehabil 86：1867-1873, 2005
18) Bowman MH, Taub E, Uswatte G, et al：A treatment for a chronic stroke patient with a plegic hand combining CI therapy with conventional rehabilitation procedures：case report. NeuroRehabilitation 21：167-176, 2006
19) Taub E, Uswatte G, Bowman MH, et al：Constraint-induced movement therapy combined with conventional neurorehabilitation techniques in chronic stroke patients with plegic hands：a case series. Arch Phys Med Rehabil 94：86-94, 2013
20) Takebayashi T, Amano S, Hanada K, et al：Therapeutic synergism in the treatment of post-stroke arm paresis utilizing botulinum toxin, robotic therapy, and constraint-induced movement therapy. PM R 6：1054-1058, 2014
21) Wu CY, Chen CL, Tsai WC, et al：A randomized controlled trial of modified constraint-induced movement therapy for elderly stroke survivors：changes in motor impairment, daily functioning, and quality of life. Arch Phys Med Rehabil 88：273-278, 2007
22) Lin KC, Wu CY, Liu JS, et al：Constraint-induced therapy versus dose-matched control intervention to improve motor ability, basic/extended daily functions, and quality of life in stroke. Neurorehabil Neural Repair 23：160-165, 2009
23) 竹林　崇，池田紗綾香，花田恵介，他：Constraint-induced movement therapy（CI療法）が quality of life とうつ状態に与える影響．OTジャーナル47：575-581，2013
24) Kagawa S, Koyama T, Hosomi M, et al：Effects of constraint-induced movement therapy on spasticity in patients with hemiparesis after stroke. J Stroke Cerebrovasc Dis 22：364-370, 2013
25) 細見雅史，竹林　崇，花田恵介，他：Constraint-induced movement therapy（CI療法）後の歩行・バランス機能の変化．J Clin Rehabil 21：807-811，2012
26) 篠原幸人，小川　彰，鈴木則宏，他（編）：脳卒中治療ガイドライン2009．pp305-307，協和企画，2009
27) 日本脳卒中学会 脳卒中合同ガイドライン委員会（編）：脳卒中治療ガイドライン2015．pp292-294，協和企画，2015
28) National Stroke Foundation：Clinical guidelines for stroke management 2010.
http://www.strokefoundation.com.au/clinical-guidelines
29) Canadian Best Practice Recommendations For Stroke Care 2010.
http://www.strokebestpractices.ca/wp-content/uploads/2011/04/2010BPR_ENG.pdf
30) National clinical guideline for stroke, 5th edition. The Intercollegiate Stroke Working Party. Royal College of Physicians, 2016
31) New Zealand Clinical Guidelines for Stroke Management 2010. Stroke Foundation of New Zealand Inc.
http://www.stroke.org.nz/resources/NZClinicalGuidelinesStrokeManagement2010ActiveContents.pdf
32) Clinical Guidelines for Stroke Management 2010. National Stroke Foundation.
http://www.nhmrc.gov.au/_files_nhmrc/publications/attachments/cp126.pdf

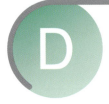
CI療法がもたらす脳の可塑性（メカニズム）

1 脳の可塑性変化とは？

　ヒトの成熟脳は機能局在を有している．近年一次運動野をはじめとして，多くの領域でその実態が明らかになりつつある．しかしながら，一昔前にさかのぼれば，成熟したヒトの脳は，基本的な構造と機能は変化せず，一度損傷を受けると基本的には修復されないものと考えられてきた．しかしながら，1980年代より，サルおよびヒトに対して，神経の除去や結紮，身体の固定，感覚入力の遮断といったさまざまな手法が用いられ，身体状況の変化や行動に応じて，大脳皮質の機能局在が変化することを示す知見が得られた[1-5]．

1 一次運動野の変化に関する研究

　そのような研究のなかで，Nudoら[6]はサルに対し，巧緻動作系の練習（CI therapy-like procedure）を実施することで，一次運動野における手指の動きにかかわる領域が拡大することを発見した．さらに，彼らはあらかじめ，一次運動野における上肢・手指の局在を確認したのち，人為的にサルの一次運動野における手指の領域に実験的な梗塞を作成した．そして，サルの非麻痺手を拘束したうえで，麻痺手に対し巧緻動作練習を施した．対照群として，自然回復の影響のみを受けた群においては，麻痺手の手指の領域は，肩や肘の領域に吸収されていた．しかしながら，巧緻動作練習を実施した群においては，手指・手関節，前腕にかかわる領域が明らかに広がったことを報告した．これらの研究は，リハビリテーションの基盤となる革新的研究と呼ばれ，非常に重要な知見と考えられている[7]．この研究を機に，非侵襲性のイメージング技術の向上も相重なり，行動にかかわる脳の可塑性に関する研究は加速した（図1-7）[7]．2000年にはLiepertら[8]が，CI療法の前後において一次運動野における麻痺手の領域が増加したことを報告した．

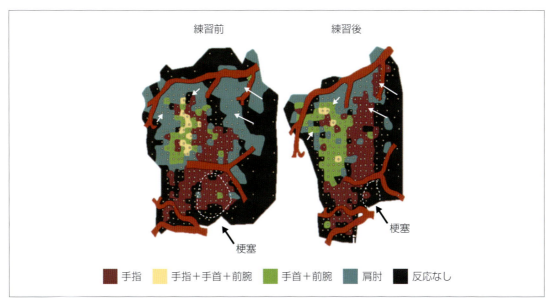

図1-7 巧緻運動練習前後のサルの一次運動野

巧緻運動練習(CI therapy-like procedure)前後の手・手首・前腕の領域が，元来の肩・肘の領域において再構築されている様子が認められる．

(Nudo RJ, Wise BM, SiFuentes F, et al：Neural substrates for the effects of rehabilitative training on motor recovery after ischemic infarct. Science 272：1791-1794, 1996 より一部改変)

Column　自然回復の過程における可塑性

　中枢神経系の自然回復のタイプとして，神経細胞死と神経回路ネットワークにおける求心路遮断の2つの形式があるといわれている．この損傷に対するシナプスの修繕過程として，アンマスキング(unmasking)またはスプラウティング(sprouting)という回復過程がある(図1-8)[9]．unmasking はもともと回路として接続はしていたが，目立って活動していなかった経路を活用する過程で，sprouting は新しい神経細胞が発芽し，新たに回路として接続を行うものといわれている．近年目覚ましい発達を遂げている幹細胞移植(transplantation)によるネットワークの回復は，将来的に新たな神経回復の様式となる可能性がある．

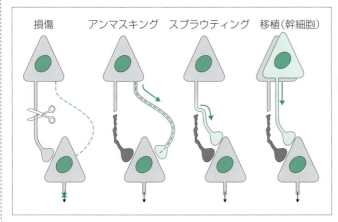

図1-8 自然回復の過程における可塑性

アンマスキング：目立って活動していなかった経路の活用．スプラウティング：新たな神経細胞の発芽による経路の回復．

(Taub E, Uswatte G, Elbert T：New treatments in neurorehabilitation founded on basic research. Nat Rev Neurosci 3：228-236, 2002 より一部改変)

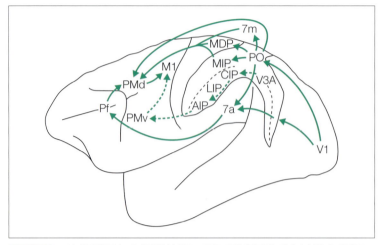

図 1-9 一次視覚野から運動前野に至る到達運動系(実線)と把握・操作運動系(破線)の2つの情報処理系

AIP：頭頂間溝前外側領域，CIP：頭頂間溝外側壁尾側部領域，LIP：頭頂間溝外側領域，MDP：頭頂葉背内側領域，MIP：頭頂間溝内側領域，M1：一次運動野，Pf：前頭前野背外側部，PMd：背側運動前野，PMv：腹側運動前野，PO：頭頂後頭溝視覚領域，V1：一次視覚野，7a：下頭頂小葉，V3A：三次視覚野，7m：頭頂葉後部内側壁．
(八木文雄：神経心理学―認知・行為の神経機構とその障害．p178，放送大学教育振興会，2006 より)

2 一次運動野以外の領域の変化に関する研究

　さらに，近年では一次運動野以外の領域における変化を示す論文も多く発表されている．そもそも，反復的な課題指向型アプローチを実施する際に，上肢運動の制御と学習にかかわる領域は多岐にわたる〔図1-9[10]，1-10[11]〕．たとえば，Könönen ら[12]は，SPECT と fMRI を用いて CI 療法の前後で安静時の血流を確認したところ，損傷側上前頭回〔Brodmann's Area(BA)10〕，非損傷側上前頭回(BA6)，損傷側中心前回(BA6)，非損傷側帯状回(BA31)，両側小脳の血流が増大し，一方，非損傷側内側前頭回(BA8，10)，非損傷側紡錘状回(BA20)，非損傷側下側頭回(BA37)，非損傷側舌状回(BA18)において血流の低下が認められたと報告している(図 1-11)．彼らは，これらの領域がもつ，運動実行の計画・多角的な感覚運動情報の統合・過剰活動の抑制といった運動の制御と学習における役割を挙げ，CI 療法がこれらの働きを促した可能性を示唆した．また，Gauthier ら[13]は，同様の集中練習を実施した2群に対して，練習において獲得した麻痺手の機能を生活に反映させるための行動戦略である transfer package を実施した群，実施しなかった群でアプローチ前後の麻痺手の機能と生活における使用頻度，そして皮質の質量を示す voxel based morphometry といった手法を用いて検討した．結果，transfer package を実施した群は実施しなかった群と比較して，補足運動野，前運動野，一次感覚野，海馬における皮質の質量の増大が認められたと報告している(第3章❸「行動変容戦略としての transfer package」参照⇒170頁)．

3 可塑性に関するその他の研究

　他の研究では皮質脊髄路の興奮性を確認するために，運動誘発電位といった指標を用

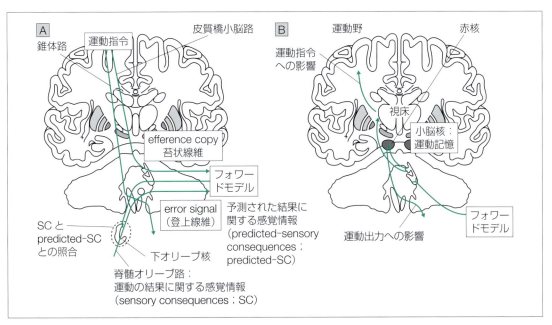

図 1-10 大脳小脳連関における運動学習システム

学習初期には，大量の運動を繰り返すなかで，意図した運動の精度が向上する．意図した運動予測（遠心性コピー）と実際の運動結果の誤差を検知し，その誤差を修正し，最適化されたもののみを小脳核に運動記憶として蓄える（内部モデル）．そして，小脳核に蓄えられた内部モデルを一次運動野に送ることで，運動指令を調整し，精度を向上させる．

A：遠心性コピーと誤差信号の関係．一次運動野から送られる運動指令のコピー（遠心性コピー）とオリーブ核から送られる誤差信号が小脳皮質（プルキンエ線維）で照合され，それが繰り返されることで長期抑制が起こり，フィードフォワードモデルが小脳に形成されていく．

B：小脳皮質には姿勢制御などの記憶が形成され，歯状核には意図的な上肢運動などの記憶が形成される．この運動記憶の形成のことを内部モデルという．

〔長谷公隆（編）：運動学習理論に基づくリハビリテーションの実践第2版 in DVD．p27，医歯薬出版，2016 より〕

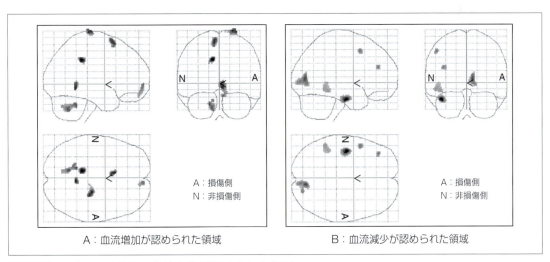

図 1-11 アプローチ前後に血流変化が認められた領域

両側 Brodmann's Area（BA）6，損傷側 BA10，非損傷側 BA31 の血流が増加し，非損傷側 BA8，10，非損傷側 BA20，非損傷側 BA37，非損傷側 BA18 の血流が減少した．

（Könönen M, Kuikka JT, Husso-Saastamoinen M, et al：Increased perfusion in motor areas after constraint-induced movement therapy in chronic stroke：a single-photon emission computerized tomography study. J Cereb Blood Flow Metab 25：1668-1674, 2005 より一部改変）

いて，アプローチ前後の変化を追っている．周産期に脳梗塞を発症した11～30歳の生活期の対象者に対してCI療法を実施した結果，すべての事例の上肢機能の向上とともに，運動時の補足運動野と運動前野の血流増加，そして，運動誘発電位の振幅の増大が認められたと報告している（第2章❸の図2-8参照⇒39頁）[14]．さらに，小児脳性麻痺を対象にした研究では，皮質脊髄路の神経束を評価するdiffusion tensor tractographyを用いて，CI療法が上肢機能の改善に関連する皮質脊髄路の構造的な変化をもたらす可能性についても示唆している（図1-12）[15]．加えて，基礎研究のレベルに立ち返るが，脳卒中ラットを対象にした試験では，CI療法を実施した群は，脳卒中後何も実施しなかった群に比べて，麻痺肢の有意な改善に加えて，脊髄レベルにおける非損傷側の皮質脊髄路からの軸索の延長効果を有意に認めたといった報告もある（図1-13）[16]．最後に，近年ではCI療法が損傷部位の神経新生にも影響を与える可能性を脳卒中ラット

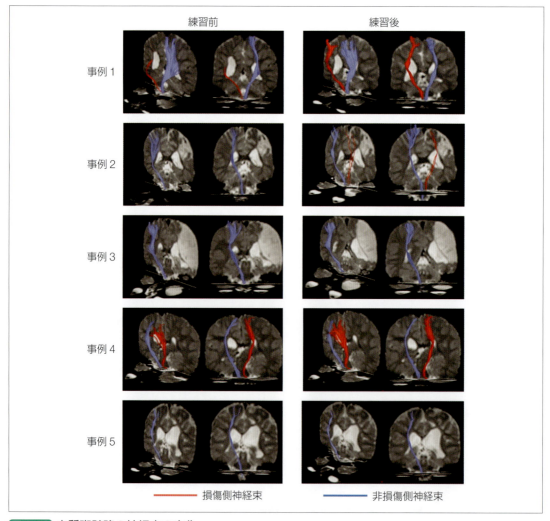

図1-12 皮質脊髄路の神経束の変化
事例2, 3, 5ではアプローチ前に確認できなかった神経束が，事例2ではアプローチ後に確認することができた．事例1, 4においては，アプローチ前後で重要な変化が認められた．
(Kwon JY, Chang WH, Chang HJ, et al：Changes in diffusion tensor tractographic findings associated with constraint-induced movement therapy in young children with cerebral palsy. Clin Neurophysiol 125：2397-2403, 2014 より一部改変)

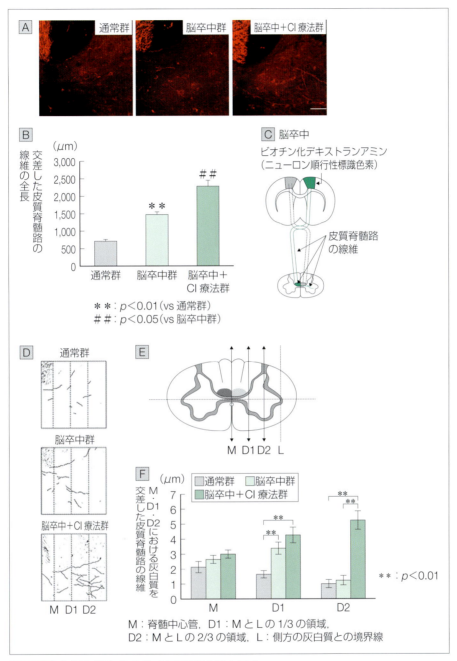

図1-13 非損傷側から交差する脊髄線維の長さ

A：ビオチン化デキストランアミンの推移，B：交差した皮質脊髄路の線維の全長，C：実験の解説図，D：Aの図の模式図，E・F：損傷側皮質脊髄路の外側になればなるほど，CI療法による非損傷側からの軸索延長効果は大きい．

(Zhao S, Zhao M, Xiao T, et al：Constraint-induced movement therapy overcomes the intrinsic axonal growth-inhibitory signals in stroke rats. Stroke 44：1698-1705, 2013 より一部改変)

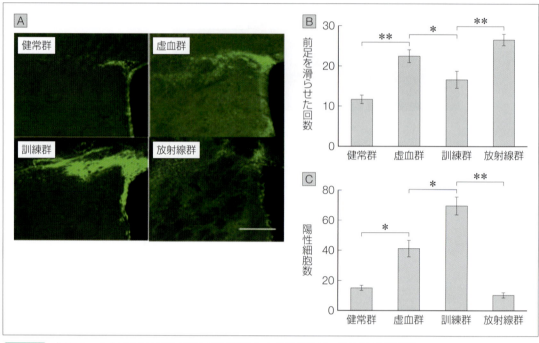

図1-14 成熟ラットにおける訓練前後の行動変化と損傷部位における神経新生

＊：p＜0.05，＊＊：p＜0.01
A：細胞染色図〔健常群；健常ラット，虚血群；脳虚血を人為的に作成し訓練を行わない群，訓練群；脳虚血を人為的に作成後CI療法を実施した群，放射線群；脳虚血を人為的に作成後放射線照射を実施した群〕
B：他の虚血作成群に比べて訓練群において上肢機能が有意に改善した（前足を滑らせる回数が少ない）．
C：陽性細胞数も他群に比べ訓練群が有意に増加した．
(Zhao SS, Zhao Y, Xiao T, et al：Increased neurogenesis contributes to the promoted behavioral recovery by constraint-induced movement therapy after stroke in adult rats. CNS Neurosci Ther 19：194-196, 2013 より一部改変)

表1-3 基礎実験の結果を臨床・実践に活かしていく過程

基礎研究		臨床応用		実践
動物を対象とした基礎研究	→	ヒトを対象とした基礎研究	→ 実際の臨床現場における研究 →	日々の臨床における練習
動物からヒトへの転移		**実際の対象者への転移**		**日々の練習への転移**
事例報告 安全性や効果の検討 第Ⅰ〜Ⅱ相臨床試験		メタ分析 システマティックレビュー		研究成果の普及 調査研究

(Westfall JM, Mold J, Fagnan L：Practice-based research—"Blue highways" on the NIH roadmap. JAMA 297：403-406, 2007 より一部改変)

で検討した事例なども出てきている（図1-14）[17]．このように，CI療法はさまざまな中枢神経系の可塑性をもたらすことがわかる．

　基礎研究の結果を臨床・実践に活かしていく過程をとった研究はtranslational research（表1-3）[18] と呼ばれている．麻痺手の行動変容を目的とするアプローチの1つであるCI療法は，まさにtranslational researchの代名詞であり，経験を基盤とした手法の多いリハビリテーション分野では稀有な存在である．

引用文献

1) Merzenich MM, Kaas JH, Wall J, et al：Topographic reorganization of somatosensory cortical areas 3b and 1 in adult monkeys following restricted deafferentation. Neuroscience 8：33-55, 1983
2) Wall JT, Kaas JH, Sur M, et al：Functional reorganization in somatosensory cortical areas 3b and 1 of adult monkeys after median nerve repair：possible relationships to sensory recovery in humans. J Neurosci 6：218-233, 1986
3) Gazzaniga MS, Ivry RB, Mangun GR：Cognitive Neuroscience：The Biology of the Mind, 3rd Ed. pp59-109, W. W. Norton & Company, New York, 2008
4) Recanzone GH, Merzenich MM, Jenkins WM, et al：Topographic reorganization of the hand representation in cortical area 3b owl monkeys trained in a frequency-discrimination task. J Neurophysiol 67：1031-1056, 1992
5) Elbert T, Pantev C, Wienbruch C, et al：Increased cortical representation of the fingers of the left hand in string players. Science 270：305-307, 1995
6) Nudo RJ, Milliken GW, Jenkins WM, et al：Use-dependent alterations of movement representations in primary motor cortex of adult squirrel monkeys. J Neurosci 16：785-807, 1996
7) Nudo RJ, Wise BM, SiFuentes F, et al：Neural substrates for the effects of rehabilitative training on motor recovery after ischemic infarct. Science 272：1791-1794, 1996
8) Liepert J, Bauder H, Wolfgang HR, et al：Treatment-induced cortical reorganization after stroke in humans. Stroke 31：1210-1216, 2000
9) Taub E, Uswatte G, Elbert T：New treatments in neurorehabilitation founded on basic research. Nat Rev Neurosci 3：228-236, 2002
10) 八木文雄：神経心理学—認知・行為の神経機構とその障害．p178, 放送大学教育振興会, 2006
11) 長谷公隆（編）：運動学習理論に基づくリハビリテーションの実践　第2版 in DVD. p27, 医歯薬出版, 2016
12) Könönen M, Kuikka JT, Husso-Saastamoinen M, et al：Increased perfusion in motor areas after constraint-induced movement therapy in chronic stroke：a single-photon emission computerized tomography study. J Cereb Blood Flow Metab 25：1668-1674, 2005
13) Gauthier LV, Taub E, Perkins C, et al：Remodeling the brain：plastic structural brain changes produced by different motor therapies after stroke. Stroke 39：1520-1525, 2008
14) Walther M, Juenger H, Kuhnke N, et al：Motor cortex plasticity in ischemic perinatal stroke：a transcranial magnetic stimulation and functional MRI study. Pediatr Neurol 41：171-178, 2009
15) Kwon JY, Chang WH, Chang HJ, et al：Changes in diffusion tensor tractographic findings associated with constraint-induced movement therapy in young children with cerebral palsy. Clin Neurophysiol 125：2397-2403, 2014
16) Zhao S, Zhao M, Xiao T, et al：Constraint-induced movement therapy overcomes the intrinsic axonal growth-inhibitory signals in stroke rats. Stroke 44：1698-1705, 2013
17) Zhao SS, Zhao Y, Xiao T, et al：Increased neurogenesis contributes to the promoted behavioral recovery by constraint-induced movement therapy after stroke in adult rats. CNS Neurosci Ther 19：194-196, 2013
18) Westfall JM, Mold J, Fagnan L：Practice-based research—"Blue highways" on the NIH roadmap. JAMA 297：403-406, 2007

E 脳卒中後の麻痺手の機能予後とアプローチ

1 脳卒中後上肢麻痺の予後

2002年，筆者は臨床実習で初めて脳卒中後上肢麻痺を呈した対象者を担当した．当時は，現在の脳卒中治療の指針である「脳卒中治療ガイドライン」(2003年に日本脳卒中学会など5学会による合同ガイドライン委員会によって初版が作成された)もなく，生活期の臨床においては，急性期・回復期を過ぎた対象者に対して，麻痺の機能回復を練習の主目的とするのではなく，残存機能を活かした代償的な動作練習により，ADLの向上を目標に据えることが通常であった．

脳卒中後の上肢麻痺における機能予後に関しては，1991～1993年にデンマークのコペンハーゲン市北東部地域(人口24万人を対象)で実施された「Copenhagen Stroke Study(コペンハーゲン脳卒中研究)」が有名である．Jørgensenら[1,2]は，同市内の病院において脳卒中ユニットに入院した1,197名の対象者に対し，一貫した予後に関する分析を実施した．その一環として，Nakayamaら[3]は，軽度，重度を問わず脳卒中後に生じた上肢麻痺を呈した対象者のうち95％において機能回復が停止したが，その期間は発症から11～16週であると報告した(図1-15)．つまり，例外的な5％はその後も改善する場合もあるが，ほとんどの対象者はこの期間でプラトー〔Plateau(停滞期)〕に達するということを示した．

また，わが国でも三好[4]が，上肢の回復期間は2～3週が最大で，6～12週が限度であると報告しており，内容はコペンハーゲン脳卒中研究と類似したものであった．これらの根拠をもとに，費用対効果を重んじる医療経済的な視点から考えると，当時の臨床において，可能性の低い機能回復よりも代償手段を使ったADLの自立を目指すことに間違いはなかったであろう．

しかしながら，2000年前後において，さまざまなニューロリハビリテーション(neuroscience based rehabilitation)の台頭とともに，生活期においても機能回復の可能性が示唆され始めた．そのなかでも，脳卒中後上肢麻痺に対するアプローチでは，CI療法に関する疫学的な検証は目を引くものがあり，現在では脳卒中を発症したあと，生活期であっても上肢機能が改善することが定説となりつつある．

これらの知見から，脳卒中後上肢麻痺に対するリハビリテーションにおけるプラトーという言葉の定義にも近年変化がみられている．従来のプラトーという単語が「回復の終焉」を意味していたのに対して，アメリカのLevine[5]は，臨床家が使う「さらなる回復が起こらない(望めない)時点」という言葉ではなく，スポーツ選手に対する考えかたを引用して，「能力を向上するために，新たな戦略に挑戦する時点」という解釈を提案している．このことからも，脳卒中後上肢麻痺に対するアプローチにおいては，従来型のフレームワークを崩し，新たなものに修正もしくは再構築していく必要があるといえる(図1-16)．

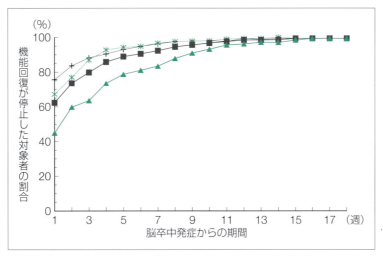

図 1-15 脳卒中発症からの期間と上肢の機能回復が停止した症例の割合

■：対象者の平均，▲：重度の上肢麻痺を呈した対象者，＊：軽度の上肢麻痺を呈した対象者，＋：麻痺がわずかな対象者

(Nakayama H, Jørgensen HS, Raaschou HO, et al：Recovery of upper extremity function in stroke patients：the Copenhagen Stroke Study. Arch Phys Med Rehabil 75：394-398, 1994 より一部改変)

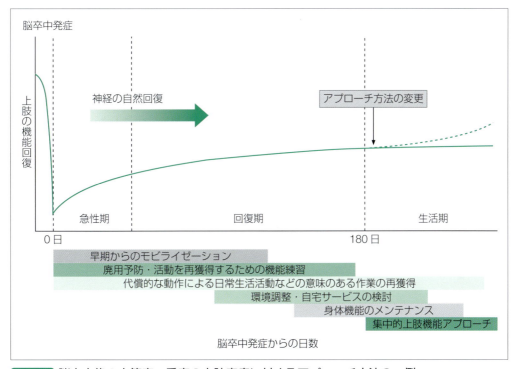

図 1-16 脳卒中後の中等度〜重度の上肢麻痺に対するアプローチ方法の一例

2 回復過程における麻痺手に対するアプローチのストラテジー

　さらに掘り下げて考えると，脳卒中リハビリテーションにおけるADLの自立や社会参加のための上肢機能アプローチの位置づけについても熟慮する必要がある．たとえば，集中的な上肢機能アプローチを実施する時期もその1つである．急性期・回復期のより早い時期から積極的なリハビリテーションを実施することが望ましいと考えられており，従来は上肢に対するアプローチでも同様の考えが推奨されていた．しかしながら，近年上肢に関してはまた違った見解が得られている．

　2009年，Dromerickら[6]は，発症から14日以内の急性期において，1日3時間（加えて起床時間の90％の非麻痺手の拘束）の麻痺手に対するCI療法と1日2時間（加えて5時間の非麻痺手の拘束）の練習，および通常のリハビリテーションを比較したところ，90日後のARATの値が，1日3時間の練習を行った群のみ有意に低下したと報告している（図1-17）．

　また，発症後急性期を経て，回復期以降に実施された上肢に対する集中練習は，伝統的な通常の練習に比べ有意な上肢機能の改善を認めている[7]．しかしながら，Wolfら[8]の研究では先の項（第1章C「CI療法におけるエビデンス」⇒10頁）で示した通り，実施時期（回復期と生活期）の違いは，麻痺手の上肢機能予後に影響を与えないと報告している（図1-18）．筆者らの知見から，回復期以降であれば，集中的な上肢機能アプローチは，発症からの時期に大きな影響を受けることなくある程度同等の効能をもたらすと思われる．

　これらをまとめると，脳卒中リハビリテーションにおける上肢機能アプローチの位置づけが明確になる．軽度の麻痺を呈した対象者に対しては，急性期および回復期から，強度に一定の配慮を伴った積極的な上肢機能アプローチが必要である．しかしながら，図1-16に示すように，中等度および重度の麻痺を呈した対象者への上肢機能アプローチにおいて，急性期・回復期ではADLおよび対象者にとっての意味のある作業の自立および習慣化に対し優先的に介入したあとで，ある程度安定した自立生活が実施できる

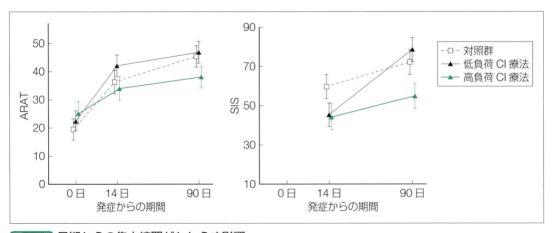

図1-17 早期からの集中練習がもたらす影響
ARAT：Action Research Arm Test，SIS：Stroke Impact Scale
〔Dromerick AW, Lang CE, Birkenmeier RL, et al：Very Early Constraint-Induced Movement during Stroke Rehabilitation (VECTORS)：a single-center RCT. Neurology 73：195-201, 2009 より一部改変〕

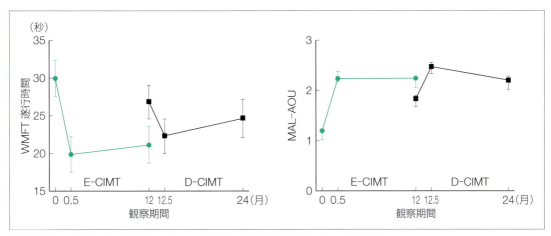

図 1-18 回復期から生活期における練習実施時期が効果に与える影響
E-CIMT：回復期に CI 療法を実施した群，D-CIMT：生活期に CI 療法を実施した群
(Wolf SL, Thompson PA, Winstein CJ, et al：The EXCITE stroke trial：comparing early and delayed constraint-induced movement therapy. Stroke 41：2309-2315, 2010 より一部改変)

ようになった時点でもって麻痺手に対する集中練習(CI 療法やロボット療法など)を実施することも選択肢の 1 つとなりうる(ただし，いかなる時期においても末梢運動器の筋萎縮・拘縮が予防されているのが前提である).

引用文献

1) Jørgensen HS, Nakayama H, Raaschou HO, et al：Outcome and time course of recovery in stroke. Part Ⅰ：Outcome. The Copenhagen Stroke Study. Arch Phys Med Rehabil 76：399-405, 1995
2) Jørgensen HS, Nakayama H, Raaschou HO, et al：Outcome and time course of recovery in stroke. Part Ⅱ：Time course of recovery. The Copenhagen Stroke Study. Arch Phys Med Rehabil 76：406-412, 1995
3) Nakayama H, Jørgensen HS, Raaschou HO, et al：Recovery of upper extremity function in stroke patients：the Copenhagen Stroke Study. Arch Phys Med Rehabil 75：394-398, 1994
4) 三好正堂：脳卒中・片麻痺からの回復. 岩倉博光, 土肥信之, 岩谷　力(編)：臨床リハビリテーション　脳卒中Ⅰ　脳卒中のみかた. 医歯薬出版, 1990
5) Levine PG：Stronger After Stroke：Your Roadmap to Recovery, 2nd edition. Demos Medical Publishing, 2012
6) Dromerick AW, Lang CE, Birkenmeier RL, et al：Very Early Constraint-Induced Movement during Stroke Rehabilitation (VECTORS)：a single-center RCT. Neurology 73：195-201, 2009
7) Wolf SL, Winstein CJ, Miller JP, et al：Effect of constraint-induced movement therapy on upper extremity function 3 to 9 months after stroke：the EXCITE randomized clinical trial. JAMA 296：2095-2104, 2006
8) Wolf SL, Thompson PA, Winstein CJ, et al：The EXCITE stroke trial：comparing early and delayed constraint-induced movement therapy. Stroke 41：2309-2315, 2010

2章 麻痺手に対する課題指向型アプローチ

本章では，脳卒中後片麻痺を呈した対象者の上肢に対するCI療法のコンポーネントの1つである課題指向型アプローチについて解説する．具体的には，課題指向型アプローチを麻痺手で実施する意味について，半球間抑制の観点から解説し，また，課題指向型アプローチに必須の目標設定とそのメカニズムについて紹介する．その後，実際にアプローチする際の方法論（課題の作成および難易度調整，対象者との相互作用，練習量と効果）についても述べる．

A 麻痺手に対する課題指向型アプローチの重要性

1 非麻痺手の拘束について

　1980年代のconstraint-induced movement therapy（CI療法）の登場により，麻痺手への量的練習の重要性が再認識されるようになった．近年，その傾向はロボット療法や末梢電気刺激療法を併用した運動療法にも波及している．しかしながら，CI療法は麻痺手に対する量的な練習もさることながら，名前に「constraint【拘束】」という言葉を含むことからもわかるように，麻痺手への練習中や日常生活時に，非麻痺手にミトンやグローブといった拘束器具をつけることが特徴である（図2-1）．このことが，麻痺手への量的なアプローチ以上に注目される要因となり，一時期賛否両論を集めた．

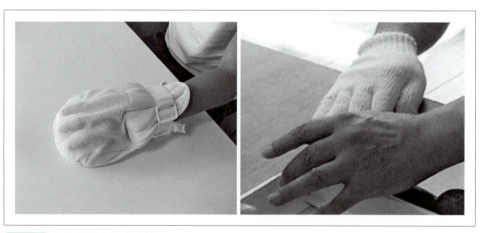

図 2-1 非麻痺手の拘束方法
ミットと指の間を縫い付けた軍手．

Column 動物実験における上肢の拘束がストレスに与える影響

　池田[1)]は，活動時間のすべてにおいて，身体の一部を拘束したまま生活を続けさせたネズミは，拘束を行わずに生活を続けさせた個体に比べ，胃潰瘍の発症リスクが高かったと報告している．しかしながら，ヒトでは動物実験で認められたような有害事象は一切認められていない．それどころか，集中練習中も楽しんで参画する様子が多数認められている．兵庫医科大学病院における診療において，アプローチ中にストレスでリタイアした対象者は今のところ，1人もいない．

2 非麻痺手の拘束の臨床的な効果

倫理的および健康被害の観点から，批判を浴びてきたミットやスリングによる非麻痺手の拘束について，近年ではさまざまな臨床試験が実施されている．CI 療法の開発元である University of Alabama at Birmingham(UAB)の Uswatte ら[2]は，小規模の比較研究において，非麻痺手をミットで拘束しながらの練習および日常生活を送った(起きている時間の 90%の拘束)群と，練習および日常生活でミットによる非麻痺手の拘束を用いなかった群を比較した結果，両群間のアプローチ直後および 2 年後の日常生活における麻痺手の使用頻度において大きな差を認めなかったと報告している．

Brogårdh ら[3]は，生活期の脳卒中後片麻痺の対象者に対して，1 日 6 時間の集中練習と起きている時間の 90%の間，非麻痺手をミットで拘束する介入を 12 日間実施した．その後，3 か月間のうち 21 日間で実生活中において非麻痺手をミットで拘束する群と何も実施しない群に無作為に割り付け，経過を観察した．結果，3 か月後における両群間の麻痺手の上肢機能と日常生活における使用頻度，および主観的な麻痺手の使用感に差がなかったと報告している．さらに，同一グループの研究[4]では，回復期の脳卒中後片麻痺の対象者に対して，1 日 3 時間の集中練習に加え，起きている時間の 90%で非麻痺手をミットで拘束した群と拘束しなかった群の上肢機能を比較した．結果，アプローチ前後および 3 か月後の両群間の上肢麻痺と日常生活における使用頻度，および主観的な麻痺手の使用感に差がなかったと報告している．加えて，彼ら[5]は，この対象者を 1 年間追跡した結果，この傾向は 1 年間にわたり継続したと報告した(表 2-1)．

また，Krawczyk ら[6]も，生活期の脳卒中後片麻痺を呈した対象者に対し，1 日 5 時間の CI 療法を実施する際に，練習中および生活において，スリングによって拘束する群(スリング拘束群)と随意的に非麻痺手の使用を拘束する群(随意拘束群)に無作為に割り付け経過を観察したところ，練習直後および練習から 12 か月後の両群の日常生活に

表 2-1 非麻痺手の拘束を行った群と行わなかった群の差

	1 年後 vs CI 療法前	1 年後 vs CI 療法後	群間差
Sollerman Score			
mitt group	+31.0 †	+11.0 †	有意差なし
non mitt group	+25.0 †	+15.0 *	
mAS			
mitt group	+5.0 †	+3.0 †	有意差なし
non mitt group	+6.0 *	+1.0	
MAL Amount of Use(AOU)			
mitt group	+1.5 †	+0.8 *	有意差なし
non mitt group	+0.8 *	+0.8	
MAL Quality of Movement(QOM)			
mitt group	+1.6 †	+0.9 †	有意差なし
non mitt group	+1.2 *	+0.8 *	

ミットによる拘束の有無にかかわらず，1 年後までの麻痺手の機能，生活における使用頻度と麻痺手の使用感に有意差を認めない．
* : p < 0.05，† : p < 0.01
(Brogårdh C, Lexell J：A 1-year follow-up after shortened constraint-induced movement therapy with and without mitt poststroke. Arch Phys Med Rehabil 91：460-464, 2010 より一部改変)

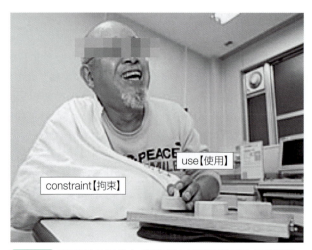

図 2-2 麻痺手の量的な練習および適正使用の重要性
非麻痺手を拘束することと同時に，適切な運動負荷を麻痺手に与えることが重要である．

おける使用頻度と主観的な麻痺手の使用感に有意な差は認めなかったと述べている．これらの臨床結果は，非麻痺手のミットそのものが練習後の麻痺手の上肢機能および日常生活における使用頻度や主観的な麻痺手の使用感に臨床的な影響を与えるわけではないということを示している．同じ内容を，CI療法の開発元であるUABのMorrisら[7]は，Taubの「ミット，スリングやその他の非麻痺手の拘束具は，麻痺手を使うことを意識させるお守り以外のなにものでもない」という言葉を紹介したうえで，「constraint【拘束】」という言葉は，身体的な拘束という意味だけでなく，日常生活における非麻痺手の使用行動を拘束/制限するという意味も兼ねているとしており，麻痺手の適切使用が重要だと述べている（図 2-2）．

3 非麻痺手の拘束以上に麻痺手へのアプローチが重要？

近年，非麻痺手の拘束に対する研究はさらに進んでおり，非麻痺手の拘束以上に，麻痺手の適切使用を訴える論文が増加している．Gordonら[8]は，小児脳性麻痺児に対して，拘束具を用いたCI療法と目的指向型の両手動作へのアプローチを比較したところ，アプローチ前後にて両群ともに同程度上肢機能およびパフォーマンスが改善し，6か月後まで維持されたとしている．しかしながら，目的指向型の両手動作へのアプローチのほうがCI療法群に比べ，Goal Attainment Scalingにおける自己目標達成度は高かったと報告している．

また，Brunnerら[9]は，回復期の脳卒中後片麻痺を呈した対象者において，拘束具を使用したmodified CI療法（mCI療法）群と両手動作による課題練習群に無作為に割り付け経過を観察した（表 2-2）．各アプローチは，1日4時間の療法士による練習と2時間の自主練習を実施した．結果，両群間の上肢機能，および生活における使用頻度と主観的な麻痺手の使用感は，練習後，3か月後において有意な差を認めなかったとしている．

さらに，Deldenら[10]は，脳卒中後片麻痺を呈した対象者において，同一の練習量を実施した片手動作練習群と両手動作練習群，通常治療を実施した対照群に無作為に割り

表 2-2 非麻痺手を拘束した mCI 療法と両手動作練習との比較

	mCI 療法	両手動作練習	共分散分析
ARAT			
練習前	26.46±13.18	30.07±13.18	
練習後	39.68±13.40	45.27±13.40	0.421
練習から 3 か月後	44.23±15.08	45.53±15.08	0.091
MAL Amount of Use(AOU)			
練習前	1.64±1.16	1.58±1.8	
練習後	2.92±1.89	3.52±1.12	0.518
練習から 3 か月後	3.40±1.36	3.42±1.26	0.786
MAL Quality of Movement(QOM)			
練習前	1.23±0.67	1.96±0.82	
練習後	2.80±1.24	3.42±1.12	0.420
練習から 3 か月後	3.27±1.32	3.33±1.28	0.692

ARAT：Action Research Arm Test, MAL：Motor Activity Log
麻痺手を同回数適切使用すれば，麻痺手単独練習と両手動作練習では効果は大きく変わらない．
(Brunner IC, Skouen JS, Strand LI：Is modified constraint-induced movement therapy more effective than bimanual training in improving arm motor function in the subacute phase post stroke? A randomized controlled trial. Clin Rehabil 26：1078-1086, 2012 より一部改変)

　付け観察した．結果，練習後および 6 か月後の麻痺手のパフォーマンスは，3 群間で差がなかったと報告している．しかしながら，両手動作練習群において，片手動作練習群や対照群よりも麻痺手の協調性がより向上していたと報告した．

　これらの結果は，非麻痺手に対する拘束具の不必要性を述べるとともに，それ以上に麻痺手に対する量的な練習と生活におけるより課題指向的な適切使用の重要性を示している．実際，Hayner ら[11]も，生活期の脳卒中後片麻痺を呈した対象者に対して，麻痺手に対して同程度の練習強度を有した片手動作練習群と，両手動作練習群に割り付け無作為化比較試験(RCT)を実施した．結果，練習後および 6 か月後に両群間に上肢機能の差を認めなかったことを受け，非麻痺手の拘束よりも練習の強度こそが麻痺手の機能向上のための決定的な因子である可能性を述べている．また，麻痺手単独の練習に加え，実生活を見据えた両手動作練習の優位性に言及している論文も多数ある．さらにいえば，Fu ら[12]は，片手で学習した動作は，もう片方の手に転移も汎化もしないと述べている．つまり，主動手と補助手の役割について，特異的な練習が必要であると解釈できる．これらの研究結果から，日常生活で実際に麻痺手を使用することを見据えた上肢機能へのアプローチにおいて，麻痺手単独の練習も非常に重要であるものの，状況に応じて両手動作課題なども生活における麻痺手の行動変容を促すために考慮する必要があるといえる．

引用文献

1) 池田久剛:発達に及ぼす幼少期のストレス―ストレスの功罪.教育と医学 54:716-723, 2006
2) Uswatte G, Taub E, Morris D, et al:Contribution of the shaping and restraint components of Constraint-Induced Movement therapy to treatment outcome. NeuroRehabilitation 21:147-156, 2006
3) Brogårdh C, Sjölund BH:Constraint-induced movement therapy in patients with stroke:a pilot study on effects of small group training and of extended mitt use. Clin Rehabil 20:218-227, 2006
4) Brogårdh C, Vestling M, Sjölund BH:Shortened constraint-induced movement therapy in subacute stroke—no effect of using a restraint:a randomized controlled study with independent observers. J Rehabil Med 41:231-236, 2009
5) Brogårdh C, Lexell J:A 1-year follow-up after shortened constraint-induced movement therapy with and without mitt post-stroke. Arch Phys Med Rehabil 91:460-464, 2010
6) Krawczyk M, Sidaway M, Radwanska A, et al:Effects of sling and voluntary constraint during constraint-induced movement therapy for the arm after stroke:a randomized, prospective, single-centre, blinded observer rated study. Clin Rehabil 26:990-998, 2012
7) Morris DM, Taub E, Mark VW:Constraint-induced movement therapy:characterizing the intervention protocol. Eura Medicophys 42:257-268, 2006
8) Gordon AM, Hung YC, Brandao M, et al:Bimanual training and constraint-induced movement therapy in children with hemiplegic cerebral palsy:a randomized trial. Neurorehabil Neural Repair 25:692-702, 2011
9) Brunner IC, Skouen JS, Strand LI:Is modified constraint-induced movement therapy more effective than bimanual training in improving arm motor function in the subacute phase post stroke? A randomized controlled trial. Clin Rehabil 26:1078-1086, 2012
10) van Delden AL, Beek PJ, Roerdink M, et al:Unilateral and bilateral upper-limb training interventions after stroke have similar effects on bimanual coupling strength. Neurorehabil Neural Repair 29:255-267, 2015
11) Hayner K, Gibson G, Giles GM:Comparison of constraint-induced movement therapy and bilateral treatment of equal intensity in people with chronic upper-extremity dysfunction after cerebrovascular accident. Am J Occup Ther 64:528-539, 2010
12) Fu Q, Choi JY, Gordon AM, et al:Learned manipulation at unconstrained contacts does not transfer across hands. PLoS One 9:e108222, 2014

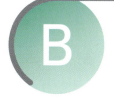

B 麻痺手の練習と半球間抑制

1 半球間抑制と上肢機能の関係

　近年のさまざまな研究により，半球間抑制という現象が，脳卒中後上肢麻痺を呈した対象者が麻痺手を用いることと大いに関連することがわかってきている．本項では，麻痺手の量的な練習と半球間抑制との関連について述べる．

　われわれの大脳は左右の脳梁で隔てられている．そして，左右の脳は相互に抑制し合うことで，各々が有する偏在の正確な起動および制御を可能としている．しかしながら，脳損傷によりいずれか一方の脳の興奮性が低下した場合，この恒常性に不均衡が生じ，大脳半球間のバランスが崩れることで，さまざまな不具合が生じる[1,2]．

　次に左右半球間に存在する抑制関係が脳損傷によってどのように変化するかについて述べる．Grefkesら[1]は通常，正常な脳における運動関連領野の抑制関係は，両側の補足運動野と運動前野，一次運動野間で図 2-3 のような形で示されている．しかしながら，左半球に何らかの脳損傷が生じた場合，左右半球間の抑制関係は図 2-4 のように変化し，非損傷側半球である右半球の一次運動野から損傷半球の一次運動野に対して，抑制性の結びつきがより強くなる．このように脳損傷によって，非損傷側から損傷側に対して半球間抑制が大きくなることがわかっている．こういった半球間抑制のバランスの崩壊は，健常人でも 10 時間にわたり上肢をミトンなどで抑制し，不使用の状況を作ることで生じると報告されている(図 2-5)[3]．これらの結果から，脳卒中後上肢麻痺を呈した対象者は，麻痺手の使用頻度が低下することにより，上記のような半球間抑制のバランスが崩壊し，非損傷側半球から損傷側半球に対する抑制反応が強化されている可能性がある．実際，脳卒中後上肢麻痺を呈した対象者において，非損傷側半球の運動関連領野から損傷側半球領野に対する抑制反応が高いほど，麻痺手の上肢機能およびパフォーマンスは低かったと報告されている(図 2-6)[1]．この報告からも，非損傷側半球から損傷側半球にかけての半球間抑制の大きさが，麻痺手の機能やパフォーマンスに影響を与える可能性が考えられる．

2 麻痺手の単独使用による脳卒中後の半球間抑制の是正

　Muraseら[4]は，生活期の脳卒中後片麻痺を呈した対象者における，非損傷側一次運動野から損傷側一次運動野に対する過剰な半球間抑制は，上肢機能の回復過程において悪影響を与えると報告している．複数の研究者は，この半球間抑制の是正のために，repetitive transcranial magnetic stimulation(rTMS) や transcranial direct current stimulation(tDCS)といった非侵襲刺激を用い，損傷半球の運動感覚野における皮質の興奮性を向上させること，および非損傷半球の運動感覚野における皮質の興奮性を低下させることで，半球間抑制の正常化が可能であると報告した[5-9]．

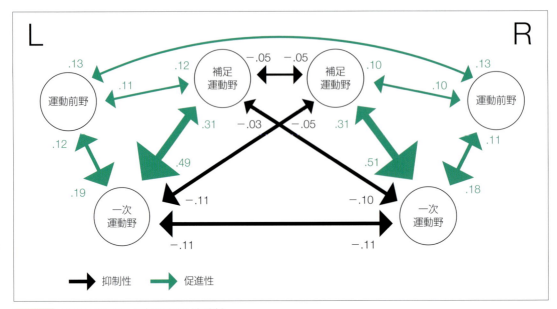

図 2-3 静的正常脳の各領野間の接続性

正常脳においては，両側の補足運動野と一次運動野間に抑制関係が認められる．
(Grefkes C, Nowak DA, Eickhoff SB, et al：Cortical connectivity after subcortical stroke assessed with functional magnetic resonance imaging. Ann Neurol 63：236-246, 2008 より一部改変)

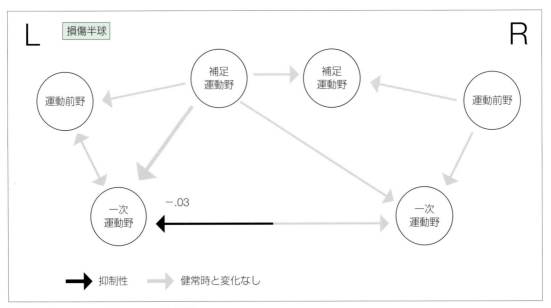

図 2-4 損傷脳の各領野間の接続性

脳卒中患者が麻痺手を動かす場合，健常例(図 2-7)と異なり，非損傷側の一次運動野からの抑制性連結のもと動作を行うこととなる．
(Grefkes C, Nowak DA, Eickhoff SB, et al：Cortical connectivity after subcortical stroke assessed with functional magnetic resonance imaging. Ann Neurol 63：236-246, 2008 より一部改変)

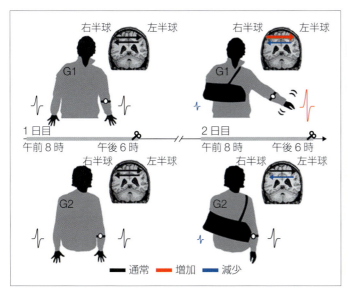

図 2-5 健常人における半球間抑制の推移

1日目は，G1，G2ともに利き手（右手）にソフトバンテージをつけたまま10時間使わないように指示を出した．2日目は，拘束具を使用し，右手の使用をさらに制限した．左手に関しては，G1では1日目は右手同様使用を制限し，2日目は自由に使用した．G2では，1日目・2日目ともに左手の使用を制限した．運動誘発電位の大きさは，G1，G2の両群で左半球において減少した．しかしながら，2日目のG1における右半球のみ，運動誘発電位が向上した．
（Avanzino L, Bassolino M, Pozzo T, et al：Use-dependent hemispheric balance. J Neurosci 31：3423-3428, 2011 より一部改変）

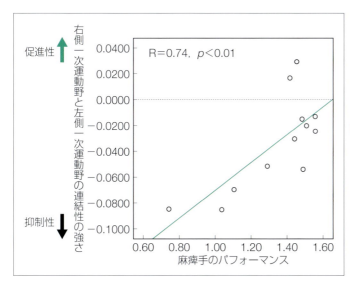

図 2-6 非損傷脳から損傷脳への抑制性連結の強さと麻痺手の機能の関係

非損傷側からの抑制性連結が少ないほど麻痺手の機能は良好である．
（Grefkes C, Nowak DA, Eickhoff SB, et al：Cortical connectivity after subcortical stroke assessed with functional magnetic resonance imaging. Ann Neurol 63：236-246, 2008 より一部改変）

また，麻痺手への集中練習によっても，損傷側半球の一次運動野の興奮性を高めることで，非損傷側半球の過剰な半球間抑制を是正できるといわれている．健常人における研究において，Grefkes ら[1]は上肢を使用した際の左右半球の抑制関係を図2-7のように示している．この図を見ても明らかなように，使用した上肢を支配している半球の活動性が向上することにより，対側半球に対する抑制反応が大きくなることが証明されている．El-Helow ら[10]は，急性期の脳卒中後片麻痺を呈した対象者について，麻痺手にmCI療法を実施した群と，通常のアプローチを実施した対照群を比較したところ，mCI療法群は対照群に比べ，麻痺手の機能が有意に改善したのに加え，mCI療法群にのみ損傷半球における運動誘発電位（motor evoked potentials：MEP）の中枢運動伝導時間（central motor conduction time：CMCT）と安静時運動閾値（resting motor threshold：RMT），MEPの振幅に改善を認めたと報告している．Tarkka ら[11]は，生活期の

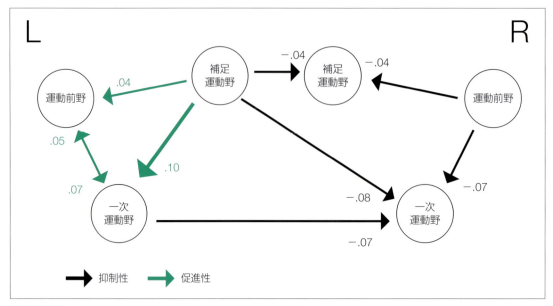

図 2-7 右上肢使用時の動的正常脳の各領野間の接続性

図 2-3 の静的正常脳の連結に比べ，右側補足運動野および一次運動野から左側補足運動野と一次運動野に対する抑制性連結が消失し，右側補足運動野，運動前野，一次運動野間の促進性連結が消失および抑制性連結へと変化する．
(Grefkes C, Nowak DA, Eickhoff SB, et al：Cortical connectivity after subcortical stroke assessed with functional magnetic resonance imaging. Ann Neurol 63：236-246, 2008 より一部改変)

　脳卒中後片麻痺を呈した対象者において，2週間の麻痺手を用いたCI療法を実施したところ，麻痺手の機能の向上に加え，MEPの振幅に改善を認めたと報告している．また，Waltherら[12]は，周産期に脳卒中を発症した対象者に対し12日間のCI療法を実施したところ，すべての対象者の麻痺手の機能，MEPの振幅の改善を認めたと報告している（図 2-8）．Jamesら[13]は，1日2時間，週5日，3週間のプロトコルで生活期の脳卒中後片麻痺を呈した対象者に対して，麻痺手を使用した課題指向型アプローチを実施したところ，損傷側半球の運動前野から非損傷側半球の運動前野への抑制反応が麻痺手の機能向上に関連して増加すると報告している．さらに，Liepertら[14]も生活期の脳卒中後片麻痺を呈した対象者に対し，麻痺手によるCI療法を実施した．介入前に不均衡を起こしていた非損傷側半球と損傷側半球の一次運動野内の手領域の広さが，非麻痺手を使用せずに麻痺手ばかりを使用した介入後には非麻痺手の領域よりも麻痺手の領域が大きくなるといった結果が認められた（図 2-9）．同様に，基礎研究でもラットを用いた下肢の感覚入力に関する研究において，片側からの偏った感覚情報が優先的に入力される環境下では，半球間抑制に基づき非使用側の感覚入力を抑制してしまうことも明らかにされている（図 2-10）[15,16]．これらの研究結果から，図 2-11 のように麻痺手を積極的に使用することで，脳卒中後片麻痺を呈した対象者の半球間に生じている異常な抑制関係を是正できると考えられている．

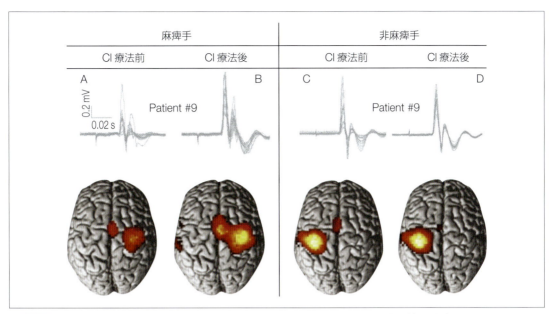

図 2-8 CI 療法前後の非麻痺手と麻痺手使用時の運動誘発電位と脳活動部位の変化

麻痺手の運動誘発電位の振幅は上昇し，非麻痺手のそれには大きな変化は認めない．
麻痺手の脳活動部位についても補足運動野，一次運動野に血流の増大を認めた．
(Walther M, Juenger H, Kuhnke N, et al：Motor cortex plasticity in ischemic perinatal stroke：a transcranial magnetic stimulation and functional MRI study. Pediatr Neurol 41：171-178, 2009 より一部改変)

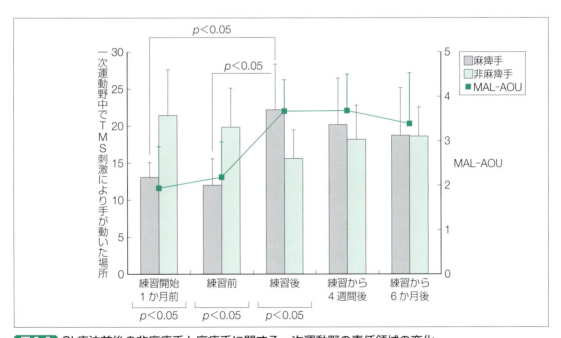

図 2-9 CI 療法前後の非麻痺手と麻痺手に関する一次運動野の責任領域の変化

練習前は，非麻痺手の領域に比べ麻痺手の領域が小さいが，麻痺手を用いた練習後では麻痺手に関する領域が増加し，非麻痺手にかかわる領域が減少する．練習から4週間〜6か月においてそれらの領域の関係性は正常化する．
(Liepert J, Bauder H, Wolfgang HR, et al：Treatment-induced cortical reorganization after stroke in humans. Stroke 31：1210-1216, 2000 より一部改変)

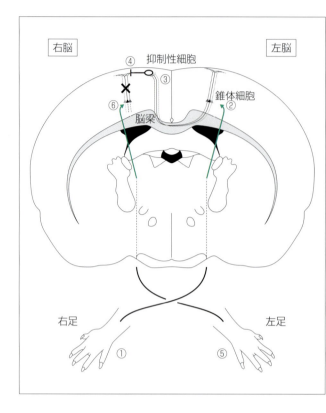

図 2-10 半球間抑制の神経メカニズムにおける GABA 回路の形成

①ラットの右足を刺激.
②刺激の情報はまず左脳の体性感覚野の新皮質に到達し5層錐体細胞が活性化.
③興奮した5層錐体細胞は脳梁を介して反対の右脳に投射し,表層に存在する抑制性の細胞を活性化.
④抑制性の伝達物質である GABA(ganma amino butyric acid)を脳内に放出し,右脳の体性感覚野にある5層錐体細胞の樹状突起の活動を抑制.
⑤次にラットの左足を刺激.
⑥刺激の情報は,④で樹状突起の活動が抑制されているため5層錐体細胞は十分に活性化されない.

〔Palmer LM, Schulz JM, Murphy SC, et al：The cellular basis of GABA(B)-mediated interhemispheric inhibition. Science 335：989-993, 2012. および森岡 周：リハビリテーションのための神経生物学入門. p124, 協同医書出版社, 2013 より〕

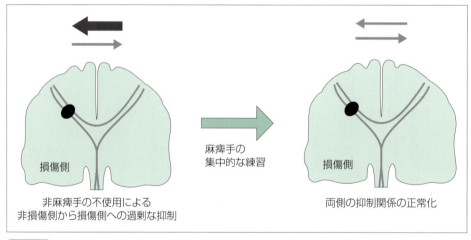

図 2-11 麻痺手の集中練習と両側脳の抑制関係

3 両手動作と半球間抑制

　先述した通り，近年の臨床研究においては，脳卒中後片麻痺を呈した対象者に対して，麻痺手に対する片手動作練習と両手動作練習が練習後の上肢機能に与える影響について，違いは小さいとの主張が増えてきている．しかしながら，片手動作練習と両手動作練習において，脳活動にどのような違いがあるかを探求した研究は少ない．

　イメージングを用いた臨床研究では，Whitallら[17]が，片手動作練習と両手動作練習を実施した脳卒中後片麻痺を呈した対象者とでは，非損傷側の上前頭回の活動性の変化量とアプローチ前後の麻痺手の機能改善量の関係が異なることを示し，片手動作練習と両手動作練習の回復メカニズムが異なる可能性を示した（図 2-12）．また，Wuら[18]は，片手動作練習と両手動作練習を実施した少数例の対象者の結果から，実施した練習に応じた脳活動が出現すると提言している（図 2-13，2-14）．

　しかしながら，生活期の脳卒中後片麻痺を呈した麻痺手不使用の対象者において，両手動作をアプローチの当初から導入すると，非麻痺手優位の練習となり，麻痺手の効果的な活動が得られない印象がある．臨床的な経験からではあるが，アプローチの当初は麻痺手による片手動作練習により，損傷側半球の活動性の向上に伴う非損傷側半球に対する半球間抑制を高め，両手動作時に非麻痺手と均等に麻痺手が参加できる基盤を作ったあとに，両手動作を用いた練習を実施する必要があると筆者らは考えている．ADLの多くの場面で両手動作により道具を使用しており，実生活を考えても，最終的には両手動作において適切な麻痺手の役割を設定することが，生活で麻痺手を使うという行動変容の観点からも重要であると思われる．ただし，この点に関しては臨床的推論の域を超えず，断定的なことは論ずることができない．よって，今後は何らかの方法で継続検討していく必要がある．

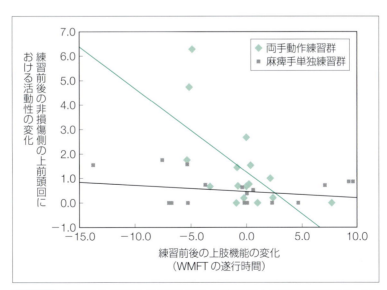

図 2-12 両手動作練習と麻痺手単独の練習の上前頭回におけるメカニズムの違い

（Whitall J, Waller SM, Sorkin JD, et al：Bilateral and unilateral arm training improve motor function through differing neuroplastic mechanisms：a single-blinded randomized controlled trial. Neurorehabil Neural Repair 25：118-129, 2011 より一部改変）

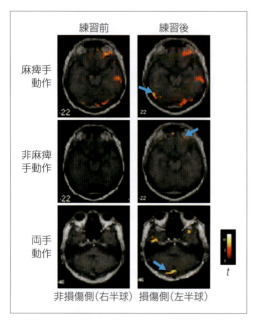

図 2-13 両手および片手動作練習時の脳活動（左半球損傷例）

(Wu CY, Hsieh YW, Lin KC, et al：Brain reorganization after bilateral arm training and distributed constraint-induced therapy in stroke patients：a preliminary functional magnetic resonance imaging study. Chang Gung Med J 33：628-638, 2010 より一部改変)

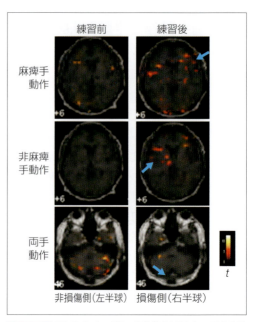

図 2-14 両手および片手動作練習時の脳活動（右半球損傷例）

(Wu CY, Hsieh YW, Lin KC, et al：Brain reorganization after bilateral arm training and distributed constraint-induced therapy in stroke patients：a preliminary functional magnetic resonance imaging study. Chang Gung Med J 33：628-638, 2010 より一部改変)

引用文献

1) Grefkes C, Nowak DA, Eickhoff SB, et al：Cortical connectivity after subcortical stroke assessed with functional magnetic resonance imaging. Ann Neurol 63：236-246, 2008
2) Hummel FC, Cohen LG：Non-invasive brain stimulation：a new strategy to improve neurorehabilitation after stroke? Lancet Neurol 5：708-712, 2006
3) Avanzino L, Bassolino M, Pozzo T, et al：Use-dependent hemispheric balance. J Neurosci 31：3423-3428, 2011
4) Murase N, Duque J, Mazzocchio R, et al：Influence of interhemispheric interactions on motor function in chronic stroke. Ann Neurol 55：400-409, 2004
5) Hummel F, Celnik P, Giraux P, et al：Effects of non-invasive cortical stimulation on skilled motor function in chronic stroke. Brain 128：490-499, 2005
6) Hummel F, Cohen LG：Improvement of motor function with noninvasive cortical stimulation in a patient with chronic stroke. Neurorehabil Neural Repair 19：14-19, 2005
7) Khedr EM, Ahmed MA, Fathy N, et al：Therapeutic trial of repetitive transcranial magnetic stimulation after acute ischemic stroke. Neurology 65：466-468, 2005
8) Takeuchi N, Chuma T, Matsuo Y, et al：Repetitive transcranial magnetic stimulation of contralesional primary motor cortex improves hand function after stroke. Stroke 36：2681-2686, 2005
9) Fregni F, Boggio PS, Mansur CG, et al：Transcranial direct current stimulation of the unaffected hemisphere in stroke patients. Neuroreport 16：1551-1555, 2005
10) El-Helow MR, Zamzam ML, Fathalla MM, et al：Efficacy of modified constraint-induced movement therapy in acute stroke. Eur J Phys Rehabil Med 51：371-379, 2015
11) Tarkka IM, Könönen M, Pitkänen K, et al：Alterations in cortical excitability in chronic stroke after constraint-induced movement therapy. Neurol Res 30：504-510, 2008
12) Walther M, Juenger H, Kuhnke N, et al：Motor cortex plasticity in ischemic perinatal stroke：a transcranial magnetic stimulation and functional MRI study. Pediatr Neurol 41：171-178, 2009
13) James GA, Lu ZL, VanMeter JW, et al：Changes in resting state effective connectivity in the motor network following rehabilitation of upper extremity poststroke paresis. Top Stroke Rehabil 16：270-281, 2009

14) Liepert J, Bauder H, Wolfgang HR, et al：Treatment-induced cortical reorganization after stroke in humans. Stroke 31：1210-1216, 2000
15) Palmer LM, Schulz JM, Murphy SC, et al：The cellular basis of GABA(B)-mediated interhemispheric inhibition. Science 335：989-993, 2012
16) 森岡　周：リハビリテーションのための神経生物学入門．p124，協同医書出版社，2013
17) Whitall J, Waller SM, Sorkin JD, et al：Bilateral and unilateral arm training improve motor function through differing neuroplastic mechanisms：a single-blinded randomized controlled trial. Neurorehabil Neural Repair 25：118-129, 2011
18) Wu CY, Hsieh YW, Lin KC, et al：Brain reorganization after bilateral arm training and distributed constraint-induced therapy in stroke patients：a preliminary functional magnetic resonance imaging study. Chang Gung Med J 33：628-638, 2010

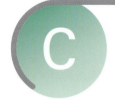

課題指向型アプローチの概要と理論的背景

　課題指向型アプローチは,対象者が麻痺手を主体的に使用し,麻痺手の新たな運動スキルを獲得していくことをコンセプトとしたアプローチ方法の総称である.CI療法は,本項で述べるような課題指向型アプローチに,非麻痺手の拘束やtransfer packageを組み合わせて体系化されたものといえる[1].本項ではその概念と理論的背景,および基本原則について述べながら,CI療法を含めた脳卒中後上肢麻痺に対する課題指向型アプローチ全般に焦点を当てる.

1 課題指向型アプローチとは何か？

　課題指向型アプローチは,運動制御の諸理論(システムモデルや生態理論)と運動スキル獲得に関連した学習理論を背景に,Carr and Shepherd[2]やShumway-Cook and Woollacott[3]によって提唱されたアプローチ法である[3,4].身体機能に焦点を当てた抽象的介入(関節可動域練習,筋力練習,ファシリテーションなど)とは異なり,現実的な環境条件をふまえながら,具体的な課題に対するスキルを高めることを目的としている.これは,仮に脳卒中後の対象者であっても,運動課題の習熟過程は健常者のそれと同様のプロセスを経てなされるとの理論的仮説に依拠している.課題指向型アプローチは脳卒中後の対象者に対する理学療法の介入モデルであり,一概に課題といっても寝返りや立ち上がりといった基本動作から上肢運動,歩行まで幅広く適用される考えかたである.CI療法は,上肢機能の改善に関連する代表的な課題指向型アプローチの1つとして挙げられよう.欧米では"task-specific training"[5]や"functional task practice"[6],"goal-directed training"[7-9]などとも表現されるが,これらは"狭義の"課題指向型アプローチととらえるのが適当と思われる.

　中枢神経疾患における運動療法の変遷や課題指向型アプローチの理論枠組みについては,潮見[10,11]や大橋[12]が詳述している.課題指向型アプローチの治療概念は,それ以前の1970～80年代に主流であった神経筋促通手技(neuromuscular facilitation)としばしば対比して述べられている[13](表2-3).神経筋促通手技は,運動制御における反射・階層理論と神経生理学の知見を背景としており,主に対象者の機能障害に焦点を当てたアプローチである.また療法士は,対象者が動作を行う際に出現するさまざまな反射を適切に調節することを要求された.つまり,正常な(健常な)運動パターンを獲得することが機能回復に必要と考えられてきた.

　その一方で課題指向型アプローチは,対象者自身が意味のある課題を主体的に解決し,新たな運動スキルを獲得していく過程を重要視しており,機能障害の改善以上に,能力制限を改善させることに主眼をおいている.この概念はいわゆるtop-downアプローチであり,WHO(世界保健機関)の提唱した国際生活機能分類(International Classification of Disability, Functioning and Health：ICF)[14]の観点にも合致している.

表 2-3 中枢神経障害に対する治療介入の理論的枠組み

	神経筋促通手技	課題指向型アプローチ
導入された時期	1970〜80年代	1990年代〜
依拠する運動制御理論	反射理論(Sherrington C) 階層理論(Jackson H)	反射理論(Sherrington C) 階層理論(Jackson H) **システム理論(Bernstein N)** **生態学的理論(Gibson J)**
脳損傷者の運動障害に対する解釈	中枢神経の損傷により高位中枢(大脳)が下位中枢(脳幹・脊髄)の制御不全に陥る.その結果,下位中枢が司る原始的な運動パターン(原始反射)が解放され,異常な運動パターンを生じさせる.	中枢神経における階層構造の破綻というよりも,身体内の1つないしはそれ以上のシステム(神経機構)に障害が及んだ結果生じる.対象者から表出される運動は,彼らが自身に残存するシステムを代償的に作用させた結果であるととらえる.
練習の基本方針	促通手技やハンドリングによって対象者が受ける感覚刺激を調整する.それによって解放された異常反射を抑制するとともに,正常な反射や運動パターンを促進する.	対象者が再獲得した代償的適応行動は常に最適であるとは限らず,しばしば非効率なまま後遺症となっている.練習目標は,運動課題を遂行する対象者が用いる代償的方略を最適化することに重点がおかれる.

〔文献3),4),11),13)の記述をもとに筆者が作成〕

　課題指向型アプローチでは,対象者が主体的に参加することが重要とされる(active participation).その1つとして,課題指向型アプローチにおける運動の難易度は,ハンドリングによって他者が介助するよりもむしろ,対象者自身が姿勢を変えたり,外的な環境を変更したりすることによって独力で行えるように調整することが挙げられる.つまり,対象者が麻痺手で主体的に運動することを可能にするため,対象者の遂行能力に応じた物品や空間配置,あるいは文脈を見極めて課題を提供するとともに,改善に合わせてその難易度を漸増することが療法士の主な役割となる.新たな学習を促進するために,難しすぎず易しすぎず,対象者が運動課題に注意を向けて達成できる程度の難易度に設定する.加えて,課題指向型アプローチは運動機能の実用性を重視した課題を提示する.対象者の動作時にみられる代償運動(異常な運動制御に基づいた運動)については,それを正常な運動パターンに矯正するというよりも,代償運動の効率性を高めたり,代償方法を改善したりすることを目標とする[15].

2 課題指向型アプローチの理論が拠りどころとする知見

　動物やヒトからの知見は,より自然な文脈における作業課題の適用と,それを解決しようとする運動スキル練習が,上肢機能回復につながる大脳皮質の再構成を促進する可能性を示している.

1 ラット,サルから得た理論的根拠

　課題指向型アプローチを形作るシステムモデルの発端となったのは,豊かな環境(enriched environment)の効果に関する研究であろう.Kolbら[16],Willら[17]は脳卒中モデルラットを用いて,環境の違いが機能回復に与える影響を調べた.その結果,通常の飼育を受けたラットに比べ,より複雑な飼育環境におかれたラット(同じ飼育室内のラッ

ト数が多い，トンネルやおもちゃが多く置かれている）のほうが機能改善が得られたと報告した．他の生理学的研究においても，中枢神経損傷後の運動が可塑性関連蛋白質の回復や感覚ニューロンの軸索再生を促進することが明らかになっている[18, 19]．一方で，豊かな環境におかれたラットであっても，記憶・思考能力の向上や行動の効率化といった変化にまでは至らないこともわかっている[20]．つまり，行動や運動による身体的経験は必要不可欠であるが，単に豊かな環境を提供するだけでは十分な機能改善を得られず，加えて新たな経験や学習を促すような環境が脳の可塑性を引き出すために必要であると考えられる．

このような考えに沿って，Maldonadoら[21]は，脳卒中モデルラットに対してリーチングスキル練習（狭い隙間に前肢をリーチしてエサを取る課題）を行わせ，それによる課題特異的な行動の変化を観察した．その結果，練習を行ったラットは有意にリーチング課題遂行能力が改善したが，ランニングホイールによる単純な運動をこなした対照群ラットではリーチング課題遂行能力の改善が認められなかった．さらにBiernaskieら[22]は，類似した課題をラットに行わせ，その前後で大脳皮質の変化を細胞レベルで観察したところ，大脳皮質の運動関連領域における再組織化と課題特異的な行動の改善が関連していたことを報告した（図2-15）．このように脳卒中の動物モデルを用いた最近の研究は，トレーニング環境の設定（豊かな環境）に加えて，新規課題の学習に関連した運動スキルの獲得が，機能的な脳のリモデリングを決定的に促進することを示している[23]．

さらに，単に課題練習を行うだけではなく，それらの課題の難易度を漸増することも重要であると指摘されている．Kleimら[24]はラットを対象に，前肢をリーチしてエサを取るような課題を10日間行わせるとともに，その課題難易度を漸増させたところ，単純な課題を行わせたラットと比較して，手や手指を支配する大脳皮質領野が有意に拡大したことを報告した．さらにPlautzら[25]は，健常なサルを，エサを小さな穴から取り出す必要のある群（高難易度群）と大きな穴から取り出せる群（低難易度群）の2群に分け，練習前後で各群の皮質マップを比較した．その結果，低難易度群では皮質マップに変化はみられなかった一方で，高難易度群では障害側前肢の使用頻度の増加と運動皮質関連領野の拡大がみられたと報告した．

つまり中枢神経の可塑性を誘導するためには，すでに学習した課題や単純な運動課題を反復するのではなく，新たな運動スキルを必要とするような学習過程が必要である．

2 ヒト（健常者・脳卒中患者）から得た理論的根拠

単純な運動課題ではなく，文脈のある作業課題を用いることが重要であることは，健常者を対象とした観察研究からも示唆されている．van Vliet[26]は健常者を対象に，2種類のカップへの到達把握運動を行わせた際の動作を解析したところ，把手のないカップに手を伸ばす条件に比べて，把手のついたカップに手を伸ばす条件のほうが動作時間が延長したことを示した（図2-16）．さらに彼は，把手のついたカップではそれを移動させるか，カップを回すかによって把握動作における手の開きの大きさが異なっていたことを発見した．このように健常者を対象とした実験は，腕と手の運動軌道が行為の目的や対象物の特徴によって規定されることを示した．特に対象物の特徴の違いによる到達把握運動の変化については，形状[27-29]や重量[30, 31]，材質[32]などさまざまな側面から検証されている．

一部の失行症や空間認知障害の患者を除けば，脳卒中患者においてもおおむね同様の

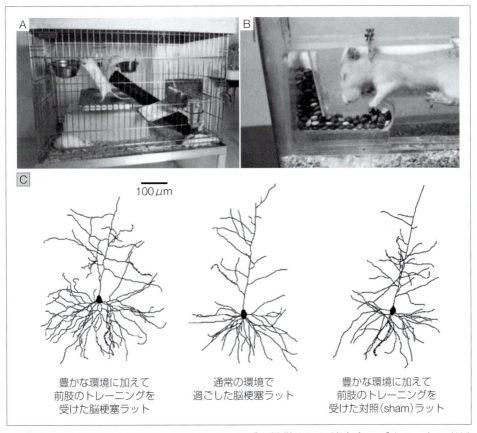

図 2-15 豊かな環境と運動スキルトレーニングを提供された脳卒中モデルラットにおける神経生理学的変化

Biernaskie らは脳梗塞モデルラットに対して，Aのような豊かな環境(enriched environment)を提供するとともに，障害側前肢や指の使用を促すトレーニング(B)を実施した．その結果，豊かな環境とトレーニングを提供された脳梗塞ラットはリーチング課題の成績に有意な改善を示した．加えて，非損傷領域の運動皮質における錐体細胞が他の条件のラット群よりも増加していた(C).
(Biernaskie J, Corbett D：Enriched rehabilitative training promotes improved forelimb motor function and enhanced dendritic growth after focal ischemic injury. J Neurosci 21：5272-5280, 2001 より一部改変)

傾向を示す．たとえばWuら[33]は，異なる2条件において脳卒中患者が包丁を持つ動作を解析したところ，「野菜を切る」という文脈のもとに包丁へ到達運動を行ったときのほうが，模擬の動作を行うために包丁へ到達運動を行ったときよりも，効率的でスムーズな運動がみられたことを示した．さらにNellesら[34]は，脳卒中患者の麻痺手に対して課題指向型アプローチを実施した群のほうが，通常のリハビリテーションを実施した群に比べてより大きな上肢機能の改善を示したことに加え，損傷側の感覚運動領野や両側の運動前野，および下頭頂葉に活動の増加がみられたことを示した(図2-17)．そのほかにも，水の入ったコップを移動させる実験において，単純に移動させるよう指示するよりも，一度コップの中の水を飲んでから移動させるよう指示したほうがより適切な軌道で把持運動がなされたとの報告[35]や，物体に向けた到達把持運動を行わせた際，自身の上肢運動に注意を向けるよりも対象物そのものに注意を向けたほうが，より適切な運動軌道を得られたという報告[36]もみられる．

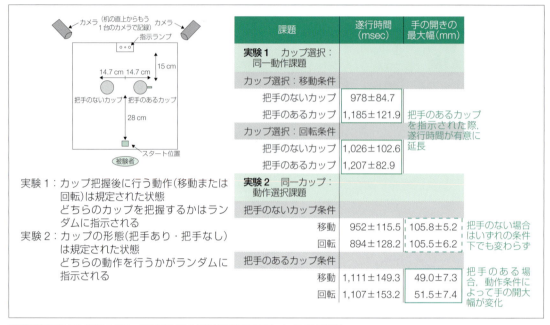

図 2-16 物品形態の違いが健常者の到達把握運動に与える影響
(van Vliet P：An investigation of the task specificity of reaching：implications for retraining. Physiother Theory Pract 9：69-76, 1993 より)

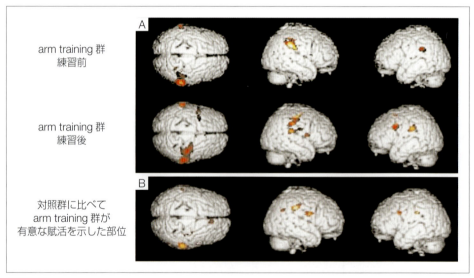

図 2-17 課題指向型アプローチの実施前後における脳血流量の変化
課題指向型アプローチを実施した脳卒中群(arm training 群)は, 練習後に非損傷側の感覚運動領野を中心とした脳血流量の増加を認めた(A). 通常のリハビリテーションを実施した脳卒中群(対照群)と比較すると, 特に非損傷側の感覚運動領野, 両側の運動前野, 下頭頂葉における増加が有意であった(B).
(Nelles G, Jentzen W, Jueptner M, et al：Arm training induced brain plasticity in stroke studied with serial positron emission tomography. Neuroimage 13：1146-1154, 2001 より一部改変)

3 課題指向型アプローチのエビデンス

脳卒中後の上肢麻痺に対する課題指向型アプローチの有効性は，2000年前後に行われた多くの介入研究によって示されてきた[37-40]．現在では，カナダ，アメリカ，イギリスなど，各国の脳卒中ガイドラインが課題指向型アプローチを推奨している．わが国の「脳卒中治療ガイドライン2015」でも，上肢機能障害に対するリハビリテーションの項で「特定の動作の反復を伴った訓練（麻痺側上肢のリーチ運動，目的指向型運動など）を行うことが勧められる［推奨グレードB］」として課題指向型アプローチを推奨している[41]．これらから，課題指向型アプローチはおおよそコンセンサスを得ている治療法であるといえる．

しかし，必ずしも十分なエビデンスを有しているとはいいがたい．Frenchら[42]は系統的レビューにおいて，脳卒中後上肢麻痺に対する課題指向型アプローチは質の高い介入研究が十分に行われておらず，他の治療に対する優位性が明らかでないとした．またLanghorneら[43]も，課題指向型アプローチ（彼らは"repetitive task training"と表記している）はよくデザインされた介入研究が不足しているため，エビデンスは不明確であるとした．これについてBoschら[44]は，各研究における対象者の属性や訓練強度にばらつきがあることを指摘し，上肢に対する課題指向型アプローチの標準的なプロトコル設定を行ったうえで，よくデザインされたRCTが必要と主張している．

一方で，脳卒中上肢麻痺に対するCI療法は系統的レビューにおいても一貫して良好な効果を明らかにしている[45,46]．その理由としては，欧米において質の高い大規模トライアル〔EXCITE trial[47]など〕が行われたことや，課題指向型アプローチの運営方法を含めた統一したプロトコルを普及させた[48]ことが大きい．

4 課題指向型アプローチの実際

Timmermansら[49]は，脳卒中後上肢麻痺の課題指向型アプローチに関する系統的レビューを行うにあたって，課題指向型アプローチを構成する15の要素を提案した（**表2-4**）．このコンセプトは，Magill[50]が述べた運動学習の理論や，Kleim and Jones[51]が提唱した神経可塑性に関する原則に沿っており，脳卒中患者の上肢へのアプローチのみならず，すべての運動療法にあてはまるものと思われる．以下にそれらを抜粋して示す．

ⓐ 複数の関節自由度を要する実際的な運動課題であること：目標のない単関節運動や単一面のみの運動課題は行わず，目標とする活動を必要とする実際的な運動を，物品を使って行うこと

上肢関節の制御を1自由度以上必要とするような運動課題が適用されるべきである．これは前述した課題特異性の観点から多くの裏づけがあり，課題指向型アプローチの中核となる考えかたである．

ⓑ 対象者中心の目標を立てること：対象者の価値や嗜好，持ちうる経験や知識，求めるニーズを尊重した実用的目標を明確に設定すること

Barkerら[52]は，上肢機能の回復に最も貢献する要因が，日々の生活を麻痺手で行うことであったことを明らかにした．このことから，対象者の日常生活様式を加味した課

表 2-4 課題指向型アプローチを構成する要素

1.	functional movements	目標のない単関節運動や単一面のみの運動課題は行わない
2.	clear functional goal	日常生活や趣味などに関する明確な機能的目標のある課題を行う
3.	client-centered patient goal	対象者の価値や嗜好，持ちうる経験や知識，求めるニーズを尊重する
4.	overload	過負荷の原則
5.	real-life object manipulation	通常の日常生活で扱う物品の操作課題を行う（例：カトラリー，櫛など）
6.	context-specific environment	特定の課題環境に等しい（または，模擬的に想定した）練習環境を準備する
7.	exercise progression	課題は改善する対象者の能力に合わせて漸増する
8.	exercise variety	課題は多様に提示する
9.	feedback	適切なフィードバックを与える
10.	multiple movement planes	複数の関節自由度を要する運動課題とする
11.	total skill practice	対象者の運動パフォーマンスに対する特定の情報を与える
12.	patient-customized training load	対象者個人の治療ターゲットに適した運動負荷の課題を提供する
13.	random practice	課題はランダムに提示する
14.	distributed practice	課題に費やす時間は分散して行う
15.	bimanual practice	両手を用いる課題を取り入れる

(Timmermans AA, Spooren AI, Kingma H, et al：Influence of task-oriented training content on skilled arm-hand performance in stroke：a systematic review. Neurorehabil Neural Repair 24：858-870, 2010 より一部改変)

題練習が上肢機能の回復過程に最も影響を与えるとみるべきである．目標設定は対象者の動機づけを向上させるとともに，行動変容も増加させる[53]．また，リハビリテーションにおける対象者の不安を軽減するともいわれている[54]．

加えて対象者中心のトレーニングは，リハビリテーション過程における対象者の"能動的な"参加のレベルを向上させる[55]．能動的な参加は対象者の動機づけを向上させ，より注意を向けた課題遂行が促される．課題の反復練習をはじめとした治療へのコンプライアンスにもよい影響を与える[56,57]．

ⓒ 過負荷の原則に従うこと

対象者の筋代謝量を超えるようなトレーニングを課すべきである．過負荷は治療的活動，反復回数，協調性の観点からの活動の難易度，筋活動のタイプ，抵抗負荷，強度（1セットあたりの反復回数）によって決定される．また，麻痺手が中等度～重度に障害されている対象者の多くは，課題遂行以前に麻痺側上肢筋群の弱化によって作業課題を行いにくくなる現象が起こる．そのため，特に徒手筋力テスト（Manual Muscle Testing：MMT）3未満の麻痺筋については筋力の向上が必要不可欠である．脳卒中患者の筋力向上に関しては，麻痺手の痙性や同時収縮，異常な共同運動が誘発されるとして忌避されてきたが，生理学的な検討では筋力練習によってこれらが増悪したとする報告は少なく，むしろ痙縮や同時収縮が低下したとする報告のほうが多い[58]．

ⓓ 対象者の日常生活環境に等しい（または，模擬的に想定した）練習環境で物品操作課題を行うこと

対象者が通常用いる物品や作業環境に則った課題練習を行うことは，課題の遂行が物品の属性や周辺環境といった文脈的特徴に大きく依存することからも明らかである．MaやTromblyら[59]は，個人にとって慣れ親しんだ，楽しい機能的課題と活動を伴う

介入戦略により認知機能の改善が進んだことを報告している．また，Dunnら[60]も環境との交流がヒトの行為と行動に影響すると述べている．

ⓔ 課題は改善する対象者の能力に合わせて漸増（調整）する

運動学習を促すために課題は常に挑戦的であるのがよく，療法士は対象者の運動学習が途切れることのないように，能力に合わせて課題の難易度を調整する必要がある．難易度を漸増し，さまざまな条件下で活動を反復して遂行することは，異なる状況やより困難な環境にも適応できることにつながるかもしれない．また，難易度をいったん下げるという調整が必要なこともある．たとえば，前方リーチが困難な重度片麻痺患者であっても，動員する上肢関節数を減らし，前腕をテーブル上に置いた位置から開始すれば不要な過剰努力を要求することなく課題を遂行させることが可能であるかもしれない[2]．

ⓕ フィードバック（FB）を与えること

運動スキルの習得過程において考慮されるべきFBは，内在的FBと外在的FBの2つに分類される．内在的FBは，対象者が実施した運動そのものから対象者自身が得る視覚的・体性感覚的情報のことを指す．一方の外在的FBは，課題におけるパフォーマンスやその結果が外部から教示されるものであり，療法士の口頭による指摘や，鏡やビデオなどがこれにあてはまる．課題指向型アプローチで用いる課題は，対象者自身にも課題の成功や失敗が明らかに判定できる形で提示されるため，課題を遂行すること自体がFBとなる．対象者が受け取る感覚情報のほとんどは内在的FBであるが，そもそも内在的FBは潜在的なものであり，外在的FBによって内在的FBから得た知覚情報をタグづけし，顕在化することができなければ，スキルの習得は困難である．

外在的FBは対象者の動機づけを高める効果をもつ一方で，与え過ぎるとかえって悪影響が生じることも知られている[61]．対象者が自身の誤差検出能力を用いずに，療法士や装置からのFBに依存してしまうからだといわれている[62]．内在的FBと外在的FBの双方を学習過程のなかで適切に使い分け，対象者の自律したモニタリング能力を発達させることが重要である．

ⓖ 課題は多様に，かつランダムに提示すること

また，課題を提示する際はある一定の課題を連続して遂行するのではなく，多様な種類の課題をランダムに実施するのが運動スキルの学習に有効であるといわれている[63,64]．Hanlon[65]は，脳卒中患者を対象に麻痺手を用いてコーヒーカップを棚から取り出し，カウンターに置くという一連の動作を5段階に分割して練習させた．その際，その5段階の動作を各々繰り返し練習するよりも，一連の動作を繰り返し練習したほうがよりよい成績を得たことを示した（図2-18）．

このようにある運動のスキル課題を習熟する際，同じ課題を続けるのではなく，同類の課題を異なる文脈も用いながら実施したほうが効果的であるという現象は，文脈干渉効果（context-interference effect）といわれている．

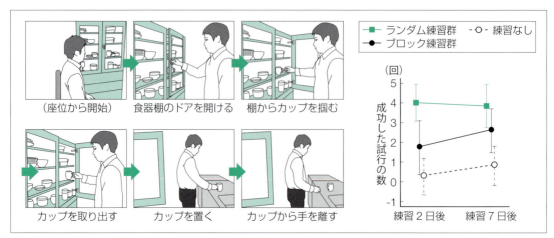

図 2-18 練習形式の違いが日常生活課題の学習保持過程に与える影響

Hanlon は，脳卒中患者24例に対して「食器棚からカップを取り出す」という動作の習熟を促す課題を実施した．その際，上図のような動作過程を一括りにして反復する群（ランダム練習群）と動作過程を分けて反復する群（ブロック練習群）に分けて練習を提供した．結果，ランダム練習群のほうがブロック練習群に比べて課題のスキルが向上し，その改善は7日後まで保たれていた．

（Hanlon RE：Motor learning following unilateral stroke. Arch Phys Med Rehabil 77：811-815, 1996 より一部改変）

ⓗ 練習時間を分散して行うこと

同じ練習時間をかけるのであれば，短い期間で集中的に行う（mass practice）よりも分散させて行う（distributed practice）ほうが練習効果を得やすい[65]．分散した練習が集中した練習よりも効果的である理由としては，①集中練習より疲労が少ないこと，②1試行に対する集中力がより高くなること，③運動記憶として保持されやすいこと，が考えられている[66]．しかし，一方では集中的な練習が有効であるとする意見も多く[67]，練習強度についてはいまだ議論の余地を残している．

引用文献

1) Morris DM, Taub E, Mark VW：Constraint-induced movement therapy：characterizing the intervention protocol. Eura Medicophys 42：257-268, 2006
2) Carr JH, Shepherd RB（著），潮見泰藏（監訳）：ニューロロジカルリハビリテーション—運動パフォーマンスの最適化に向けた臨床実践 原著第2版．医歯薬出版, 2012
3) Shumway-Cook, Woollacott MH（著），田中　繁，高橋　明（監訳）：モーターコントロール—研究室から臨床実践へ 原著第4版．医歯薬出版, 2013
4) Roller ML, Lazaro RT, Byl NN, et al：Contemporary issues and theories of motor control, motor learning, and neuroplasticity. In：Umphred DA, Lazaro RT, Roller ML, et al (eds)：Umphred's Neurological Rehabilitation, 6th edition, pp69-98, Elsevier, Amsterdam, 2012
5) Ada L, Canning CG, Carr JH, et al：Task-specific training of reaching and manipulation. In：Bennett KMB, Castiello U (eds)：Insights into the Reach to Grasp Movement, pp239-265, Elsevier, Amsterdam, 1994
6) Winstein CJ, Rose DK, Tan SM, et al：A randomized controlled comparison of upper-extremity rehabilitation strategies in acute stroke：A pilot study of immediate and long-term outcomes. Arch Phys Med Rehabil 85：620-628, 2004
7) Mastos M, Miller K, Eliasson AC, et al：Goal-directed training：linking theories of treatment to clinical practice for improved functional activities in daily life. Clin Rehabil 21：47-55, 2007
8) Trombly CA：Occupation：purposefulness and meaningfulness as therapeutic mechanisms. 1995 Eleanor Clarke Slagle Lecture. Am J Occup Ther 49：960-972, 1995
9) Trombly CA, Wu CY：Effect of rehabilitation tasks on organization of movement after stroke. Am J Occup Ther 53：333-344, 1999
10) 潮見泰藏：Task-oriented approach. 臨床リハ 18：259-262, 2009
11) 潮見泰藏：脳卒中に対する課題指向型アプローチの概要. 理学療法 27：1386-1391, 2010

12）大橋ゆかり：セラピストのための運動学習 ABC. pp197-206, 文光堂, 2004
13）Horak FB：Assumptions underlying motor control for neurologic rehabilitation. In：Lister MJ (ed)：Contemporary Management of Motor Control Problems：Proceedings of the Ⅱ STEP Conference, pp11-27, Foundation for Physical Therapy, Alexandria, 1991
14）障害者福祉研究会（編）：ICF 国際生活機能分類―国際障害分類改定版. pp9-18, 中央法規出版, 2002
15）Winstein CJ, Wolf SL：Task-oriented training to promote upper extremity recovery. In：Stein J, Harvey RL, Macko RF, et al (eds)：Stroke Recovery and Rehabilitation, pp267-290, Demos Medical Pub, New York, 2008
16）Kolb B, Gibb R：Environmental enrichment and cortical injury：behavioral and anatomical consequences of frontal cortex lesions. Cereb Cortex 1：189-198, 1991
17）Will B, Galani R, Kelche C, et al：Recovery from brain injury in animals：relative efficacy of environmental enrichment, physical exercise or formal training (1990-2002). Prog Neurobiol 72：167-182, 2004
18）Ying Z, Roy RR, Edgerton VR, et al：Exercise restores levels of neurotrophins and synaptic plasticity following spinal cord injury. Exp Neurol 193：411-419, 2005
19）Molteni R, Zheng JQ, Ying Z, et al：Voluntary exercise increases axonal regeneration from sensory neurons. Proc Natl Acad Sci U S A 101：8473-8478, 2004
20）Isaacs KR, Anderson BJ, Alcantara AA, et al：Exercise and the brain：angiogenesis in the adult rat cerebellum after vigorous physical activity and motor skill training. J Cereb Blood Flow Metab 12：110-119, 1992
21）Maldonado MA, Allred RP, Felthauser EL, et al：Motor skill training, but not voluntary exercise, improves skilled reaching after unilateral ischemic lesions of the sensorimotor cortex in rats. Neurorehabil Neural Repair 22：250-261, 2008
22）Biernaskie J, Corbett D：Enriched rehabilitative training promotes improved forelimb motor function and enhanced dendritic growth after focal ischemic injury. J Neurosci 21：5272-5280, 2001
23）Adkins DL, Boychuk J, Remple MS, et al：Motor training induces experience-specific patterns of plasticity across motor cortex and spinal cord. J Appl Physiol 101：1776-1782, 2006
24）Kleim JA, Barbay S, Nudo RJ：Functional reorganization of the rat motor cortex following motor skill learning. J Neurophysiol 80：3321-3325, 1998
25）Plautz EJ, Milliken GW, Nudo RJ：Effects of repetitive motor training on movement representations in adult squirrel monkeys：role of use versus learning. Neurobiol Learn Mem 74：27-55, 2000
26）van Vliet P：An investigation of the task specificity of reaching：implications for retraining. Physiother Theory Pract 9：69-76, 1993
27）Marteniuk RG, Leavitt JL, MacKenzie CL, et al：Functional relationships between grasp and transport components in a prehension task. Hum Mov Sci 9：149-176, 1990
28）Cuijpers RH, Smeets JB, Brenner E：On the relation between object shape and grasping kinematics. J Neurophysiol 91：2598-2606, 2004
29）Jeannerod M：The timing of natural prehension movements. J Mot Behav 16：235-254, 1984
30）Johansson RS, Westling G：Coordinated isometric muscle commands adequately and erroneously programmed for the weight during lifting task with precision grip. Exp Brain Res 71：59-71, 1988
31）Weir PL, MacKenzie CL, Marteniuk RG, et al：The effects of object weight on the kinematics of prehension. J Mot Behav 23：192-204, 1991
32）Weir PL, MacKenzie CL, Marteniuk RG, et al：Is object texture a constraint on human prehension?：kinematic evidence. J Mot Behav 23：205-210, 1991
33）Wu C, Trombly CA, Lin K, et al：Effects of object affordances on reaching performance in persons with and without cerebrovascular accident. Am J Occup Ther 52：447-456, 1998
34）Nelles G, Jentzen W, Jueptner M, et al：Arm training induced brain plasticity in stroke studied with serial positron emission tomography. Neuroimage 13：1146-1154, 2001
35）van Vliet P, Sheridan M, Kerwin DG, et al：The influence of functional goals on the kinematics of reaching following stroke. Neurol Rep 19：11-16, 1995
36）Fasoli SE, Trombly CA, Tickle-Degnen L, et al：Effect of instructions on functional reach in persons with and without cerebrovascular accident. Am J Occup Ther 56：380-390, 2002
37）Langhammer B, Stanghelle JK：Bobath or motor relearning programme? A comparison of two different approaches of physiotherapy in stroke rehabilitation：a randomized controlled study. Clin Rehabil 14：361-369, 2000
38）van Vliet PM, Lincoln NB, Foxall A：Comparison of Bobath based and movement science based treatment for stroke：a randomised controlled trial. J Neurol Neurosurg Psychiatry 76：503-508, 2005
39）Kwakkel G, Wagenaar RC, Twisk JW, et al：Intensity of leg and arm training after primary middle-cerebral-artery stroke：a randomised trial. Lancet 354：191-196, 1999
40）Higgins J, Salbach NM, Wood-Dauphinee S, et al：The effect of a task-oriented intervention on arm function in people with stroke：a randomized controlled trial. Clin Rehabil 20：296-310, 2006
41）日本脳卒中学会 脳卒中ガイドライン委員会（編）：脳卒中治療ガイドライン2015. pp292-294, 協和企画, 2015
42）French B, Thomas L, Leathley M, et al：Does repetitive task training improve functional activity after stroke? A Cochrane

systematic review and meta-analysis. J Rehabil Med 42：9-14, 2010
43) Langhorne P, Bernhardt J, Kwakkel G：Stroke rehabilitation. Lancet 377：1693-1702, 2011
44) Bosch J, O'Donnell MJ, Barreca S, et al：Does task-oriented practice improve upper extremity motor recovery after stroke?：A systematic review. ISRN stroke：ID504910, 2014
45) Langhorne P, Coupar F, Pollock A：Motor recovery after stroke：a systematic review. Lancet Neurol 8：741-754, 2009
46) Sirtori V, Corbetta D, Moja L, et al：Constraint-induced movement therapy for upper extremities in patients with stroke. Stroke 41：e57-e58, 2010
47) Wolf SL, Winstein CJ, Miller JP, et al：Effect of constraint-induced movement therapy on upper extremity function 3 to 9 months after stroke：the EXCITE randomized clinical trial. JAMA 296：2095-2104, 2006
48) Winstein CJ, Miller JP, Blanton S, et al：Methods for a multisite randomized trial to investigate the effect of constraint-induced movement therapy in improving upper extremity function among adults recovering from a cerebrovascular stroke. Neurorehabil Neural Repair 17：137-152, 2003
49) Timmermans AA, Spooren AI, Kingma H, et al：Influence of task-oriented training content on skilled arm-hand performance in stroke：a systematic review. Neurorehabil Neural Repair 24：858-870, 2010
50) Magill RA：Motor Learning and Control：Concepts and Applications. 8th ed, pp247-305, McGraw-Hill, Boston, 2007
51) Kleim JA, Jones TA：Principles of experience-dependent neural plasticity：implications for rehabilitation after brain damage. J Speech Lang Hear Res 51：S225-239, 2008
52) Barker RN, Gill TJ, Brauer SG：Factors contributing to upper limb recovery after stroke：a survey of stroke survivors in Queensland Australia. Disabil Rehabil 29：981-989, 2007
53) Locke EA, Latham GP：Building a practically useful theory of goal setting and task motivation. A 35-year odyssey. Am Psychol 57：705-717, 2002
54) McGrath JR, Adams L：Patient-centred goal planning：a systemic psychological therapy? Top Stroke Rehabil 6：43-50, 1999
55) Wressle E, Eeg-Olofsson AM, Marcusson J, et al：Improved client participation in the rehabilitation process using a client-centred goal formulation structure. J Rehabil Med 34：5-11, 2002
56) Timmermans AA, Seelen HA, Willmann RD, et al：Technology-assisted training of arm-hand skills in stroke：Concepts on reacquisition of motor control and therapist guidelines for rehabilitation technology design. J Neuroeng Rehabil 6：1, 2009
57) Timmermans A, Seelen H, Kingma H：Task-oriented training：an essential element in technology-supported rehabilitation of skilled arm-hand performance after stroke. IEEE-EMBS Benelux Chapter Symposium：63-66, 2009
58) Carr JH, Shepherd RB（著），潮見泰藏，齋藤昭彦（訳）：脳卒中の運動療法．pp190-209, 医学書院, 2004
59) Ma HI, Trombly CA, Robinson-Podolski C：The effect of contact on skill acquisition and transfer. Am J Occup Ther 53：138-144, 1999
60) Dunn W, Brown C, McGuigan, A：The ecology of human performance：a framework for considering the effect of context. Am J Occup Ther 48：595-607, 1994
61) Wulf G, Schmidt RA：The learning of generalized motor programs：reducing the relative frequency of knowledge of results enhances memory. J Exp Psychol Learn Mem Cogn 15：748-757, 1989
62) McNevin NH, Wulf G, Carlson C：Effects of attentional focus, self-control, and dyad training on motor learning：implications for physical rehabilitation. Phys Ther 80：373-385, 2000
63) Shea CH, Kohl RM, Indermill C：Contextual interference：contributions of practice. Acta Psychol 73：145-157, 1990
64) Shea CH, Kohl RM：Composition of practice：influence on the retention of motor skills. Res Q Exerc Sport 62：187-195, 1991
65) Hanlon RE：Motor learning following unilateral stroke. Arch Phys Med Rehabil 77：811-815, 1996
66) Shea CH, Lai Q, Black C, et al：Spacing practice sessions across days benefits the learning of motor skills. Hum Mov Sci 19：737-760, 2000
67) Magill RA：The amount and distribution of practice. In：Magill RA (ed)：Motor Learning and Control：Concepts and Applications, 8th ed, pp390-404, McGraw-Hill, Boston, 2007
68) Kwakkel G：Impact of intensity of practice after stroke：Issues for consideration. Disabil Rehabil 28：13-14, 2006

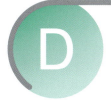

D 課題指向型アプローチにおける目標設定の意義と効果

1 上肢機能回復アプローチにおける目標設定の意義

「私の父は脳卒中によって左半側空間無視があった．作業療法士は父に寄木細工のようなブロックをさせていた．これには2つの目的があった．1つはすべてのブロックを形作ること．その目的は父も理解していたが，父自身にとっては何の意味もなく，子どもの遊びをさせられているようで，屈辱的に感じていた．治療的目標は空間無視の改善だったが，父は自分に無視があることも，子どもの遊びと治療的目標が結びついていることも知らなかった」

Catherine A. Trombly

課題指向型の上肢機能アプローチは，従来の練習に比べて大きな治療効果が期待でき，今後の上肢機能アプローチにおいて積極的に活用されていくだろう．しかし，療法士が対象者へ単に課題を提供するだけでは，上記の通り対象者にとって子どもじみた無意味な練習になってしまうだろう．それは課題指向型アプローチの課題自体（特にshapingなど）に意味性は内包されておらず，課題をするだけでは練習の意図や目的を対象者がすべて理解することができないからである．練習の目的は，対象者と療法士との対話のなかから創りだされていくものである[1]．

また課題指向型アプローチでは，対象者が療法士の指示に従順に従ってある程度の練習量をこなしていけば，機能改善を得られることがある．しかし受動的な機能改善による報酬は，対象者の完全な身体機能回復への固執や療法士（医療）依存といった思考・行動をより強固なものにする場合がある．また療法士においても過度な優越感をもたらし，療法士中心のリハビリテーションを助長しかねない．

これらの落とし穴に陥ることなく，課題指向型アプローチの効果を生活での麻痺手の使用，そして対象者のQOL向上につなげていくためには，目標設定による方向づけがカギとなる．ここではやや俯瞰的な視座から，対象者にとって自分らしい自律した生活の獲得に向けた行動変容のための，目標設定の意義について述べることとする．

2 目標設定に関する理論

1 目標は高く具体的に：目標設定理論

目標設定理論は，心理学者であるLockeとLatham[2]によって開発され，400を超える実証的研究に裏づけられている．リハビリテーションに限らず，目標設定においてよく引用されている理論である．目標設定理論のポイントは2点ある．1つ目は，目標の難易度とパフォーマンスは直線的相関関係にあり，目標が難しくなるほどパフォーマンスはさらに高まるというものである．Locke[3,4]は最も簡単な課題に比べて，最も複雑な

課題ではパフォーマンスが250％にも及び，課題難易度とパフォーマンスとの相関は0.82であると報告している．2つ目は，目標がなかったり，曖昧だったりする場合（「頑張れ！」など）に比べ，具体的で困難な目標はより高いパフォーマンスを引き出すということである．パフォーマンスの改善の範囲は，8.4～16％といわれている[2]．「頑張れ！」といった目標の問題点は，効果的なパフォーマンスが何によって構成されているのかの定義が主観によって左右され，曖昧になることである．逆に具体的な目標は，最も効果的なパフォーマンスが何によって構成されているかが明らかで，できる限り曖昧さが除かれている．

このように，目標設定理論には多くの示唆に富む知見があり，特に目標については曖昧なものよりは具体的であるほうがよいという根拠にはなりうる．ただSiegertら[5]は，目標設定理論をリハビリテーションで用いるには注意が必要であると述べている．たとえば，目標設定理論は産業−組織心理学といった集団心理をベースとしているため，個人を目標設定に参加させることを比較的考慮していないこと，課題難易度とパフォーマンスの関係は，反復練習のようなルーチンワークにはあてはまっても，社会参加のような複雑で複数の要因が関連するような課題にはあてはまらないこと，などが指摘されている．

2 目標は自分で決める：自己決定理論

自己決定理論とは，DeciとRyan[6]によって構築された人間の動機づけに関する基本的な理論で，多くの活動において自己決定すること（自律的であること）が高いパフォーマンスや精神的な健康をもたらす，という仮説が基本となっている[7]．

人は賞罰によって他者を動機づけ，望ましい行動を起こさせようとする．人が益を得るため，または罰を避けるために活動することは「外発的動機づけ」といわれる．長い間，心理学においても人は外発的動機づけによって行動を起こすという考えが主流であった．しかしHarlow[8]は，アカゲザルに複雑なパズルを与えたところ，サルは何の生理的な欲求にも基づかず主体的に取り組み，しかも日に日に熟達する様子が観察された．このことから，パズルを解くという活動自体が行動をする動機づけになり，しかも学習を促進すると報告した．そして，活動を体験すること自体に報酬を求めるような動機づけを「内発的動機づけ」と呼んだ．

行動変容のためには，この内発的動機づけを高めることが重要である．しかしながら，リハビリテーションにおける対象者の場合，まずはやらなければいけない，自分にとって必要である，といった義務感から開始されることがほとんどであろう．では，どうやって内発的動機づけを高めればよいだろうか．Maslowの5段階欲求はよく知られているが，自己決定理論でも同様に，人は生来3つの心理的欲求があるとする．①自律性（自らの行動を自分自身で選びたい，決めたいという感覚），②有能性（環境と効果的にかかわり有能でありたいという感覚），③関係性（他者と関係をもちたい，思いやってあげたい，思いやりを受けたいという感覚）である．そして，これらの欲求が満たされているとき，人は動機づけられ，精神的に成長し，幸福になるとした[6,7]．内発的動機づけを高めるポイントとしては，自己決定と有能性を育むことである．人は自らの行動が外的な報酬によって統制されていると感じている場合，その課題に対する内発的動機づけが低下する．したがって，目標設定のプロセスに対象者を巻き込み，自分自身で選択する機会を作ることで自己決定をできる限り尊重し，さらに課題や目標を達成する経

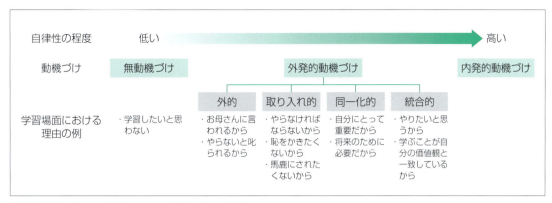

図 2-19 自律性の程度による動機づけの分類
〔櫻井茂男：夢や目標をもって生きよう！─自己決定理論．鹿毛雅治（編）：モティベーションをまなぶ12の理論─ゼロからわかる「やる気の心理学」入門！，p59，金剛出版，2012 より一部改変〕

験から，本人の有能性を高めることが重要である．

また自己決定理論では，動機づけを自律性が高い順に，①内発的動機づけ，②外発的動機づけ，③無動機づけの3つに分類した（図 2-19）[7]．そのなかで，外発的動機づけについては，自律性の程度によってさらに4段階に分けられる．①統合的調整（活動が自分の価値観と一致して違和感なく受け入れている状態），②同一化調整（活動を行う価値を認め，自分のものとして受け入れている状態），③取り入れ的調整（自我拡張や他者との比較による自己価値の維持，罪や恥の感覚の回避などに基づく動機づけの状態），④外的調整（報酬の獲得や罪の回避，社会的規則などの外的な要求に基づいて動機づけられた状態），の4つである．無動機づけとは，無気力の状態で，もし行動したとしても，その理由は明確ではなく，行動自体を苦痛と感じている状態である．リハビリテーションでは，「モチベーションが低い対象者」という安易な評価がよくなされるが，この外発的動機づけの4段階を参考に，対象者は今どの段階にいて，どうすれば次の段階に進めるのか評価するようにしたい．そして，注目したいのは，①統合的調整や②同一化調整など，内発的動機づけに近づくにつれて，活動が自分の価値に近いかどうかが問われていることである．内発的動機づけとは活動をすること自体に価値を見出している状態であることから，価値のない活動がうまくできたところで，本来の内発的動機づけが高まることはない．本人にとって意味のある活動と日々の課題とを結びつけることが療法士の役割であり，そのためには目標設定による方向づけと意味づけが重要になる．

3 目標設定とは

> 「夜走っている車を想像してください．ヘッドライトの照明は，せいぜい30mから60mくらい前しか照らしません．でも目の前がそれだけ見えさえすれば，カリフォルニアからニューヨークまで，暗闇のなかを運転していけます．人生も同じです．60m進めば，また次の60mが見えてくることを知っていれば，あなたは迷わず進んでいけます．あなたが望みさえすれば，どんな目的地にも辿り着くことができるのです」
>
> Jack Canfield

1 目標は活動・参加レベルで

リハビリテーションの最終目標は，活動と参加レベルにおける行動変容である．Emmons[9]は，「目標は対象者の生活を意味のあるものにする経験が含まれていること，そして対象者の生活を意味のあるもの，価値のあるものとして解釈するプロセスに貢献することが不可欠である」と述べている．上肢機能アプローチでも，「巧緻性の向上」，「関節可動域の拡大」といった目標をよく目にするが，これらの目標は，対象者の生活を意味や価値のあるものにするだろうか？　意味や価値のあるものとして解釈するプロセスに貢献するだろうか？　療法士は常に自分自身と対象者に問いかけなければならない．現時点で，機能レベルの目標設定によって弊害が生じるという仮説を支持する根拠はない．しかし，機能レベルの目標は対象者の医療-療法士依存度を高めたり，終わりのない(達成できない)目標になる可能性がある．これらのことからも，対象者とはできる限り活動・参加レベルの目標を共有するように心がけたい．

2 目標は具体的に

一般的に，目標は「SMART」であることが求められる．SMARTとは，S(Specific；具体的)・M(Measureable；測定可能)・A(Attainable；達成可能)・R(Relevant；本人に関係がある)・T(Timely；適時)の頭文字をとったものである．それぞれの頭文字にはいくつか意味がある[5]．これらの要素が目標に含まれているかどうかを1つひとつ確認していくことで，目標がよりブラッシュアップされる．

また，目標の設定においては5W1H(Who；誰が，Why；なぜ，What；何を，When；いつまで，Where；どこで，How；どのように)を意識するとよい(表2-5)．特に，Why(なぜ)を目標に加えることを意識したい．Whyは，活動を行う意味，目的，価値を指す．人によって活動を行う意味や目的が異なるため，対象者の個別性を尊重するうえで，それらを知ることが重要である．たとえば，「買い物ができるようになりたい」という主婦の場合，療法士は通常買い物に必要な遂行要素を評価し，その実現を目標に挙げる．しかし買い物といっても，「主婦の役割を果たす」，「気晴らし」，「お店の人との交流」，「生計をきちんとやりくりする」など，対象者によって意味や目的は多様である．その意味や目的を実現するための手段として人は活動を行うにすぎない．仮に，「主婦の役割を果たす」ためであれば，買い物でなく他の家事でもよいかもしれない．また買い物が遂行可能であったとしても，周囲が主婦として接してくれなければ，その役割を果たしているとはいいがたい．こう考えると，5W1Hのなかでも Why

表2-5 5W1Hを取り入れた目標設定の例

5W1H	説明
Who	誰が対象者か？　個人か集団か
Why	何のために？　活動ができることを通してどんな価値観を実現したいのか？
Where	どこで？　将来的にどこでこの活動を行うのか？
How	どのようにするのか？　どの程度の支援があればできるのか？
What	介入後，何の活動ができるのか？
When	いつ目標を達成するか？

(目標の例)

Aさんは　主婦としての役割を果たすため　近所のスーパーで　半年後までに　見守りで　買い物ができるようになる
(Who)　(Why)　(Where)　(When)　(How)　(What)

Bさんは　家族に迷惑をかけないように　自宅で　3か月後までに　1人で　トイレができるようになる
(Who)　(Why)　(Where)　(When)　(How)　(What)

表 2-6　MEANING

文字	意味	説明
M	Meaning 意味性	意味のある全体的な目標の特定．目標に関連するすべての活動に対する文脈として重要なものを知ること．
E	Engage 参加	どんなことに意味があるのか議論するために，信頼関係とコミュニケーションの確立に努める．
A	Anchor 錨を下ろす	対象者にとって治療の意味を作る手段，そして対象者が使い続けるための戦略としてモデル化するための手段として，対象者にとって最も意味があることをサブゴールにしっかり関連づける．
N	Negotiate 協議	達成に向けた進捗度を協議する．①進捗は自己制御的（感情・モチベーション・自己意識）な利点をもたらすだろう．②進捗は，ゴールをサブステップに分解するもう1つの戦略．Goal Attainment Scaling なども有用であろう．
I	Intention-implementation gap 目的と実行のギャップ	具体的なステップは目的と実行のギャップを埋めるためにしばしば必要となる．目標実行に関連する活動を促進したり，潜在的な障壁に取り組んだりするためのサブゴールを立案するのに役立つだろう．
N	New goals 新たな目標	「目標達成」自体というより，戦略として時間をかけて目標を設定する能力という視点．
G	Goal as behavior change 行動変容としての目標	目標は行動変容であり，支援者は行動変容アプローチの情報を提供すべきである．

〔Siegert RJ, Levack WMM (eds): Rehabilitation Goal Setting: Theory, Practice and Evidence. pp113-114, CRC Press, Florida, 2014 より一部改変〕

を意識して目標のなかに明記し，本人・家族・支援者で共有することが重要であると思われる．

　また最新の知見では，目標設定のプロセスを確認するためのツールである「MEANING」が報告されている．これも SMART のように目標設定の要点の頭文字を集めたものであるが，一般に広く用いられている SMART よりもリハビリテーションでの目標設定プロセスを念頭に開発されている（表 2-6）[5]．現時点において実証的研究は行われていないようだが，MEANING によって，これまで曖昧であった目標設定のプロセスまでも，より具体的にチェックすることができるのではないかと期待している．

3 実現可能な目標を

　目標とは，「そこに行き着くように，またそこから外れないように目印とするもの．行動を進めるにあたって，実現・達成をめざす水準」と定義されている．つまり，人が何か行動する際に，達成可能な推測のことを指している．一方，希望とは，「あることの実現を望み願うこと．将来に対する期待」と定義され，基本的に達成可能かどうかは限局されず，目標とは明確に区別されている．リハビリテーションでの目標には，対象者と療法士との契約や，診療報酬の算定根拠となる意味合いも含まれており，まず「実現可能」であるかどうかを意識しておく必要がある．

　しかしながら，脳卒中後片麻痺を呈した対象者においては，実現可能な目標を設定することは決して容易ではない．近年，発症からかなりの年月が経過した症例でも機能が改善することが明らかになり，福祉機器などの代償手段も日進月歩で増えている．そのなかで実現可能な目標を設定する際，「曖昧」かつ「やや低め」にしてしまう心情はよく理解できる．

そこで，目標達成を視覚化するためのツールとして Goal Attainment Scale(GAS)がある[10]．GAS は介入後に対象者が到達すると予測される目標を5段階で評定する．現実的に到達可能な結果を(0)として，それより少し高いレベルを(+1)，最も高いレベルを(+2)，予測より低いレベルを(-1)，最も低いレベルを(-2)とする．現時点の状態を(-1)とすることもある．そして介入後に到達レベルを確認する．GAS 本来の成果指標としての使用方法は，公式などを用いてスコアを算出しなければいけない[5,10]．しかし臨床的に簡便に用いるのに，目標を5段階で段階づけて評定することもある[5]．GAS を参考に，目標を何段階かに設定することで，上記の目標を「曖昧」かつ「やや低め」につけるのを避けることができると思われる．

4 周囲の選択も考慮する

目標設定では対象者自身の選択を尊重するが，果たしてそれだけで十分だろうか．他者志向的動機という概念がある．これは「自己決定的でありながら，同時に人の願いや期待に応えることを自分に課して，努力を続けるといった意欲の姿」と定義されている[7]．特に日本などのアジア圏においてはその傾向が強いことが示されている．

Iyengar ら[11]は，米国在住のヨーロッパ系とアジア系の小学生を，自分で課題を選択した群，実験者が課題を選択した群，(実際には実験者が決めたが)母親がこの課題を選択したと説明した群に振り分け，課題を実施させた．その結果，ヨーロッパ系の子どもは，自分で選択した課題で最も動機づけが高かった．アジア系の子どもは，自分で選択した課題でも高かったが，それ以上に母親が選択したと説明した課題で高い動機づけがなされた(図 2-20)．もちろん，周囲の過度な期待や干渉が本人の負担になることはある．しかし周囲から温かいサポートや期待があり，ほどよい関係性が保たれている場合，本人は周囲のためにより一層頑張ろうと動機づけられることは，日本人ではよくあることだろう．目標設定の際には，本人と周囲との関係性をみながら，必要に応じて周囲を目標設定に巻き込んでいくことが重要である．

5 目標に関連しない行動にも意識を向ける

目標の設定はメリットばかりではない．目標設定は意識の集中と配分の割合を変化させることと似ている．確かに目標を立てることで日々の行動や関心が目標指向的に組織化され，目標が達成される可能性も高まるであろう．一方，意識のキャパシティには限りがあり，特定の目標に意識が分配されるためには，他の目標への意識の配分が相対的に減ることになる．リハビリテーションでは，状況の変化に合わせて目標も柔軟に変更する必要がある．目標を具体化することで，それに関連する行動へ意識が集中し，目標達成の可能性が高まることはあるだろうが，スポットライトが当たらない行動についても，常にモニタリングしておくバランス感覚と柔軟性が求められる．

4 リハビリテーションにおける目標設定の効果

目標設定の意義や重要性については療法士の間でコンセンサスが得られているが，その効果については，これまで十分に整理されていない．2015 年に，Levack ら[12]はリハビリテーションにおける目標設定に関するメタ・アナリシスを実施し，目標設定を行った群と行っていない群で比較検討を行った．結果，目標設定を行った群では，健康関連

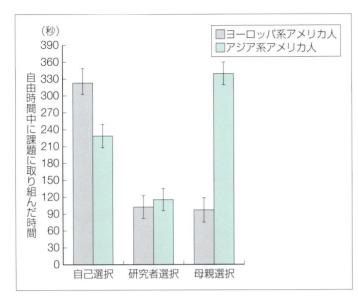

図 2-20 動機づけにおける他者の影響と文化の違い

(Iyengar SS, Lepper MR：Rethinking the value of choice：a cultural perspective on intrinsic motivation. J Pers Soc Psychol 76：349-366, 1999 より一部改変)

QOLや主観的状態〔標準化平均差(SMD) 0.53〕，セルフ・エフィカシー(SMD 1.07)が有意に高いことを報告した．また，社会参加や活動レベル，身体機能，リハビリテーションに対する参加度合いについては，有意差を認めなかった．これらのことから，リハビリテーションの目標設定における研究がいまだ不十分ではあるが，現時点においては，身体機能などよりも本人の主観的な部分に与える効果が大きいといえる．

そのなかで，興味深いことに目標設定はセルフ・エフィカシーに最も大きな効果を認めた．セルフ・エフィカシーとは，ある結果をもたらす行動を実行できるかどうかに関する確信度である．たとえ客観的な評価に基づき，その人が課題を遂行する能力を有していると判断できても，実際に行動するかはその人の課題に対する自信に大きく左右されるといわれている．したがって，人の行動変容を促すためには，まずセルフ・エフィカシーを高めることが重要で，それは目標設定によっても促進することが可能である．

5 目標設定に関する意思決定

「地元の有名な病院でリハビリを1年半やったかな．リハビリって1学期修了，2学期修了とかないじゃん．先生のカンだけで進められるしさ．成績表もないし．いつになったら終わりかな．あるとき，手芸みたいなことをやってみないかと言われたので，そんなのイヤだと言った（他患者→『私は手芸をやって靴ひもを結ぶのが上手になったよ．手芸はいいと思うよ』）．だからちゃんと何のためにやるのか説明されればオレだってするさ．よくなりたいから．言えばいいんだよ．でも先生は『そうですか』って引っこんでさ，堂々としていないとこっちだって信頼できないんだよ．別に責めてるわけじゃないんだよ．悪い人でもなかったし…」

これは，筆者が脳卒中後片麻痺を呈した対象者から実際に聞いた話である．この対象者は，自分が何のためにリハビリテーションを行ったのかほとんど理解していなかった．担当療法士は目標も期限も設定していたのかもしれない．しかし対象者への説明が

表 2-7 意思決定のモデル

意思決定モデル	概念
paternalistic model	・最終決定：療法士が自身の判断に基づいて行う． ・療法士の役割：保護者（guardian） ・療法士は，自身が必要だと判断した情報のみ対象者に提示する． ・意思決定プロセスへの対象者の参加は制限される．
informed consent model	・最終決定：対象者が自身の価値観に基づいて行う． ・療法士の役割：情報提供者（purveyor） ・療法士は対象者が求めている情報を提示する義務があるが，意思決定への関与は制限される．
shared decision making model	・最終決定：療法士と対象者の合意による． ・療法士の役割：教育者（teacher）あるいは理解者（friend） ・療法士が対象者に対し十分な情報を提示するだけでなく，双方の価値観や選択（preference）についても共有する． ・療法士・対象者双方の意思決定プロセスへの積極的な参加が求められる．

（廣田未知花，柏木和人，齋藤佑樹，他：作業療法目標設定における Shared Decision Making の可能性―回復期リハビリテーション病棟に従事している作業療法士へのインタビューから．神奈川作業療法研究 4：27-32, 2014 より一部改変）

不十分で，目標を共有できていなかった．目標は立案すればよいというものではない．対象者と共有して初めて活かされるものである．何を目標とするかと同様に，対象者をどのように目標設定に巻き込んでいくのか，そのプロセスも重要である．

ある特定の目標を達成するために，複数の選択肢から最善のものを選ぶプロセスを意思決定という．意思決定の主要なモデルには，① paternalistic model, ② informed consent model, ③ shared decision making model の3つが挙げられる（**表 2-7**）[13]．

医療における意思決定モデルでは，1950年代までは paternalistic model が主流であった．このモデルは病気役割行動の概念を基盤とするものである．すなわち，対象者は受身の役割を担い，療法士は対象者に対して利益になると考えられる情報のみを提示し，療法士が単独で治療法を決定していく．これまで述べてきたことと矛盾するモデルに聞こえるかもしれないが，今日の医療において，認知症患者や精神疾患患者，発達障害児など，自己決定が困難な事例，すなわち paternalistic model が必要な場面に遭遇する機会は多い．意思決定は，対象者の自己決定能力や状況に応じて柔軟に使い分けることが重要で，paternalistic model はすべて否定されるものではない．問題は paternalistic model の過度な適用である．

その後，慢性疾患の増加に伴い，療法士と対象者の関係は長期にわたるものとなり，意思決定モデルもその形を変える必要性が生じた．そこで paternalistic model とは明確に区切られる形で，informed consent model が提唱された．このモデルでは，療法士は対象者に十分な情報を提示し，それについて合意を得るプロセスを経る．informed consent model の要件[14]として，①患者の同意能力，②患者への十分な説明，③患者による説明の理解，④患者の自発的な同意，の4点が挙げられる．しかし，informed consent model は，最終的な意思決定者になる対象者の負担が重く，また医療者もどこまで情報を開示すればよいのかという問題が生じた．

そして現在，shared decision making model が，対象者中心モデルや informed consent model を内包する形で，意思決定の理想的なモデルとして支持されている[15-17]．

6 shared decision making とは？

　Charles ら[15]によれば，shared decision making model のプロセスには 4 つの条件がある．1 つ目は，少なくとも療法士と対象者の 2 人以上の関係者がかかわること，2 つ目は双方が情報を共有することである．ここでいう情報とは，療法士がもつ治療の選択肢やそのリスクと利点についての専門的知識や見解，対象者のもつ治療に対しての価値や選択(preference)，希望を指す．3 つ目は，双方が積極的に意思決定に参加(involvement)することである．ここでは，情報を共有することと，意思決定を共有することに分けられている．すなわち，shared decision making model でいう意思決定への参加とは，意思決定に責任をもつことであり，対象者は単に希望を述べるだけでなく，質問をしたり，選択肢を比較したり，価値を明確にしたりすることが求められる．4 つ目は，そうして決めた最終決定に，一方だけでなく双方が「合意」することである．informed consent model は「同意」であるのに対して，shared decision making model は「合意」である．同意は他人の意見に賛成することで，合意とは互いの意思が一致することである．合意は他の意思決定モデルにはないプロセスであり，双方向性を重視する shared decision making model に不可欠で重要な要素である．合意することにより，対象者と療法士は最終決定の責任を共有することになる．リハビリテーションの目標となる活動や参加は，対象者個人の信念や価値観に基づく個別的要素の強いものであり，対象者の意思や価値を尊重することが重要であると思われる．

　一方，近年では対象者の視点から定義づけられた shared decision making model も報告されている[18]．それによると，①医療者と患者の双方が情報を共有すること，②双方が心を開き敬意を払うこと，③患者の自己主張(self-advocacy)，④個別化された医療者からの推奨，の 4 つで構成され，加えて長期的な信頼関係は shared decision making を促進するとした．Charles らの条件と異なる点として，双方が心を開くこと，信頼関係を築くこと，といった対象者の主観的な価値観が色濃く反映されている点が挙げられる．対象者は，医療者の専門的意見に耳を傾けたいと思っており，それと同様に，自身の身体や症状についての独特な認識について聞いてほしいと考えている[18]．そのためには医療者側が一方的に評価して診断を下すのではなく，パートナーとしての信頼関係の構築や，双方向性の対話に努めること，より個人レベルの話をすること，共感を示す姿勢などが求められる．

　しかし医療現場では，療法士の意見に比べて対象者の意見が軽視されやすい構造がすでに存在する．それに加え，対象者は病人役割を期待される．病人には，労働や社会的義務から解放されている代わりに，できる限り回復に努めるという義務があり，余暇活動や気晴らしなどの楽しみは我慢するべきという社会的な暗黙のルールが存在する．そのルールが，対象者自身が大切にしている余暇や趣味活動の表明を妨げることが多々ある．確かに，心身機能に関しての医療的知識は療法士の専門であるが，対象者自身の人生については対象者が専門家であり，どのような生活を送ってきたのかという重要な情報や知識も対象者がもっている．療法士は対象者の意見を十分に尊重し，彼らが自らの意見を自由に表出してもよいと思えるような関係を築くとともに，療法士自身も専門的立場から意見を伝えることを意識することが肝要であろう．

7 shared decision making の障壁

　shared decision making を実践するためには，多くの障壁が存在する．先行研究を概観する限りでは，療法士主導の目標設定が行われているのが現状である．Dierckx ら[19]は，13名の理学療法士による237の相談場面を録音し，Observing Patient Involvement（OPTION）によって，shared decision making を基盤とした意思決定における対象者の参加度合いを評定した結果，OPTIONのスコアが5.2±6.8点（最大100点）で，paternalistic model が優勢だったと結論づけている．また Northen ら[20]は，身体障害リハビリテーション施設の作業療法評価場面を録音し，目標設定について独自の指標を用いて対象者と家族の参加の度合いを詳細に検討した．その結果，初期あるいは進行中の治療成果の可能性，評価や治療の目的について対象者やその家族と調整すること，対象者の関心事を引き出そうと試みること，治療目標を対象者と協業して確立すること，などの項目において，不十分であったと報告している．

　そのほかにも，多くの研究で shared decision making の実践には障壁が存在することが報告されている．このような現状において，筆者が何より危惧していることは，療法士側の「できているという思い込み」である．Maitra ら[21]は，対象者とその担当作業療法士の双方に対象者中心の目標設定に関する聞き取り調査を行い，その認識にはギャップが存在していることを報告した．すなわち，100％の作業療法士は対象者に作業療法の役割を説明したと思っているにもかかわらず，説明を受けていないと答えた対象者は約40％であった．また，90％の作業療法士が目標設定について対象者と議論し，80％の作業療法士が対象者を目標設定に参加させたと答えているのに対して，対象者の46％は目標設定にほとんどかかわっていないと答えたと報告している．また筆者らの先行研究（未発表データ）でも，回復期リハビリテーション病棟の目標設定を終えた対象者とその担当作業療法士に対して，9つのカテゴリーのなかから作業療法の主な目標と思うものを各自1つ選んでもらった結果，その一致率は29％であった．さらに，その一致率は，目標設定のためのツールである作業選択意思決定支援ソフト（ADOC）を使ってもほぼ変わらなかった（33％）．これらをまとめると，療法士自身は対象者を目標設定へ参加させたと考えているが対象者はそう考えておらず，双方の目標のギャップは7割程度の確率で存在している．目標の共有について，療法士側の「自分はできているという思い込み」には十分気をつけたい．

8 ADOC・ADOC for hand の紹介

　筆者ら[22]は，リハビリテーションにおいて目標を設定する際，対象者と療法士のコミュニケーションを円滑にするための iPad アプリである作業選択意思決定支援ソフト（Aid for Decision-making in Occupation Choice：ADOC）を開発した（図 2-21）．
　ADOCでは，ICFの活動と参加の項目を基準に選出された8カテゴリー，95項目のイラストから，対象者にとって重要な（できるようになりたい，できなくて困っている，周囲からできることを期待されている，など）活動を，対象者に選んでもらう．活動と参加の項目しかないため，イラストを選択することで自動的に活動と参加レベルの目標となる．イラストを使ってコミュニケーションを行うため，イラストに描かれている内容に限局される可能性はあるが，対象者は自らの意見を述べやすく[22]，失語症や認

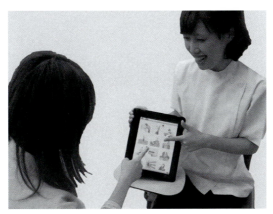

図 2-21 ADOC 使用場面

(Tomori K, Uezu S, Kinjo S, et al：Utilization of the iPad application：Aid for Decision-making in Occupation Choice. Occup Ther Int 19：88-97, 2012 より)

知症がある対象者に適用することが可能である．また，対象者にとって大切な活動を 1 つ選ぶ，という使用法においては，カットオフ値が Mini-Mental State Examination (MMSE)で 8 点であり，中等度〜重度認知症の対象者に適用可能である[23]．

また，ADOC では shared decision making の意思決定モデルをガイドするような流れになっているが，他の意思決定モデルでも，必要に応じて実施できるような設計になっている．shared decision making model を採用したい場合には，療法士も対象者にとって必要と思われる活動を選び，双方が選んだ活動の両方を画面に提示し，目標とする活動を決定するとよい．対象者中心の意思決定を行いたいときは，療法士は活動を選択しなければよい．逆に，療法士主導で目標設定を行いたい場合には，療法士の選択した活動を推奨していくことも可能である．この柔軟性は，従来型の目標設定ツールと異なる ADOC の特徴である．

また筆者ら[24]は，これら ADOC の特徴を活かし，日常生活での麻痺手の使用を促すことに特化した iPad アプリである ADOC for hand(ADOC-H)を開発した(図 2-22)．ADOC-H は，生活で手を使用する場面を 16 カテゴリーに大別し，カテゴリーごとに手を使う場面をさらに細分化した 130 項目のイラストで構成されている．たとえば，「歯磨き」というカテゴリー以下に，「水を出す」，「歯ブラシ」，「歯磨き粉」，「歯を磨く」……というイラストが配置されており，具体的にどの場面で手を使うのか話し合うことができる．特に麻痺手が学習性不使用に陥っている場合，対象者は麻痺手を使用する場面を想起することすら困難であることが予測される．記憶の想起は，文字のみよりも画像と文字を同時に提示したほうが効果的であるという報告もあり[25]，現時点で検証はしていないが，口頭指示のみや，箇条書き文書よりも，ADOC-H によってイラスト＋文字で提示することで，麻痺手の具体的な使用場面の想起が促進される可能性がある．また，ADOC-H の項目は ADL や機能的 ADL(IADL)に限局され，趣味やスポーツなどは含まれていない．その理由は，たとえば旅行を目標にしたとしても一般的に毎日実施されるものではなく，対象者にとって意味のある活動であったとしても，麻痺手の使用頻度を担保することができないからである．その点，ADL や IADL は万人に共通する生活行為であり，なおかつ生活での実施頻度が高い．麻痺手は，生活での使用頻

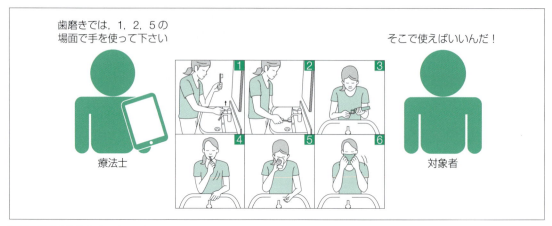

図 2-22 ADOC for hand

度に比例して回復が促進されるといわれていることから，ADOC-H では，対象者がそれほど重要とは感じていない活動でも，麻痺手の使用頻度を高める目的で，療法士側から ADL や IADL を行うことを積極的に勧めることもある．ADOC-H のイラストを見ながら，麻痺手を使う場面を積極的に想起してもらうこともある．このように，ADOC-H の運用方法は，対象者にとって重要な活動を自由に選択してもらう ADOC とは少し異なることを理解していただきたい．課題指向型アプローチにおける目標設定では，まず ADOC によって対象者に自由に活動を選択してもらい，対象者の価値観を共有したうえで，まず麻痺手の使用頻度を高める目的で ADOC-H を併用するとよいのではないかと考えている．

引用文献

1) Trombly CA：Occupation：purposefulness and meaningfulness as therapeutic mechanisms. 1995 Eleanor Clarke Slagle Lecture. Am J Occup Ther 49：960-972, 1995
2) Locke EA, Latham GP (eds)：New Developments in Goal Setting and Task Performance. pp3-15, Routledge, New York, 2013
3) Locke EA：Further data on the relationship of task success to liking and satisfaction. Psychological Reports 20：246, 1967
4) Locke EA：Relation of goal level to performance with a short work period and multiple goal levels. J Appl Psychol 67：512-514, 1982
5) Siegert RJ, Levack WMM (eds)：Rehabilitation Goal Setting：Theory, Practice and Evidence. CRC Press, Florida, 2014
6) Deci E, Ryan RM：Intrinsic Motivation and Self-Determination in Human Behavior. Springer, New York, 1985
7) 櫻井茂男：夢や目標をもって生きよう！―自己決定理論．鹿毛雅治（編）：モティベーションをまなぶ 12 の理論―ゼロからわかる「やる気の心理学」入門！，pp45-72，金剛出版，2012
8) Harlow HF：Learning and satiation of response in intrinsically motivated complex puzzle performance by monkeys. J Comp Physiol Psychol 43：289-294, 1950
9) Emmons RA：Personal goals, life meaning, and virtue：Wellsprings of a positive life. Keyes CLM, Haidt J (eds)：Flourishing：Positive Psychology and the Life Well-Lived, p107, American Psychological Association, Washington, 2003
10) 原田千佳子：ゴール達成スケーリング（GAS）．OT ジャーナル 38：591-595，2004
11) Iyengar SS, Lepper MR：Rethinking the value of choice：a cultural perspective on intrinsic motivation. J Pers Soc Psychol 76：349-366, 1999
12) Levack WM, Weatherall M, Hay-Smith EJ, et al：Goal setting and strategies to enhance goal pursuit for adults with acquired disability participating in rehabilitation. Cochrane Database Syst Rev：CD009727, 2015
13) 廣田未知花，柏木和人，齋藤佑樹，他：作業療法目標設定における Shared Decision Making の可能性―回復期リハビリテーション病棟に従事している作業療法士へのインタビューから．神奈川作業療法研究 4：27-32，2014
14) 前田正一（編）：インフォームド・コンセント―その理論と書式実例．pp2-12，医学書院，2005
15) Charles C, Gafni A, Whelan T：Shared decision-making in the medical encounter：what does it mean? (or it takes at least two to tango). Soc Sci Med 44：681-692, 1997
16) Baum CM, Edwards D：Activity Card Sort：Manual (2nd ed.)：Shared decision-making skills in practice. pp41-54, The American Occupational Therapy Association, Bethesda, 2008

17) Emanuel EJ：Four models of the physician-patient relationship. JAMA 267：2221-2226, 1992
18) Shay LA, Lafata JE：Understanding patient perceptions of shared decision making. Patient Educ Couns 96：295-301, 2014
19) Dierckx K, Deveugele M, Roosen P, et al：Implementation of shared decision making in physical therapy：observed level of involvement and patient preference. Phys Ther 93：1321-1330, 2013
20) Northen JG, Rust DM, Nelson CE, et al：Involvement of adult rehabilitation patients in setting occupational therapy goals. Am J Occup Ther 49：214-220, 1995
21) Maitra KK, Erway F：Perception of client-centered practice in occupational therapists and their clients. Am J Occup Ther 60：298-310, 2006
22) Tomori K, Uezu S, Kinjo S, et al：Utilization of the iPad application：Aid for Decision-making in Occupation Choice. Occup Ther Int 19：88-97, 2012
23) Tomori K, Nagayama H, Saito Y, et al：Examination of a cut-off score to express the meaningful activity of people with dementia using iPad application (ADOC). Disabil Rehabil Assist Technol 10：126-131, 2015
24) Ohno K, Tomori K, Takebayashi T, et al：Developmental of a tool to facilitate real life activity retraining in hand and arm therapy. Br J Occup Ther 80：310-318, 2017
25) Ally BA, Waring JD, Beth EH, et al：Aging memory for pictures：using high-density event-related potentials to understand the effect of aging on the picture superiority effect. Neuropsychologia 46：679-689, 2008

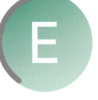

E 課題指向型アプローチにおける目標設定と報酬の関連性

1 課題指向型アプローチにおける目標設定とは？

　課題指向型アプローチでは，麻痺手を使用するなかで生じる「失敗体験」というリスク（負の報酬）も考慮したうえで，練習後に麻痺手が便利に使用できるといった「成功体験（正の報酬）」を見積もりながら，目標設定およびその目標を指向した練習を実施する必要がある．その過程において，負の報酬を最小限にするための難易度調整とともに，対象者の利得となる正の報酬が重要になる．報酬の設定には，練習初期の目標設定の際の対象者の価値の選定が少なからず関連すると思われる．Taub ら[1]は，脳卒中後の上肢麻痺に対する課題指向型アプローチであるCI療法と正の報酬（正の強化）との関係を示している（図2-23）．この図では，麻痺手を使わないことを学習した（learned non use，学習性不使用）生活期の脳卒中後上肢麻痺を呈した対象者がCI療法を受ける際，目標となる活動に近い練習が含まれる課題指向型アプローチを通して，成功体験や正のフィードバックを得る．それによって麻痺手を積極的に使用し，最終的には学習性不使用を克服することができる．このことからもわかるように，課題指向型アプローチにおいて，正の報酬は非常に大きな役割を担っている．

2 報酬とは？

　報酬とは，ポジティブ（正）・ネガティブ（負）な価値を有する物体，刺激，活動，体験といった内発的および外発的動機づけにかかわる有形・無形のものすべてを指す．これらの報酬に牽引される形でヒトの行動は形成・変容すると考えられている．また，報酬による行動学習では，神経伝達物質の1つであるドパミンが非常に重要な役割を担っている．

　行動変容における報酬のメカニズムを考えるにあたっては，Olds ら[2]のドパミン作動系の自己刺激試験が参考になる．彼らは，ラットの中脳の腹側被蓋野に電極を差し込み，ラットが目の前のレバーを操作すると穿刺部位が刺激される装置を用い実験を行った．その結果，ラットは1時間に7,000回もの猛烈なスピードでレバーを押し続けた．また，このラットは丸一日絶飲食させたにもかかわらず，摂食や飲水といった最も強いとされる生理的欲求ですら無視し続けた．さらにはレバーに近づくと足部に電気刺激が流れる負の報酬（罰）を与えても無視してレバーを操作し続けたと報告した（図2-24）[3]．次に，Heath と Moan ら[4,5]は，ヒトでも同様の試験を実施し，性的刺激についてラットの研究と同様の成果を得たと報告している．また，この実験では電極除去の際に対象者は電極の除去を拒み，その刺激がもたらす快楽に満足していたと述べている

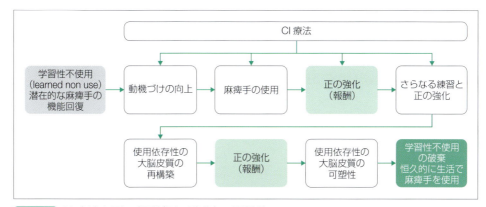

図 2-23 CI療法と正の報酬(正の強化)の関係性

(Taub E, Uswatte G, Elbert T : New treatments in neurorehabilitation founded on basic research. Nat Rev Neurosci 3 : 228-236, 2002 より一部改変)

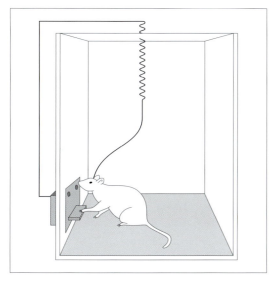

図 2-24 ドパミン作動実験

ラットがレバーを押すと,脳内(中脳腹側被蓋野)に埋められた電極に短い電流が流れる.
〔Bear MF, Connors BW, Paradiso MA(著),加藤宏司,後藤 薫,藤井 聡,他(監訳):カラー版 神経科学—脳の探求.西村書店,2007 より一部改変〕

(最終的には電極は除去された).このことから,探索的にレバーを押すことで得られた快楽刺激を得ることが報酬となり,それを得続けるためにレバーを押し続けるという行動を選択したといわれている.

正の報酬と深い関連をもつドパミンだが,近年の研究でドパミンの分泌は,単純な快楽刺激が入力された瞬間に起こるのではなく,快楽刺激を予測した瞬間に起こることがSchultz[6]の研究で明らかになった(図 2-25).この実験では暗室の中に設置された椅子にサルを固定し,前方にシグナルを設置する.何らかのタイミングでシグナルが提示された際に,手部に設置されたボタンを押すと,正の報酬としてジュースが与えられるといった設定である.この実験では,当初は実際にジュースが提供された瞬間にドパミン作動性ニューロンの賦活が認められたが,行動学習を重ねるとシグナルが提示された瞬間にドパミン作動性ニューロンが賦活したことが報告されている.つまり,正の報酬を予測した際に,行動学習に重要な役割をもつ物質であるドパミンの分泌が促進されることがわかった.同時に,正の報酬を予測したものの,それらが得られない場合には,ド

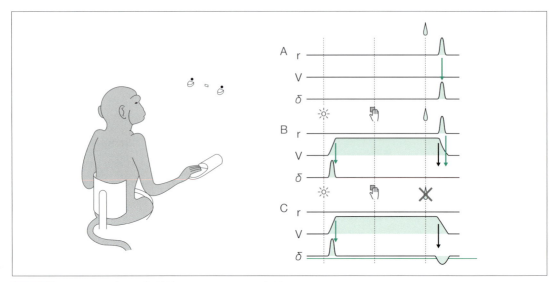

図 2-25 中脳のドパミン作動性ニューロンの興奮性
シグナルを予告刺激に正の報酬（ジュース）を予測するサルを用いた実験風景．
A：予告刺激から報酬を予測できなかった場合，報酬が与えられたあとにドパミン作動性ニューロンの興奮性が向上する．
B：予告刺激から報酬を予測した場合，予測時にドパミン作動性ニューロンの興奮性が向上し，報酬が与えられたときにはすでに低下している．
C：報酬を予測していたにもかかわらず報酬が与えられなかった場合，予測時にドパミン作動性ニューロンの興奮性は一時的に向上するが，その後減退する．

(Schultz W：Predictive reward signal of dopamine neurons. J Neurophysiol 80：1-27, 1998 より一部改変)

パミン作動性ニューロンの反応が減退することが明らかにされている（図 2-25）．さらに，彼らはドパミン作動性ニューロンが行動を起こす際に予測される報酬量と，実際に行動を起こしたあとに得られる報酬量の誤差に応じて，シナプスの伝達効率が向上することも報告した[7]．

3 行動学習と報酬の関連性

　中脳腹側被蓋野のドパミン作動性ニューロンは，意欲に関連する側坐核（腹側線条体の主要構成要素），尾状核頭の腹内側部（背側線条体内），前脳基底部と前頭前野に投射される（図 2-26）[3]．これについて銅谷[8]は，行動変容に深くかかわる強化学習において，新たな運動・行動に関するアルゴリズムを学習する際に「大脳皮質の興奮」，「大脳皮質から線条体にスパイクが起こること」，「中脳の腹側被蓋野のドパミン作動性ニューロンから線条体に対してドパミンが分泌されること」が必要な3つの条件であると仮説を述べている．実際，Samejimaら[9]は，この仮説における線条体の役割を明らかにするために実験を行った．実験は2つの行動選択肢から1つを選んで実行する課題を繰り返し行い，その間の線条体の神経活動を記録した．試行ごとに得られる正の報酬は確率的に与えられ，その確率は一定試行ごとに変動した．結果，サルはより多くの正の報酬が得られるような行動選択を行った．その際の線条体の神経活動を分析すると，サルの行動選択直前の活動は小さく，行動ごとの報酬予測，すなわち行動価値（行動をとったあとの結果を事前に予測する）に相関する細胞が多いことを見出した．これらの結果に

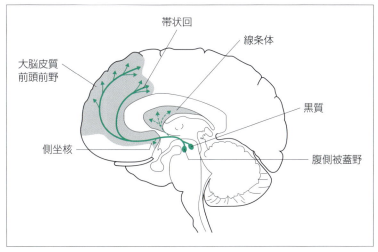

図 2-26 腹側被蓋野および黒質からのドパミン作動系

腹側被蓋野の興奮に伴い，ドパミンが前頭葉，帯状回，側坐核，線条体に分泌される．
〔Bear MF, Connors BW, Paradiso MA（著），加藤宏司，後藤　薫，藤井　聡，他（監訳）：カラー版 神経科学—脳の探求．西村書店，2007 より一部改変〕

より，①線条体において行動価値が表現される，②表現が大脳基底核の下流に送られることによって行動選択が起こる，③報酬予測誤差を表現する中脳ドパミン作動性ニューロンからの線条体への投射によって行動価値が学習される，という大脳基底核が報酬に由来する運動・行動学習にかかわっているという仮説が支持されたと結んでいる．

4 報酬はパフォーマンスや行動を変えるのか

　上記のさまざまな基礎研究から，行動変容と報酬に伴うドパミンの関連性や，ドパミンの照射部位である線条体の役割が明らかになった．ここで，学習を要する課題を実施した際の報酬（外発的動機づけ）による効果や行動学習についての先行研究の結果を示す．
　Wächter ら[10]は，健常人に対してある学習課題を実施し，対象者を「正の報酬群：学習課題の成績が，前施行を上回った場合のみ金銭を与え，下回った場合は何も与えない群」と「負の報酬群：学習課題の成績が，前施行を上回った場合は何も与えず，下回った場合にのみ罰金を払わせる群」，および「対照群：成績にかかわらず何も与えない群」の3群に無作為に割り付けた．結果，正の報酬群は，負の報酬群および対照群に比べ有意な技能の向上を認めた．さらに，正の報酬群は他の2群に比べ，fMRI（functional magnetic resonance imaging）において，線条体，扁桃体，前頭前野で有意な興奮性の向上が認められたことを報告した（図 2-27）．さらに，Abe ら[11]は Wächter らと同様の割り付けを行い，短時間だけでなく，6時間後，24時間後，30日後の長期的な正の報酬がもたらす学習効果についても言及している．この研究においても，正の報酬群が他の2群よりも有意に技能の向上と保持が認められたと報告している（図 2-28）．また，Bong ら[12]は，健常人に対してある学習課題を実施する際に，「正の報酬群：学習課題の成績が，前施行を上回った場合のみ金銭を与え，下回った場合は何も与えない群」，「負の報酬群：学習課題の成績が，前施行を上回った場合は何も与えず，下回った場合にのみ罰金を払わせる群」，「混合群：学習課題の成績が，前施行を上回った場合は

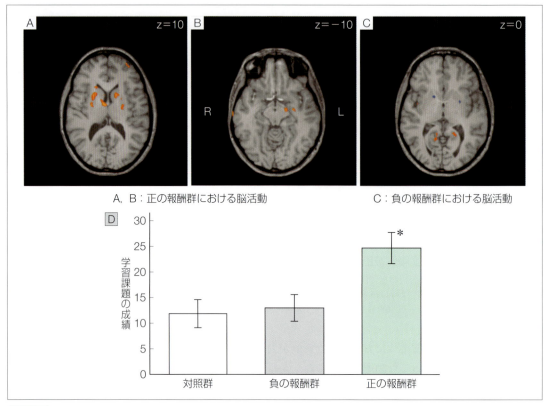

図 2-27 正の報酬群と負の報酬群における脳活動と学習課題の違い

A：正の報酬群において，両側の線条体で活動性が増加している．
B：正の報酬群において，左側の側坐核で活動性が増加している．
C：負の報酬群において，両側の線条体の活動性は低下し，両側の島皮質で活動性が増加している．
D：正の報酬群において，他の2群よりも有意に学習課題の成績が改善した．
＊：$p<0.03$
(Wächter T, Lungu OV, Liu T, et al：Differential effect of reward and punishment on procedural learning. J Neurosci 29：436-443, 2009 より一部改変)

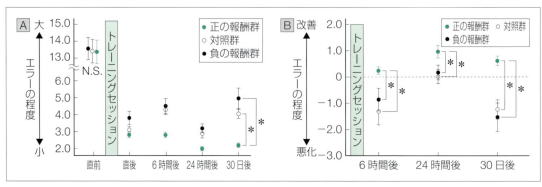

図 2-28 正の報酬群と負の報酬群，対照群の学習効率と持続の違い

A：短期的にはエラーの程度は変わらないが，時間が経つにつれ，正の報酬群に有意に学習の持続がみられる．
B：正の報酬群は他の2群に比べ，長期的にみると改善傾向が継続的に認められる．
＊：$p<0.05$
(Abe M, Schambra H, Wassermann EM, et al：Reward improves long-term retention of a motor memory through induction of offline memory gains. Curr Biol 21：557-562, 2011 より一部改変)

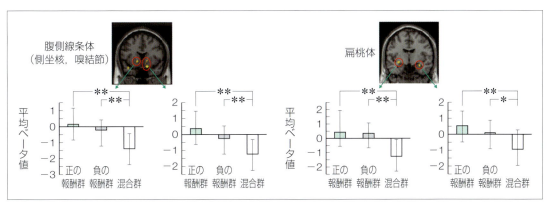

図 2-29 正の報酬群と負の報酬群，混合群における脳活動と成績の違い

＊：$p<0.05$，＊＊：$p<0.01$
負の報酬群，混合群に比べ，正の報酬群の腹側線条体および扁桃体の活動量が有意に増加している．
(Jiang Y, Kim S, Bong M：Effects of reward contingencies on brain activation during feedback processing. Front Hum Neurosci 8：656, 2014 より一部改変)

金銭を与え，下回った場合は罰金を払わせる群」の3群に割り付けた．結果，正の報酬群は負の報酬群と混合群に比べて，有意な技能の向上を認めた．さらに，Jiangら[13]は，Bongらと同等の設定で研究を行った結果，正の報酬群は他の2群に比べて，腹側線条体(側坐核，嗅結節)，扁桃体の賦活が多かったと述べている(図 2-29)．

これらの研究結果を総括すると，負の報酬は正の報酬に比べ，技能獲得にかかわる行動を抑制してしまうものと思われる．また，正の報酬と負の報酬を混合した場合も，正の報酬のみを提示した場合に比べると行動は抑制される傾向にある．

5 報酬の種類によってパフォーマンスや行動変容に差があるか

Hübnerら[14]は健常人に対し，ある注意課題を実施した．対象者は，「価値の高い報酬群：実験に拘束された時間分の時給と学習課題の成績に応じて出来高で金銭を与えられる群」と「価値の低い報酬群：実験に拘束された時間分の時給と学習課題の成績に応じた(課題内で設定された)ポイントを与えられる群」の2群に無作為に割り付けられた．結果，価値の高い報酬群は価値の低い報酬群に比べ，有意に注意課題の成績が向上したと報告している．このことは，対象者にとって価値の比較的高い外発的動機づけである「金銭」と，価値が比較的低い外発的動機づけである「(課題内で設定された)ポイント」という報酬の差によって生じた技能学習の差であることを示している(図 2-30)．

報酬の有する価値という観点から，性別や肥満といった生活習慣的要素が報酬に対する反応性に及ぼす影響について検討した研究もある．Zhangら[15]は，一般女性と肥満女性(BMI＞30)の連合学習成績を比較した．結果，肥満女性は食べ物(peanut M&M)の画像を正の報酬とした場合，一般女性よりも成績が低かった．しかしながら，金銭の画像を正の報酬とした場合は，一般女性と成績は同等であった(図 2-31)．また，同研究で，BMI値と，食べ物の画像を正の報酬とした場合の肥満女性の学習成績に，負の相関が認められた．なお，この反応は男性では認められず，生活習慣的要素や性差によって，報酬への反応が変化する可能性が示唆された．

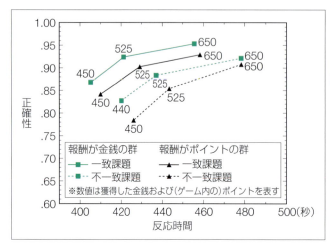

図 2-30 注意課題における報酬の価値の高さによるパフォーマンスの差

注意課題の成績に応じた出来高の報酬が「金銭」である群と「（ゲーム内の）ポイント」である群とのパフォーマンスの差を示している．
2種類の異なった注意課題の両方において，価値の高い報酬群のほうが価値の低い報酬群に比べて正確性に優れている．
(Hübner R, Schlösser J：Monetary reward increases attentional effort in the flanker task. Psychon Bull Rev 17：821-826, 2010 より一部改変)

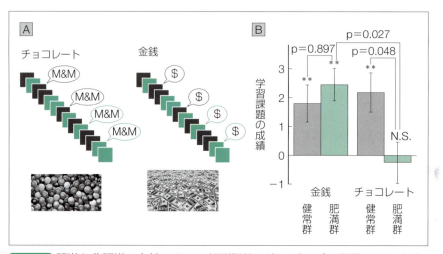

図 2-31 肥満と非肥満の女性において報酬価値の違いが及ぼす学習課題の成績

A：本実験における学習課題に対する報酬価値の設定．
B：金銭を報酬とした際には，BMI>30 の肥満群と BMI≦30 の健常群において有意な差を認めないが，チョコレートを報酬とした際には，肥満群と健常群の結果に有意な差を認めた．さらに，金銭を報酬にした場合と，チョコレートを報酬にした場合の，肥満群の学習課題の結果にも有意な差を認めた．
＊＊：$p<0.01$（各群の0を基準とした際の学習課題の成績の伸び）
(Zhang Z, Manson KF, Schiller D, et al：Impaired associative learning with food rewards in obese women. Current Biology 24：1731-1736, 2014 より一部改変)

　また，注意の探索能力における学習も報酬の影響を受けるといわれている．Malhotra ら[16]は，BIT（行動性無視検査）の星印抹消試験の星を「報酬設定：金貨の絵」と「対照設定：金属製のボタンの絵」に置き換えて，10名の左半側空間無視を呈する症例に実施した（図 2-32）．すると，1度目の施行ではどちらの条件でも大きな差は認めなかったが，2度目の施行において，報酬設定群が対照設定群に比べ，全空間における探索数および左空間における探索数が有意に向上したと報告した．さらに，報酬設定に反応が少なかった2名から報酬設定に反応した8名の損傷領域を除算した結果，最も違った部分は線条体の損傷であったと報告した．この結果も，報酬の種類（金貨：外発的動

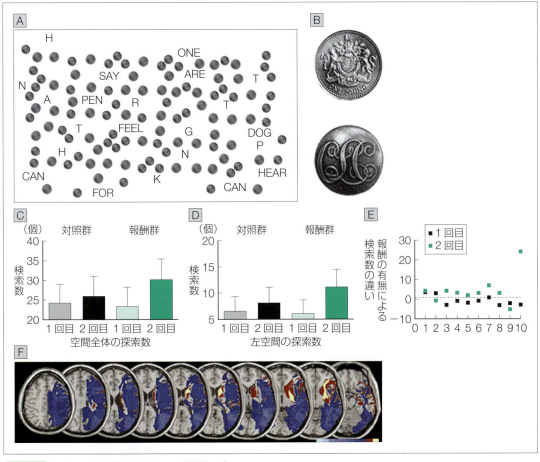

図 2-32 報酬による注意課題での学習の違い

A：探索課題の設定．BIT（行動性無視検査）の星印抹消試験の星を金貨，およびボタンに変更した．
B：刺激に用いた金貨（ポンド）とボタン．
C，D：1度目の施行では報酬設定群，対照設定群の間に大きな差を認めないが，2度目の施行後に報酬設定群に有意な向上を認めた．
E：黒は1回目における報酬設定群と対照設定群の検索数の差を示している．緑は2回目の報酬設定群と対照設定群の検索数の差を示している．
F：報酬に反応した8名と，反応しなかった2名の差を損傷領域で比較した．最も異なる部位として，反応しない群は線条体の損傷（黄色のエリア）を有していた．

(Malhotra PA, Soto D, Li K, et al：Reward modulates spatial neglect. J Neurol Neurosurg Psychiatry 84：366-369, 2013 より一部改変)

機づけにおいて比較的価値の高い報酬，ボタン：外発的動機づけにおいて比較的価値の低い報酬）によって学習効果に差が出る可能性と，その価値の認識に線条体がかかわる可能性を示唆した．

6 外発的動機づけと内発的動機づけのどちらがよいか？

ここまで，基礎研究の結果を示した．これらの研究では，報酬は金銭や飲食物，名誉，他者との関係性といった外発的動機づけにかかわるものが用いられていた．しかし，実際のリハビリテーション場面において，これら外発的動機づけが練習の目標とな

Column 複数の種類の報酬を同時に与えた場合の反応は？

Izuma ら[17]は，表情による報酬によって，金銭などと同様に，線条体をはじめとした報酬にかかわる領域において活動性が認められたと報告している．この結果を利用し，Jiang ら[13]は，複数の報酬を同時に与えた際の反応について実験を行った．健常人に対して，ある学習課題を実施するにあたり「正の報酬群：学習課題の成績が，前施行を上回った場合のみ金銭を与え，下回った場合は何も与えない群」，「負の報酬群：学習課題の成績が，前施行を上回った場合は何も与えず，下回った場合にのみ罰金を払わせる群」，「混合群：学習課題の成績が，前施行を上回った場合は金銭を与え，下回った場合に罰金を払わせる群」の3群に割り付けた．彼らは追加条件として，笑顔（正の報酬）でフィードバックを行う設定と，しかめっ面（負の報酬）でフィードバックを行う設定を追加した．結果，笑顔（正の報酬）でフィードバックを行った場合，金銭的な報酬や罰のみの設定よりも，正の報酬群と負の報酬群の内側線条体（側坐核，嗅結節）の活動性が増加した．また，混合群においても，活動性の減退幅が減少した．一方，しかめっ面（負の報酬）でフィードバックを行った群は，内側線条体（側坐核，嗅結節）の活動性は，金銭的報酬だけのときに比べ，すべての群で減退したと報告した（図2-33）．このことから，学習上必要な失敗体験の与えかた（笑顔で提示するなど）にも配慮が必要だと考えられる．

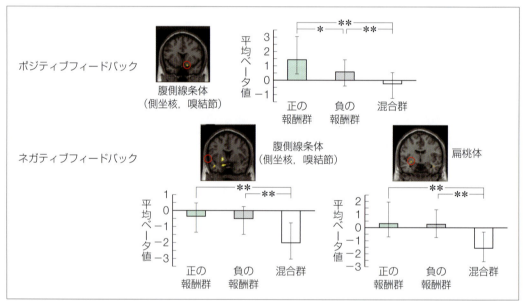

図 2-33 正の報酬群と負の報酬群，混合群における金銭以外の報酬（表情）と脳活動の違い

＊：p＜0.05, ＊＊：p＜0.01
ポジティブフィードバック（笑顔）時には，負の報酬群，混合群に比べ，正の報酬群における腹側線条体と扁桃体の活動が良好であった．
ネガティブフィードバック（しかめっ面）時には，混合群に比べ，正の報酬群と負の報酬群における腹側線条体と扁桃体の活動が良好であった．
(Jiang Y, Kim S, Bong M：Effects of reward contingencies on brain activation during feedback processing. Front Hum Neurosci 8：656, 2014 より一部改変)

りうることは非常に少ない．それでは，リハビリテーションにおける目標とは，どのようなものになるのだろうか．

Emmons[18]は，「リハビリテーションにおける目標を達成するために，対象者の生活を意味や価値のあるものにするプロセスに貢献することが不可欠である」と述べている．したがって，リハビリテーションにおける目標設定は，対象者にとって意味のある活動といった内発的動機づけにかかわるものが圧倒的に多い．

リハビリテーションの目標設定において内発的動機づけが重要であることは明らかだが，具体的に外発的・内発的動機づけはどのように関連するのだろうか．これについては，アンダーマイニング効果という現象が報告されている．アンダーマイニング効果とは，「外発的な動機づけが，内発的な動機づけに対して，負の影響を与えること」を指す．この点について，Deci[19]やLepperら[20]が実験を通して明らかにした．さらに，Murayamaら[21]は，アンダーマイニング効果が生じた際の脳活動の変化について報告した．彼らは健常人に対し，内発的動機づけが生じるであろう，非常に楽しめて，かつ没頭できる学習課題を提供した．この課題における対象者の目標としては，学習課題における技能の向上が挙げられる．そこで，対象者を第1セッションで「報酬群：学習課題の成績に応じて金銭を与える群」と「対照群：学習課題終了後に参加費として定額の報酬を支払う群」に割り付けた．第1セッションの結果は，両群ともに前頭葉および線条体の活動性の向上を認めた．その後，3分間の休憩を挟み，第2セッションを開始する際に，報酬群に対して「第2セッションでは，学習課題の成績にかかわらず報酬を支払わない」と告げ，セッションを開始した．結果は，報酬群では脳活動が低下したのに対し，対照群では第1セッションと同様の脳活動を示した(図2-34)．さらに，3分間の休憩時間の行動を観察すると，密室内で主体的に課題の練習に従事した回数について，対照群が報酬群に比べて有意に多かった(図2-35)．この結果からも，主体性や動機づけの保持期間などの観点で，内発的動機づけにかかわる報酬である活動に焦点をあ

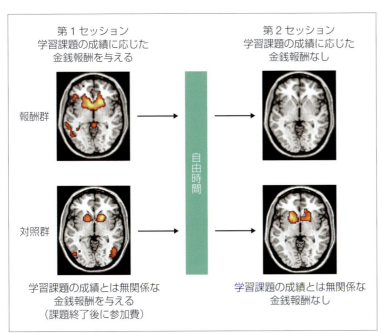

図 2-34 外発的動機づけと内発的動機づけにおける脳活動の違い

第1セッションでは報酬群が対照群に比べ，有意な線条体の活動性の向上を認めた．しかしながら，第2セッションでは報酬群は対照群に比べ，線条体の活動性は有意に低かった．
(Muryama K, Matsumoto M, Izuma K, et al：Neural basis of the undermining effect of monetary reward on intrinsic motivation. Proc Natl Acad Sci U S A 107：20911-20916, 2010 より一部改変)

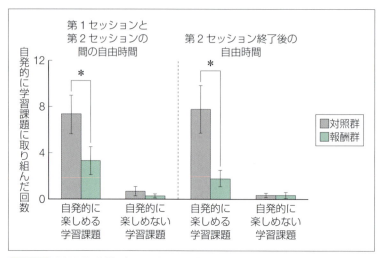

図 2-35 外発的動機づけと内発的動機づけにおけるモチベーションの違い

＊：p＜0.05
対照群は報酬群に比べ，課題そのものに興味を示し，スキルの向上を目指し練習をこなしたことを示している．
(Murayama K, Matsumoto M, Izuma K, et al：Neural basis of the undermining effect of monetary reward on intrinsic motivation. Proc Natl Acad Sci U S A 107：20911-20916, 2010 より)

てた目標設定を行う必要性が考えられる．

7 目標設定の難易度

　先に示したが，行動変容に大きな役割を果たす中脳の腹側被蓋野のドパミン作動性ニューロンの活動は，報酬予測誤差〔(予測した報酬)－(実際の報酬)〕に依存する．たとえば，行動学習に深くかかわる強化学習モデルは，①行動をとったあとの結果を事前に予測する(行動価値)，②それらを比較してよりよい行動を選択する(行動選択)，③選択したあとの結果(報酬)と予測の差分(報酬予測誤差)によって行動関数を更新する，という3つのプロセスによって，報酬に基づく意思決定と学習を説明している．たとえば，Berns ら[22]は，健常人を対象に，「予測可能群：ジュースと水を決まった順番で提供する群」と「予測不可能群：ジュースと水をランダムな順番で提供する群」に割り付けた．結果は，予測不可能群のほうが予測可能群に比べ，両側の側坐核および腹側線条体のドパミンに関連する領域が大きく活動していた．このことは，ヒトの動機づけは，予測と報酬の誤差に関連するものであることを示している．つまり，負の誤差は動機づけの低下を，正の誤差は動機づけの向上をもたらすとしている(図 2-36)．負の誤差の強化により，動機づけが低下する現象を学習性無力感という．さらに，Berns らの研究によると，正確に結果を予測できた場合，誤差が生じないために正の強化がなされず，動機づけが低下する可能性があると報告された．

　目標設定においても，この報酬予測の考えかたが重要であると考える．たとえば，難易度が非常に高い目標を設定した場合，その目標に近い課題指向型アプローチを経験す

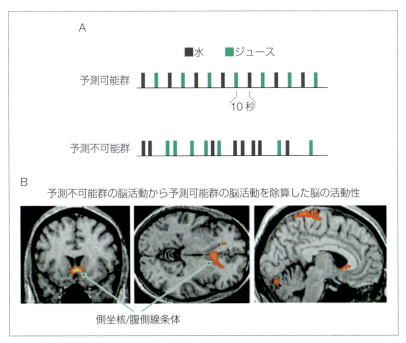

図 2-36 報酬に対する予測可能群と予測不可能群（対照群）の脳活動の違い
A：課題の提示方法の違い.
B：予測不可能群は予測可能群に比べ，側坐核を含む腹側線条体における活動性が高かった.
(Berns GS, McClure SM, Pagnoni G, et al：Predictability modulates human brain response to reward. J Neurosci 21：2793-2798, 2001 より一部改変)

るなかで，設定した目標の実現可能性を予測した場合，予測と実際の成果（報酬）との負の誤差が大きすぎて，対象者の動機づけは徐々に低下し，学習性無力感を呈することが考えられる．逆に，難易度が非常に低い目標を設定した場合でも，課題指向型アプローチを経験するなかで，完全にその成果を予測し，達成してしまうと予測と実際の成果（報酬）の差はほとんどなく，動機づけは徐々に減退することが考えられる．これらからも，脳卒中後片麻痺を呈した対象者に対する上肢機能アプローチにおける目標設定は，対象者の状況に合わせたさまざまな難易度のものを複数設定し，確実性と不確実性，多様性を兼ね備えた挑戦的な環境を常に用意することが重要である．

ただし，これらについても神経科学の知識を基盤としたリーズニングにすぎず，今後何らかの方法で検証する必要がある．

8 目標設定と報酬の解釈に関する限界

本項では，学習と報酬にかかわるメカニズムについて解説した．学習において報酬は重要な役割を果たしていることがわかる．しかしながら，これらの知見に用いられた学習課題は注意課題や認知課題が中心となっている．心理学の分野でも目標設定は対象者の価値を示し，内発的動機づけにかかわると報告されているものの，目標となる活動の成就を正の報酬と設定し，その効果を検証した研究は見当たらない．このことは，実施しようとしてもさまざまな因子が交絡することから非現実的であるためと推測される．

このような事実からも，あくまで筆者の主観や推論も多分に含まれている．実際に読者の方々がこれらの知見を活用する際は，リハビリテーションにおける目標設定にすべてが直接的に当てはまるわけではないということを念頭においたうえで，これらの知識を使用してもらいたい．

引用文献

1) Taub E, Uswatte G, Elbert T：New treatments in neurorehabilitation founded on basic research. Nat Rev Neurosci 3：228-236, 2002
2) Olds J, Milner P：Positive reinforcement produced by electrical stimulation of septal area and other regions of rat brain. J Comp Physiol Psychol 47：419-427, 1954
3) Bear MF, Connors BW, Paradiso MA（著），加藤宏司，後藤　薫，藤井　聡，他（監訳）：カラー版 神経科学—脳の探求．西村書店，2007
4) Heath RG：Pleasure and brain activity in man. Deep and surface electroencephalograms during orgasm. J Nerv Ment Dis 154：3-18, 1972
5) Moan CE, Heath RG：Septal stimulation for the initiation of heterosexual activity in a homosexual male. J Behav Ther Exp Psychiatry 3：23-30, 1972
6) Schultz W：Predictive reward signal of dopamine neurons. J Neurophysiol 80：1-27, 1998
7) Schultz W：Behavioral dopamine signals. Trends Neurosci 30：203-210, 2007
8) 銅谷賢治：計算神経科学への招待—脳の学習機構の理解を目指して．臨時別冊・数理科学，SGCライブラリ60．サイエンス社，2007
9) Samejima K, Ueda Y, Doya K, et al：Representation of action-specific reward values in the striatum. Science 310：1337-1340, 2005
10) Wächter T, Lungu OV, Liu T, et al：Differential effect of reward and punishment on procedural learning. J Neurosci 29：436-443, 2009
11) Abe M, Schambra H, Wassermann EM, et al：Reward improves long-term retention of a motor memory through induction of offline memory gains. Curr Biol 21：557-562, 2011
12) Bong M, Kim S：Korean students' reactions to perceived learning environment, parental expectations, and performance feedback. In：McInerney D, Dowson M, Van Etten S (eds)：Research on Sociocultural Influences on Motivation and Learning：Vol. 6. Effective Schools, pp235-262, Information Age Publishing, 2006
13) Jiang Y, Kim S, Bong M：Effects of reward contingencies on brain activation during feedback processing. Front Hum Neurosci 8：656, 2014
14) Hübner R, Schlösser J：Monetary reward increases attentional effort in the flanker task. Psychon Bull Rev 17：821-826, 2010
15) Zhang Z, Manson KF, Schiller D, et al：Impaired associative learning with food rewards in obese women. Curr Biol 24：1731-1736, 2014
16) Malhotra PA, Soto D, Li K, et al：Reward modulates spatial neglect. J Neurol Neurosurg Psychiatry 84：366-369, 2013
17) Izuma K, Saito DN, Sadato N：Processing of social and monetary rewards in the human striatum. Neuron 58：284-294, 2008
18) Emmons RA：Personal goals, life meaning, and virtue：wellsprings of a positive life. In：Keys CLM, Haidt J (eds)：Flourishing：Positive Psychology and the Life Well-Lived, p107, American Psychological Association, Washington DC, 2003
19) Deci EL：Effect of externally mediated rewards on intrinsic motivation. J Pers Soc Psychol 18：105-115, 1971
20) Lepper MR, Greene D, Nisbett RE：Undermining children's intrinsic interest with extrinsic rewards：a test of the "overjustification" hypothesis. J Pers Soc Psychol 28：129-137, 1973
21) Murayama K, Matsumoto M, Izuma K, et al：Neural basis of the undermining effect of monetary reward on intrinsic motivation. Proc Natl Acad Sci U S A 107：20911-20916, 2010
22) Berns GS, McClure SM, Pagnoni G, et al：Predictability modulates human brain response to reward. J Neurosci 21：2793-2798, 2001

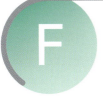

課題指向型アプローチにおける麻痺手を用いた目標の設定方法

1 対象者に漫然と聞いただけで,麻痺手の目標は決まるのか?

　療法士は,養成校の実習時代から「短期目標」や「長期目標」を決定したうえでアプローチを実施することを求められる.しかしながら,経験の少ない療法士のなかには,「何がしたいですか?」,「生活で何に困っていますか?」といった曖昧な問いかけを対象者にしてしまう場合もあるだろう.筆者の経験上,対象者はこの問いに対しては,「何も困ったことはない」,「(麻痺した)手を動くようにしてほしい」という曖昧で具体性に欠けた要望を提示する場合が多いように思う.このような反応が出現する原因は現在のところ明らかになってはいないが,麻痺手の不使用,モニタリングの欠如,自己の身体認識の低下など,原因の可能性は多岐にわたると思われる.しかし,原因は明らかではないものの,対象者が有する目標を正確に聴取するための工夫は必要である.本項では,CI療法や作業療法で用いられる目標設定のための具体的方法について紹介する.

2 麻痺手における練習目標の設定方法

　先に挙げたように,脳卒中後の上肢麻痺を呈した対象者は,さまざまな理由により身体活動の想起が困難な状況にあると予測される.ここからは筆者の経験的なエピソードであるが,対象者との練習開始前に目標を設定する際に,先に示した例よりも少し踏み込んだ提示を与えたことがある.たとえば,麻痺手を使う場所を限定し,「洗面台で麻

Column　自己身体認識

　Jeannerodら[1]は,自己身体認識(body awareness)は,運動主体感(sense of agency)と身体所有感から構成されると報告している.さらに,Matthewら[2]は,自己身体認識は一枚岩のごとく厳格なものではなく,身体認識の可塑性により,身体構造や大きさの感覚が,末梢からのさまざまな感覚情報によって変化しうることを述べている.Gandeviaら[3]は,母指に麻酔がかかっている状態で,身体のサイズをサンプルから選ぶ,もしくは自己描写を実施させたところ,実際のサイズよりも過大な自己身体認識を示すと報告した.この論文が示すように,感覚・知覚障害と身体認知の障害は非常に関連が深いものと考えられる.
　特に,活動にかかわる運動主体感は,「観察される運動が自分によって引き起こされているという認識」であり,直接的な固有感覚フィードバックのない手先具(仮想の運動器)を操作する際に,自分自身が操作したことを認識する感覚がこれに該当する[4].運動主体感は,視覚と固有感覚との関連性によって生じるものと考えられている.

痺手を使って何かできるようになりたいことはありますか？」と提示すると，対象者は「普通にやっているので特に問題ない」と答えることが多かった．

そこで，さらに踏み込み，活動を限定し，「たとえば，顔を洗うときはどのように麻痺手を使っていますか？ 蛇口をひねる際は，麻痺手，非麻痺手どちらを使いますか？ 水をすくう際は両手ですくっていますか？ もし，両手で顔が洗えたら便利ですか？」といったように，場所(Where)に加え，何を(What)，いつ(When)，どうして(Why)，どのように(How)といった5W1Hの法則に従い，厳密に尋ねていくと初めて，対象者がどのように麻痺手を使い，麻痺手の使いかたについてどのような希望をもっているのかが具体的に答えてくれるケースが非常に多い印象をもった．このように，長年麻痺手を使用しておらず手にかかわる目標の立案に難渋する対象者については，その面接の方法にも工夫が必要である．

3 目標設定の実際

上述したような麻痺手に対する問いかけを対象者の生活スケジュールに沿って継続していく．たとえば，朝起きてから，夜寝るまでのルーチンワークを大雑把に聴取したあと，1時間に3～5項目程度ずつ，普段どういった場面で，どのように行動しているかについて，質問を実施する(図 2-37)．

たとえば，朝起きる場面において，どのように起き上がっているかを対象者に確認し，対象者が「健側に寝返り，両脚をベッドの下におろし，非麻痺手の肘と手のひらをベッドについて起き上がります」といった返答をしたとする．それに対し，「もし，麻痺手も使って両手でベッド柵をつかみながら起き上がれたら，それは○○さん(対象者の名前)にとって便利ですか？ そして，それは重要なことでしょうか？」と問いかけてみる．対象者が「特に必要でも，重要でもない」と答えた場合は，目標として提示せず，次の行動場面の聴取に移る．

あるいは，療法士が対象者に「次にどちらに移動されますか？」と問いかけをし，対象者が「洗面所」と答えたとする．それに対し療法士は，「洗面所では，蛇口をどちらの手で操作していますか？ その後，どちらの手で歯ブラシや歯磨き粉を取りますか？ 歯磨き粉を歯ブラシにつける際は麻痺手で歯ブラシを支えますか？ 顔を洗うときは，タオルなどを使いますか？ それとも，非麻痺手のみで水をすくい上げますか？」というように，洗面台にかかわる麻痺手の行動について質問を提示する．これに対し，対象者が現状の麻痺手の使用場面について想起し，答えを出したら，「今の行為のなかで，○○さんに必要，あるいは重要な行為はありますか？」と問いかける．たとえば，「顔を両手で洗うことができれば便利だ」などの答えがあれば，「その項目を目標の1つにしてみませんか？」と問いかけてみる．

このような手続きを順を追って対象者と相談することで，ただ聞くだけの問いかけでは聴取することができなかった対象者の麻痺手に対するニーズを聴取し，目標設定に活かすことができる可能性がある．

AM8：00　朝起きる
　療法士「朝起きるときはどのように起き上がりますか？　まず，寝返りますか？　それとも，そのまま正面から，起き上がりますか？」
　対象者「起きるときは，よい身体のほうに寝返って，足をおろして，よい手を使って起き上がっています」
　療法士「その際，麻痺手と非麻痺手の両手で手すりをもって起き上がれたら便利ですか？」
　対象者「いや，それは別に必要ないかな…」
　療法士「それでは，次の活動にいきましょう」

AM8：15　洗面所に行く
　療法士「洗面所で，何をなさいますか？」
　対象者「歯磨きとか，顔を洗うとかかな…」
　療法士「それでは，歯磨きのとき，どのようにして歯磨き粉をつけてますか？」
　対象者「歯ブラシを台に置いて，非麻痺手でチューブを持ってつけています」
　療法士「麻痺手で歯ブラシを支えながら，非麻痺手でチューブを持って，歯磨き粉をつけられたら，便利ですか？」
　対象者「便利ですね」
　療法士「それでは，それを目標に入れておきましょうか」

　療法士「次に，顔を洗うときですが，今はどのように手を使われていますか？」
　対象者「今は，片手（非麻痺手）で水をすくうか，タオルを濡らして拭く場合もあります」
　療法士「それでは，両手でじゃぶじゃぶ顔を洗えたら便利ですか？」
　対象者「それ，いいですね！」
　療法士「では，目標に入れておきましょう」

AM8：30　食事
　療法士「食事は，どちらに行かれることが多いですか？」
　対象者「食卓で食事をとりますね．食事は，毎朝，妻が用意してくれます」
　療法士「食べることが主ですか？」
　対象者「そうなんですが，できれば，後片付けで茶碗ぐらいは洗いたいなと…．いつも，妻には世話になっているので…」
　療法士「それ，いいですね．では，お皿を洗う際に支える動作，もしくは洗う動作ができれば便利ということですね？」
　対象者「そうですね．あと，できれば食べるときも麻痺手で支えて食べるか…．できないかもしれませんが…」
　療法士「できるできないは別にして，10個の目標に入れておきましょう」

図 2-37 目標設定の際の会話の例

4 補助ツールを使用してみる

　対象者のニーズを1つずつ丁寧に紐解いていくことが理想ではあるが，すべての行為について，口頭によるディスカッションを実施していては，時間がいくらあっても足りない．そこで近年，宣言的記憶のレベルで目標設定時の活動の想起が困難な対象者に対して，記憶想起の手がかりを充足させることが推奨されている[5]．

　麻痺手の機能改善を活動につなげる治療法であるCI療法を開発したUABでは，麻痺手特有の目標動作を鑑みる際に，home skill assignment list（図 2-38）[6]を提示している．このリストは，麻痺手を使用する場面を事前に想定し，使用する場所別に150項目以上の活動を言語で羅列しているものである．療法士と対象者は，これを見ながら，麻痺手の目標を決定することができる．

　本邦では，Aid for Decision-making in Occupation Choice（ADOC）[7]（図 2-39）もア

```
風呂場周囲で，手を使う場面

入浴動作
・入浴中に石鹸を（身体やタオルに）つける
・入浴後タオルで身体を拭きあげる
・タオルラックからタオルをとる/タオルラックのタオルを交換する
・その他
トイレ動作
・トイレの水を流す（レバーやスイッチを操作する）
・トイレのふたを持ち上げる/閉じる
・トイレットペーパーをちぎる/折り畳んだペーパーを開く
・トイレットペーパーを交換する
・その他
整容
・化粧水を身体につける（顔以外）
・液体石鹸ディスペンサーのポンプを押す
・ティッシュやハンカチを使って，鼻を拭く/鼻をかむ
・歯磨き粉のふたをあける
・歯ブラシに歯磨き粉をつける
・義歯/歯を磨く
・1週間分の薬を分別する
・その他
```

図 2-38 home skill assignment list
文字情報を療法士と対象者で共有しながら，麻痺手を使用する場面を決定する．
〔University of Alabama, Birmingham (UAB)：UAB Training for CI therapy. UAB CI Therapy Research Group, 2011 より〕

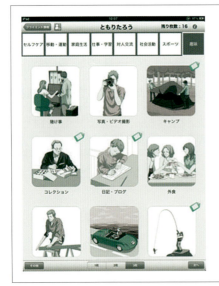
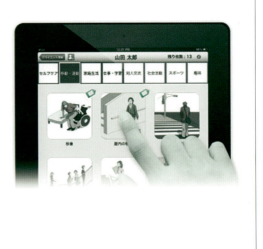

図 2-39 Aid for Decision-making in Occupation Choice (ADOC)
視覚情報を療法士と対象者で共有しながら，目標となる活動を決定するツール．

プローチの目標設定を行うために有効なツールである．ADOC の対象範囲は，セルフケア，移動・移乗，家庭生活，仕事・学習，対人交流，社会活動，スポーツ，興味といった分野からなり，各分野の写真を対象者に見せながら，具体的な場面を想定してもらう．しかしながら，このツールは手に焦点が当たっておらず，想起できる活動の種類も限られる．そこで，筆者らは，手を用いた活動に焦点を当てた ADOC for hand を開

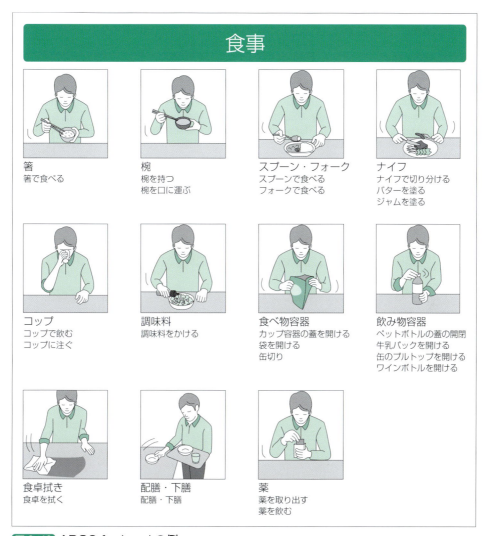

図 2-40 ADOC for hand の例
ADOC では大雑把な活動の場面しか設定していないが，ADOC for hand ではより手に焦点化したイラストを設定している．

発した(図 2-40)．これは，日常生活で手を使用する活動を場面ごとにイラスト収録しており，従来の言語情報のみならず，視覚情報を使って対象者とのディスカッションを容易にしてくれるツールである．複数の研究者は，言語に合わせ視覚情報を併用したほうが意味記憶の残存が促されると報告しており[7-11]，ADOC や ADOC for hand のようなツールを用いて，麻痺手の目標を聴取し設定することは有用と思われる．ADOC および ADOC for hand のアプリは，iTunes ストアから購入することができ，麻痺手の目標設定場面を補助する有用なツールになると思われる．

引用文献
1) Jeannerod M：The mechanism of self-recognition in humans. Behav Brain Res 142：1-15, 2003
2) Matthew RL, Haggard P：What is it like to have a body? Curr Dir Phychol Sci 21：140-145, 2012
3) Gandevia SC, Phegan CM：Perceptual distortions of the human body image produced by local anaesthesia, pain and cutaneous stimulation. J Physiol 514：609-616, 1999

4) 上田祥代：身体拡張に関わるメカニズムの検討―受動的/能動的刺激入力による差異，および，ミラーシステムとの関連性．人間文化創成科学論叢 14：217-226，2011
5) Stacey D, Légaré F, Col NF, et al：Decision aids for people facing health treatment or screening decisions. Cochrane Database Syst Rev：CD001431, 2014
6) University of Alabama, Birmingham (UAB)：UAB Training for CI therapy. UAB CI Therapy Research Group, 2011
7) Shepard RN：Recognition memory for words, sentences, and pictures. J Verbal Learning Verbal Behav 6：156-163, 1967
8) Ally BA, Waring JD, Beth EH, et al：Aging memory for pictures：using high-density event-related potentials to understand the effect of aging on the picture superiority effect. Neuropsychologia 46：679-689, 2008
9) Park DC, Puglisi JT, Sovacool M：Memory for pictures, words, and spatial location in older adults：evidence for pictorial superiority. J Gerontol 38：582-588, 1983
10) Winograd E, Smith AD, Simon EW：Aging and the picture superiority effect in recall. J Gerontol 37：70-75, 1982
11) Paivio A：Imagery and Verbal Processes. Psychology Press, New York, 1978

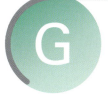

課題指向型アプローチにおける物品使用や操作にかかわる神経機構

　課題指向型アプローチにおいて，その課題が遂行可能であるか否かは，対象者の神経学的問題（筋力低下や感覚障害，筋緊張異常など）に加えて，大脳皮質レベルの情報処理過程も加味して判断する必要がある．そのため，われわれが手で道具を使用する際に，それが脳内でどのように処理されているかを考慮することはきわめて重要である．本項では，課題指向型アプローチにおける課題提示のヒントとなるような，上肢での物品使用に関連する神経科学の知見を概説したい．なお，上肢の随意運動にかかわるすべての脳領域（大脳基底核や小脳など）を網羅した説明は困難であるため，本項では「物品への意図的な到達把握運動およびその操作」における大脳皮質の神経機構に焦点をあてて述べる．また，上肢運動における運動学習の過程や姿勢制御，情動系の関与についてはここで触れない．ただし，これらも非常に重要な神経機構であるので，詳しくは成書を参照されたい．

1 物品を知覚する（視覚刺激の認知）

　上記の行為を行うためには，まず用いる物品や対象物が自分の身体に対してどの位置にあるのか，あるいはどういった形をしているのかを認識する必要がある．眼球でとらえられた視覚情報は，そのほとんどがまず後頭葉の一次視覚野（V1）に向かう．V1で処理された視覚情報は，視覚前野の一部である二次視覚野（V2）を主とした多数の高次視覚野へ次々に転送される．それ以降は大脳の頭頂葉へ向かう背側視覚経路（dorsal pathway）と，側頭葉へ向かう腹側視覚経路（ventral pathway）という階層的な2つの視覚処理過程がとられ，そのなかで意味のある情報が抽出されていく[1,2]．

　背側視覚経路は，V2から後部頭頂皮質（posterior parietal cortex：PPC）に至っており，物体の位置や奥行きに関する情報，動きの速さとその方向を認識している．つまり，視覚像の動きをとらえ（運動視），三次元的な空間における位置関係を認知する（空間視）という2つの機能を担っている．一方で腹側視覚経路は，V2から四次視覚野（V4）や外側後頭連合野（lateral occipital cortex：LOC），紡錘状回を経て下側頭皮質（inferior temporal cortex：ITC）に至る．腹側経路は，主として色や形に関する情報を処理し，その二次元情報から視覚対象が何かを同定する「物体視」の経路と考えられている（図2-41）[3]．

　このように，視覚連合野の背側および腹側経路は，視覚情報処理において明確に異なる役割を果たしている．背側経路の主な機能は，物体に対する到達把握運動を誘導するための視覚情報を提供することであり，腹側経路の機能は物体の大きさ，形，色，表面の状態に関する視覚情報を提供することである．背側視覚経路の障害としては，半側空

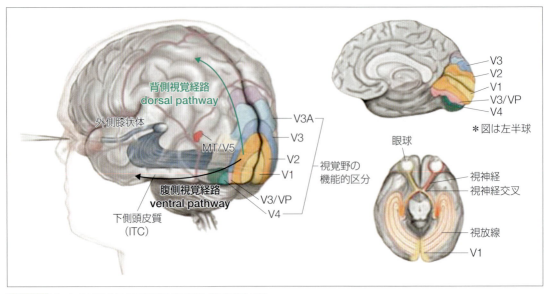

図 2-41 ヒトにおける視覚関連領野の機能的区分

V1：一次視覚野，V2：二次視覚野，V3/VP（V3 ventral posterior area）：三次視覚野の腹側後部領域，V3A（V3 anterior）：三次視覚野の前方領域，V4：四次視覚野，MT/V5：五次視覚野〔MT 野（middle temporal）とも呼ばれる〕．

(Nikos KL：Vision：A window on consciousness. Scientific American 12：18-25, 2002 より一部改変)

間無視や傾きの認知障害，立体視の障害，構成障害，運動盲などが生じる[4]．一方の腹側視覚経路が損傷されると，人物あるいは物体の認識や弁別に障害が生じる[5-7]．作業空間や対象となる物品が正しく認知されていなければ，その道具の使用に困難が生じるのは脳損傷例の観察からみても明らかである．

2 物品に手を伸ばす・つかむ（到達運動と把握運動の制御）

われわれは物品に腕を伸ばしてつかむ際，ほとんど無意識にそれを行うことができる（もちろん意図してつかむこともできる）が，それは脳内で前述した視覚情報をもとに，適切な到達把握運動を出力するための情報処理が行われているためである．その過程は，おおまかに「到達運動（対象物まで腕をもっていく運動）」と「把握運動（対象物に応じて手の形や傾きを合わせる運動）」という2つの要素を含んでいる．前述の背側視覚経路は，さらに2つの下位経路〔背背側経路（dorso-dorsal pathway）と背腹側経路（ventro-dorsal pathway）〕に分けられ，一般的に背背側経路は到達運動を，背腹側経路は把握運動を担うとされる．近年ではさまざまな機能画像研究や神経心理学的検討によって，この2つの経路の担う役割の明確化が図られている（**図 2-42**）[8,9]．

到達運動は，物体の位置に関する空間情報と行為者の身体肢位に関する情報の統合を必要としており，主に上肢の近位筋が関与する．一方，把握運動は上肢の遠位筋が関与し，物体の性質や特徴に関する視覚情報と手の肢位に関する情報の統合を必要とする．いずれの運動においても背側視覚経路である PPC 内の頭頂間溝（intraparietal sulcus：IPS）が重要な役割を果たすとされる．

PPC の機能に関する研究はサルの基礎研究において進んでおり，領域ごとの役割がかなり明確に示されてきている．そのなかでも IPS は，その前方部分で感覚運動プロ

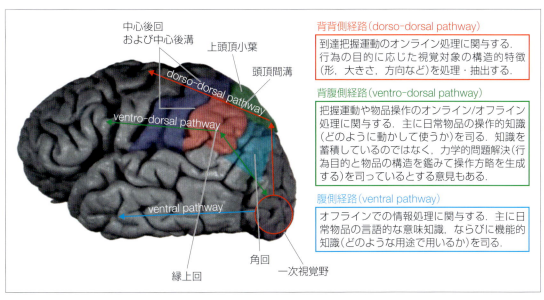

図 2-42 ヒトにおける 3 つの視覚経路

〔引用文献 8），9）を参考に筆者作成〕

セスを処理しており，後方部分で視覚プロセスを処理しているといわれる．また IPS の内側は手の運動に，IPS の外側は眼球運動に各々関係している．神経生理学的な検討によってサルの IPS は，前方部（AIP），中間部（MIP，LIP），腹側部（VIP），そして後方部〔CIP，PO（V6/V6A）〕に区分できる（図 2-43）[10]．頭頂間溝前方部（AIP）は把握運動，頭頂間溝腹側部（VIP）は自己身体周囲の空間の多感覚的認知，頭頂間溝外側部（LIP）は視覚刺激に関連する衝動的眼球運動，頭頂間溝内側部（MIP）や頭頂後頭溝周辺領域（V6/V6A）は到達把握運動のための空間的位置の多感覚的コントロール，頭頂間溝後方部（CIP）は立体視（3 次元図形や面の傾きの識別）にかかわっているとされる．

またこれらの領域は，運動前野との密接な機能的結合をもつ．AIP や VIP は腹側運動前野（ventral premotor area：PMv）と，MIP や V6A は背側運動前野（dorsal premotor area：PMd）と，LIP は前頭眼野（frontal eye fields：FEF）とそれぞれ双方向の線維連絡がある[10]．これら運動前野の諸領域は，意図に応じた運動を遂行するために，頭頂葉から送られてきた情報を取捨選択して一次運動野（M1）に出力するとともに，遠心性コピーを頭頂葉の対応する領域に送ることで，視覚誘導性運動におけるオンライン制御を可能にしている．

ヒトの頭頂間溝領域は従来，サルと類似性が高いといわれていたが[11]，機能画像研究の進歩と研究方法の工夫によって，近年はヒトにおける PPC の機能分化も詳細に調べられている[11-13]．図 2-44 にヒトとサルの頭頂間溝の比較を示す[14]．

3 到達運動の神経機構

到達運動は，サルにおいて特に MIP と PO（V6 と V6A）が重要な役割を果たしている．V6 はより初期の視覚領野から形態や運動視に関する情報を得ており，V6A や MIP を含む他の領域と密な結合が認められる．V6A は，視覚と体性感覚の多種感覚領

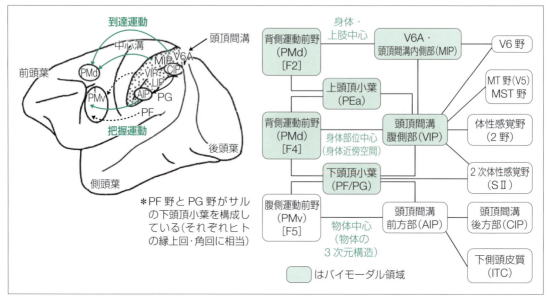

図 2-43 サルの視覚誘導性運動にかかわる各部位の機能的な線維連絡

V6野：六次視覚野，LIP：頭頂間溝外側部，MT野（V5）：middle temporal（五次視覚野），MST野：medial superior temporal．ヒトにおいてもほぼ同様の機能地図になっていることがわかっている．

（丹治 順：頭頂連合野と運動前野はなにをしているのか？―その機能的役割について．理学療法学 40：641-648，2013 より）

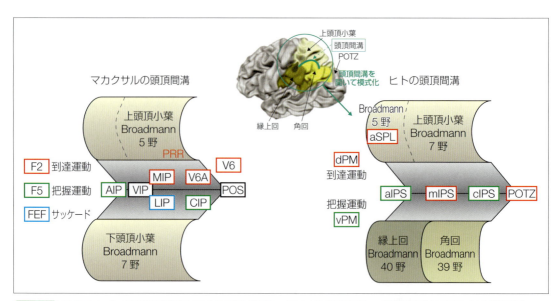

図 2-44 サルとヒトの頭頂間溝における対応部位，および到達運動・把握運動に関与する脳領域

［サルの領域略称］ F2（frontal area 2）：サル背側運動前野（F2野），F5（frontal area 5）：サル腹側運動前野（F5野），FEF（frontal eye fields）：前頭眼野，AIP（anterior intraparietal area）：頭頂間溝前方部，CIP（caudal intraparietal area）：頭頂間溝後方部，MIP（medial intraparietal area）：頭頂間溝内側部，LIP（lateral intraparietal area）：頭頂間溝外側部，VIP（ventral intraparietal area）：頭頂間溝腹側部，POS（parieto-occipital sulcus）：後頭頂葉，PRR（parietal reach region）：頭頂到達運動領域
［ヒトの領域略称］ dPM（dorsal premotor area）：背側運動前野，vPM（ventral premotor area）：腹側運動前野，aSPL（anterior superior parietal lobule）：上頭頂小葉前方部，aIPS（anterior intraparietal sulcus）：ヒト頭頂間溝前方部，mIPS（medial intraparietal sulcus）：ヒト頭頂間溝内側部，cIPS（caudal intraparietal sulcus）：ヒト頭頂間溝後方部，POTZ（parietal-occipital transition zone）：頭頂後頭葉移行部

（Vingerhoets G：Contribution of the posterior parietal cortex in reaching, grasping, and using objects and tools. Front Psychol 5：151, 2014 より）

野で，V6から送られてきた到達運動や把握運動に必要な対象物の形や動き，空間についての視覚的な情報を処理する領域である．V6Aの体性感覚や運動に関連した活動は，上肢の運動に影響を及ぼし，到達運動や把握運動の双方に関連する．V6Aは，腕の運動の制御にかかわるPMdと強い相互結合がみられる．これらのデータから導かれるのは，内側頭頂後頭領域が，到達把握運動のオンライン視覚制御において，遠位と近位の両方の運動をコントロールする機能を備えているということである．

　マカクサルのMIPはIPSの中間に位置しており，V6Aや上頭頂小葉（5野，PE野）の頭頂間溝領域とともにparietal reach region（PRR）[15]を構成している．MIPは視覚対象に向かう手の運動の方向に依存して活動することから，視覚情報を腕の到達運動プログラムに変換する役割を果たすと考えられている[11,16,17]．またMIPは，素早い運動における動作の修正を行うために，運動の誤差あるいは対象物の位置変化を検出する働きも担っている[18,19]．こういった自動的な修正メカニズムは必ずしも動く手の視覚フィードバックを要求しない．このことは修正メカニズムが対象物の位置に関する内的表象や体性感覚フィードバック，遠心性コピー情報にも頼っている可能性を示唆している[19]．

　ヒトの到達運動課題においては，頭頂間溝内側部（mIPS）の神経活動が増加することが示されており，この部位がサルのMIPに対応すると想定されている．加えてmIPSは，視覚誘導性のサッケード眼球運動課題においても活動を認めることから，目標に関連した眼球運動の計画に関与している可能性も考えられている[20-22]．このことはサルのMIPがLIPやVIPに近接しており，機能的結合が強いことからも納得できる．一方でヒトのPOは，頭頂間溝後方部（cIPS）および頭頂後頭葉移行部（POTZ）に位置することが推定されている[23]．さらに近年は，ヒトの前部楔前部（anterior precuneus：aPCu）や吻側の上頭頂小葉においても到達運動に特異的な領域が報告されている[19,24,25]．aPCuはターゲットリーチ課題，明室・暗室条件ともに等しい活動がみられたことから，体性感覚優位に処理される領域と考えられている．以上のようにPPCの内側・背側領域は，把握の要素を含まない到達運動に大きく関与すると考えられている[25-27]．

4　把握運動の神経機構

　サルの把握運動においては，CIPとAIPが主要な役割を担っている．CIPは尾側IPSの外側面に位置しており，物体の傾きや大きさ，面の三次元的な傾きといった視覚情報の分析にかかわる[11,28,29]．一方のAIPは対象を注視したり，操作したりする際にも強く活動し[11,12]，CIPで処理された視覚情報を手や手指の把握運動プログラムに変換する役割をもつ．また，AIPはPMvとの豊富な線維結合を有している．AIPは処理した対象物の属性に関する視覚情報を，手の運動のプロトタイプが貯蔵されたPMvに送るとともに，PMvからM1に送られた運動指令の遠心性コピーを受けて，対象物の形態に適合した把握形態を照合・調整している[30]．Rizzolattiら[31]は，これら線維結合を"Canonical-neuron system"と称した．加えてAIPは，CIPのほかに第二次体性感覚野や下側頭葉とも線維結合を有しており，腹側経路で処理されるような形態認知や対象物の触知覚といった情報も受けながら把握運動を決定していると考えられている[32]．

　ヒトにおいては，頭頂間溝前方部（aIPS）がマカクサルのAIPと機能的に等価であるといわれている．機能画像研究において，aIPSは到達運動の間にも活動するが，把握動作ではより強く活動を示すことから，把握動作により深い関連をもつと考えてよ

い[33]．神経画像研究のデータは，ヒトの把握運動におけるaIPSと中心後回の間の結合の重要性を確認している[33-36]．ヒトのaIPSは，行為計画や目標指向的な手と対象物の運動の認識に加え，運動の意味記憶情報を含むような，より高次の運動機能も担っている[37-43]．一方の手での把握は両側のaIPSの活動を誘発するが，その活動の程度や強度は使用手の対側aIPSにおいてより大きく，利き手によっても影響を受けるといわれている[33,44,45]．サルのCIPに対応する部位もヒトにおいて確認されており，IPSの中間領域の尾側が対象物の表面方向に関する弁別課題において活動することが確認されている[35,46,47]．

5 状況に応じた到達運動・把握運動の選択

　上肢運動の神経機構を述べる際は便宜上，到達運動と把握運動について記述されているが，それらは個々に処理されているのではない．それぞれの神経ネットワークが相互に連絡し合うことで，多様な日常生活動作への適応を可能にしている．その物品の手前に障害物があったり，骨折によって手首を固定していたりすると行為者の到達把握運動は当然異なるものとなる．また，ほとんどの道具は把握した物品を別の対象に働きかけることでその意味を成している．

　このように，われわれは目的とする行為を成し遂げるために少なくとも，①自身の身体状況，②対象物と行為者の空間関係，③使用する物品の意味知識，を無意識的に（時に意識的に）勘案しながら到達把握運動を選択していることになる．その際，運動前野や頭頂連合野といった前頭-頭頂連関は重要な役割を果たしており，これらの認知的要求に応じて前頭頭頂葉領域の活動は増大する[48-50]．特に運動前野は，主に頭頂葉から送られてくるさまざまな感覚情報から，対象物の視覚情報をもとに，どのような動作が可能であるかを選択・誘導している[51]（図2-45）[52]．この過程は，Gibsonの提唱したアフォーダンスを求める作業に相当する．

　また前頭連合野は，新たな課題を解決するにあたって「感覚情報と動作の連合」や「動作プランの形成」[53]といった運動の目標（ゴール）指向的な神経活動を示すこともわかっている[10,54]．

　一方の頭頂連合野（主にPPC）は，先に述べたように到達把握運動にかかわる視覚情報を運動前野へ投射するとともに，前頭葉からの遠心性コピーと身体に入力される感覚情報の両方に基づいて，身体状態に関する内的表象を修正・更新している[55-59]．実際，行為者が現在の身体姿勢とは一致しない行為を計画しなければならないときは，反応時間が延長する[60,61]とともに，PPCの神経活動が増大するといわれている[57,59]．Bakolaら[62]は上頭頂葉が四肢の肢位に関する情報を処理しており，環境のなかで四肢を協調的に動かす役割を果たしていると考えた．PPCはこの情報をもとに目標位置との差異を検出していると考えられている．PPCは遂行前の運動計画に関連しているだけでなく，運動のオンライン修正にも関連している．Desmurgetら[63]は，経頭蓋磁気刺激（transcranial magnetic stimulation；TMS）によるPPCの神経過程への干渉は，健常被験者において視覚刺激に対する動作を更新したり修正したりする能力を障害することを示している．

　これらの神経機構に加えて，ヒトは道具を使用することができる．またそれが直接的な道具でなくとも，利用できる資源を用いて新たな道具を創出して問題解決を図ること

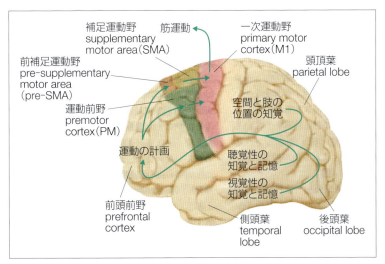

図 2-45 随意的な運動の制御
大脳皮質後部の連合野における知覚や記憶情報をもとに，前頭葉が運動を計画・実行する．
〔Carlson NR（著），泰羅雅登，中村克樹（監訳）：第 4 版　カールソン神経科学テキスト—脳と行動．p277，丸善出版，2013 より〕

も可能である．これらはサルと決定的に異なる能力である．Orban ら[64]は，道具の実際の使用やその観察において，左縁上回（supramarginal gyrus：SMG）の前部が重要な役割を果たすと提唱した．SMG 前部は，道具そのものの意味情報や，把持した道具の典型的な使用法に関する知識を司っている下側頭回・中側頭回からの入力を受けており，意味記憶に基づいた物品の使用を可能にしている．そのほかにも，体性感覚フィードバックや力学的問題解決，あるいは運動の意図に関する情報も SMG の前部に集約される．物品を単に移動させるような生態力学的なシステムに関する運動の処理過程には PPC が活動する一方，物品を道具として使用するような人工的なシステムを駆動させる際には SMG の前方が大きな役割を果たすと彼らは考えている（図 2-46）．

6　物品を離す（リリース）

われわれは物品を離す（リリースする）際，それを急に落としてしまうことなく，ゆっくりと机に置くことができる．言い換えると，物品を把握する力の程度を円滑に調節することが可能である．M1 は筋肉を収縮させる際により大きく活動する[65,66]．一方，筋の弛緩は M1 の神経活動が停止したからといって生じるわけでなく，他の脳領域からの入力を含む神経回路過程が必要となる．補足運動野（supplementary motor area：SMA）や前補足運動野（pre-SMA）は，筋の弛緩において積極的な役割を果たしている可能性が指摘されている[66-68]．加えて物品をゆっくりと置くためには，把持した物品の形状や材質，ならびに設置する対象の形状・材質をも考慮したうえでリリースする力やタイミングを調節しなければならない．このような把持力の精密な調節（precision grip）には PMv や AIP が関与するといわれている[69,70]．

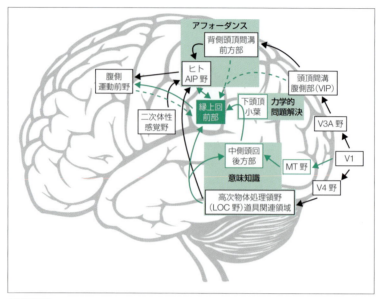

図 2-46 ヒトの道具使用にかかわる神経機構

V1：一次視覚野，V3A野(V3 anterior)：三次視覚野の前方領域，V4野：四次視覚野，MT野(middle temporal)：五次視覚野(V5)，AIP野(anterior intraparietal)：頭頂間溝の前方部．

ヒトの道具使用は，道具との関係によって誘起されるアフォーダンスや道具の意味知識，それらを踏まえた力学的問題解決といったさまざまな情報を利用することで成立している．縁上回前部はこれらの情報を集約する役割を果たしており，AIP野とともに行為者の目的に応じた情報を運動前野へと送っている．

(Orban GA, Caruana F：The neural basis of human tool use. Front Psychol 5：310, 2014 より一部改変)

7 両手動作

　これまで一側上肢での運動に関して述べてきたが，日常生活では拍手をする，荷物を頭上の棚に上げる，パソコンのキーボードを打つ，釘を支えながら金槌を打つなど，両手で行う動作が実質的に大半を占めている．両手動作は前2者のように両手が同期する動作(in-phase)と両手が同期しない動作(anti-phase)に分けられる．また位相(phase)に関しては，時間的位相と空間的位相に大別される．ヒトは本質的に両側肢が同期して動く傾向があり，両手動作ではそれをしばしば抑制する必要がある[71]．つまり，両手動作スキルの獲得には同期しようとする両側手の運動を抑制・調整しなければならない．Brinkman[72]やTanji[73]は，補足運動野損傷後にみられる両手の協応運動制御障害をサルにおいて詳細に調べている．また，補足運動野に損傷を受けたヒトの症例では，記憶したリズムで右手2回，左手1回というように両手を交互に使用してキーボードを叩いたり[74]，右手はグー，左手はパーといった同時進行動作を交互に連続的に遂行したりする両手協応運動がしばしば障害される[75]．

　加えて，両手の協応動作には脳梁も大きな役割を果たす．Franzら[76]は脳梁離断患者の行動を観察したところ，瓶を開けたり，靴ひもを結んだりする両手動作には問題がみられなかった一方で，ゴルフなど新規に習得するような両手の協応動作が障害されていたと報告している．

8 まとめ

　これまで述べてきたように，われわれが物品を使用・操作する際は，前頭-頭頂連関をはじめとした多くの脳領域が関与することが明らかになっている．この視点は，われわれが練習課題を選定するにあたって非常に有用な情報をもたらす．また，練習課題を対象者に提供するにあたっては，脳卒中後に生じた筋骨格系の機能的異常を考慮するのはもちろんのこと，神経ネットワークの観点から考慮することも非常に重要と考えられる．

引用文献

1) Ungerleider LG, Mishkin M：Two cortical visual systems. In：Ingle DJ, Goodale MA, Mansfield RJ (eds)：Analysis of Visual Behavior, pp549-586, MIT Press, Cambridge, 1982
2) Mishkin M, Ungerleider LG, Macko KA：Object vision and spatial vision：two cortical pathways. Trends Neurosci 6：414-417, 1983
3) Nikos KL：Vision：A window on consciousness. Scientific American 12：18-25, 2002
4) 泰羅雅登：高次視覚野の神経生理― Dorsal pathway. Clin Neurosci 30：879-882, 2012
5) Mishkin M：Visual mechanisms beyond the striate cortex. In：Russell R (ed)：Frontiers of Physiological Psychology, pp93-119, Academic Press, New York, 1966
6) Gross CG：Inferotemporal cortex and vision. Prog Physiol Psychol 5：77-123, 1973
7) Dean P：Effects of inferotemporal lesions on the behavior of monkeys. Psychol Bull 83：41-71, 1976
8) Binkofski F, Buxbaum LJ：Two action systems in the human brain. Brain Lang 127：222-229, 2013
9) Osiurak F, Jarry C, Lesourd M, et al：Mechanical problem-solving strategies in left-brain damaged patients and apraxia of tool use. Neuropsychologia 51：1964-1972, 2013
10) 丹治　順：頭頂連合野と運動前野はなにをしているのか？―その機能的役割について．理学療法学 40：641-648, 2013
11) Grefkes C, Fink GR：The functional organization of the intraparietal sulcus in humans and monkeys. J Anat 207：3-17, 2005
12) Culham JC, Cavina-Pratesi C, Singhal A：The role of parietal cortex in visuomotor control：what have we learned from neuroimaging? Neuropsychologia 44：2668-2684, 2006
13) Vesia M, Crawford JD：Specialization of reach function in human posterior parietal cortex. Exp Brain Res 221：1-18, 2012
14) Vingerhoets G：Contribution of the posterior parietal cortex in reaching, grasping, and using objects and tools. Front Psychol 5：151, 2014
15) Cohen YE, Andersen RA：A common reference frame for movement plans in the posterior parietal cortex. Nat Rev Neurosci 3：553-562, 2002
16) Grefkes C, Ritzl A, Zilles K, et al：Human medial intraparietal cortex subserves visuomotor coordinate transformation. Neuroimage 23：1494-1506, 2004
17) Prado J, Clavagnier S, Otzenberger H, et al：Two cortical systems for reaching in central and peripheral vision. Neuron 48：849-858, 2005
18) Desmurget M, Grafton S：Forward modeling allows feedback control for fast reaching movements. Trends Cogn Sci 4：423-431, 2000
19) Kalaska JF, Cisek P, Gosselin-Kessiby N：Mechanisms of selection and guidance of reaching movements in the parietal lobe. Adv Neurol 93：97-119, 2003
20) Beurze SM, de Lange FP, Toni I, et al：Spatial and effector processing in the human parietofrontal network for reaches and saccades. J Neurophysiol 101：3053-3062, 2009
21) Filimon F, Nelson JD, Huang RS, et al：Multiple parietal reach regions in humans：cortical representations for visual and proprioceptive feedback during on-line reaching. J Neurosci 29：2961-2971, 2009
22) Vingerhoets G, Honoré P, Vandekerckhove E, et al：Multifocal intraparietal activation during discrimination of action intention in observed tool grasping. Neuroscience 169：1158-1167, 2010
23) Pitzalis S, Sereno MI, Committeri G, et al：The human homologue of macaque area V6A. Neuroimage 82：517-530, 2013
24) Filimon F：Human cortical control of hand movements：parietofrontal networks for reaching, grasping, and pointing. Neuroscientist 16：388-407, 2010
25) Cavina-Pratesi C, Monaco S, Fattori P, et al：Functional magnetic resonance imaging reveals the neural substrates of arm transport and grip formation in reach-to-grasp actions in humans. J Neurosci 30：10306-10323, 2010
26) Filimon F, Nelson JD, Hagler DJ, et al：Human cortical representations for reaching：mirror neurons for execution, observation, and imagery. Neuroimage 37：1315-1328, 2007
27) Konen CS, Mruczek RE, Montoya JL, et al：Functional organization of human posterior parietal cortex：grasping- and reaching-related activations relative to topographically organized cortex. J Neurophysiol 109：2897-2908, 2013
28) Sakata H, Taira M, Kusunoki M, et al：Neural coding of 3D features of objects for hand action in the parietal cortex of the

monkey. Philos Trans R Soc Lond B Biol Sci 353：1363-1373, 1998
29) Tsutsui K, Jiang M, Sakata H, et al：Short-term memory and perceptual decision for three-dimensional visual features in the caudal intraparietal sulcus (Area CIP). J Neurosci 23：5486-5495, 2003
30) Sakata H, Taira M, Murata A, et al：Neural mechanisms of visual guidance of hand action in the parietal cortex of the monkey. Cereb Cortex 5：429-438, 1995
31) Rizzolatti G, Luppino G：The cortical motor system. Neuron 31：889-901, 2001
32) Borra E, Belmalih A, Calzavara R, et al：Cortical connections of the macaque anterior intraparietal (AIP) area. Cereb Cortex 18：1094-1111, 2008
33) Culham JC, Danckert SL, DeSouza JF, et al：Visually guided grasping produces fMRI activation in dorsal but not ventral stream brain areas. Exp Brain Res 153：180-189, 2003
34) Grafton ST, Fagg AH, Woods RP, et al：Functional anatomy of pointing and grasping in humans. Cereb Cortex 6：226-237, 1996
35) Shikata E, Hamzei F, Glauche V, et al：Functional properties and interaction of the anterior and posterior intraparietal areas in humans. Eur J Neurosci 17：1105-1110, 2003
36) Pierno AC, Tubaldi F, Turella L, et al：Neurofunctional modulation of brain regions by the observation of pointing and grasping actions. Cereb Cortex 19：367-374, 2009
37) Shmuelof L, Zohary E：Dissociation between ventral and dorsal fMRI activation during object and action recognition. Neuron 47：457-470, 2005
38) Tunik E, Frey SH, Grafton ST：Virtual lesions of the anterior intraparietal area disrupt goal-dependent on-line adjustments of grasp. Nat Neurosci 8：505-511, 2005
39) Tunik E, Rice NJ, Hamilton A, et al：Beyond grasping：representation of action in human anterior intraparietal sulcus. Neuroimage 36：T77-86, 2007
40) Tunik E, Ortigue S, Adamovich SV, et al：Differential recruitment of anterior intraparietal sulcus and superior parietal lobule during visually guided grasping revealed by electrical neuroimaging. J Neurosci 28：13615-13620, 2008
41) Ortigue S, Thompson JC, Parasuraman R, et al：Spatio-temporal dynamics of human intention understanding in temporo-parietal cortex：a combined EEG/fMRI repetition suppression paradigm. PLoS One 4：e6962, 2009
42) Vingerhoets G, Acke F, Vandemaele P, et al：Tool responsive regions in the posterior parietal cortex：effect of differences in motor goal and target object during imagined transitive movements. Neuroimage 47：1832-1843, 2009
43) Cross ES, Cohen NR, Hamilton AF, et al：Physical experience leads to enhanced object perception in parietal cortex：insights from knot tying. Neuropsychologia 50：3207-3217, 2012
44) Culham JC, Kanwisher NG：Neuroimaging of cognitive functions in human parietal cortex. Curr Opin Neurobiol 11：157-163, 2001
45) Begliomini C, Nelini C, Caria A, et al：Cortical activations in humans grasp-related areas depend on hand used and handedness. PLoS One 3：e3388, 2008
46) Faillenot I, Decety J, Jeannerod M：Human brain activity related to the perception of spatial features of objects. Neuroimage 10：114-124, 1999
47) Shikata E, Hamzei F, Glauche V, et al：Surface orientation discrimination activates caudal and anterior intraparietal sulcus in humans：an event-related fMRI study. J Neurophysiol 85：1309-1314, 2001
48) Graziano MS, Taylor CS, Moore T：Complex movements evoked by microstimulation of precentral cortex. Neuron 34：841-851, 2002
49) Cooke DF, Taylor CS, Moore T, et al：Complex movements evoked by microstimulation of the ventral intraparietal area. Proc Natl Acad Sci U S A 100：6163-6168, 2003
50) Stepniewska I, Fang PC, Kaas JH：Microstimulation reveals specialized subregions for different complex movements in posterior parietal cortex of prosimian galagos. Proc Natl Acad Sci U S A 102：4878-4883, 2005
51) Jeannerod M, Arbib MA, Rizzolatti G, et al：Grasping objects：the cortical mechanisms of visuomotor transformation. Trends Neurosci 18：314-320, 1995
52) Carlson NR（著），泰羅雅登，中村克樹（監訳）：第4版 カールソン神経科学テキスト—脳と行動．p277，丸善出版，2013
53) Kurata K, Wise SP：Premotor cortex of rhesus monkeys：set-related activity during two conditional motor tasks. Exp Brain Res 69：327-343, 1988
54) 星 英司：視覚情報に基づくアクションの神経機構．神経進歩 66：439-450，2014
55) Wolpert DM, Ghahramani Z：Computational principles of movement neuroscience. Nat Neurosci 3：1212-1217, 2000
56) Johnson SH, Rotte M, Grafton ST, et al：Selective activation of a parietofrontal circuit during implicitly imagined prehension. Neuroimage 17：1693-1704, 2002
57) de Lange FP, Helmich RC, Toni I：Posture influences motor imagery：an fMRI study. Neuroimage 33：609-617, 2006
58) Pellijeff A, Bonilha L, Morgan PS, et al：Parietal updating of limb posture：an event-related fMRI study. Neuropsychologia 44：2685-2690, 2006
59) Parkinson A, Condon L, Jackson SR：Parietal cortex coding of limb posture：in search of the body-schema. Neuropsychologia 48：3228-3234, 2010

60) Parsons LM：Temporal and kinematic properties of motor behavior reflected in mentally simulated action. J Exp Psychol Hum Percept Perform 20：709-730, 1994
61) Shenton JT, Schwoebel J, Coslett HB：Mental motor imagery and the body schema：evidence for proprioceptive dominance. Neurosci Lett 370：19-24, 2004
62) Bakola S, Gamberini M, Passarelli L, et al：Cortical connections of parietal field PEc in the macaque：linking vision and somatic sensation for the control of limb action. Cereb Cortex 20：2592-2604, 2010
63) Desmurget M, Epstein CM, Turner RS, et al：Role of the posterior parietal cortex in updating reaching movements to a visual target. Nat Neurosci 2：563-567, 1999
64) Orban GA, Caruana F：The neural basis of human tool use. Front Psychol 5：310, 2014
65) Buccolieri A, Abbruzzese G, Rothwell JC：Relaxation from a voluntary contraction is preceded by increased excitability of motor cortical inhibitory circuits. J Physiol 558：685-695, 2004
66) Toma K, Honda M, Hanakawa T, et al：Activities of the primary and supplementary motor areas increase in preparation and execution of voluntary muscle relaxation：an event-related fMRI study. J Neurosci 19：3527-3534, 1999
67) Spraker MB, Corcos DM, Vaillancourt DE：Cortical and subcortical mechanisms for precisely controlled force generation and force relaxation. Cereb Cortex 19：2640-2650, 2009
68) Haller S, Chapuis D, Gassert R, et al：Supplementary motor area and anterior intraparietal area integrate fine-graded timing and force control during precision grip. Eur J Neurosci 30：2401-2406, 2009
69) Davare M, Andres M, Cosnard G, et al：Dissociating the role of ventral and dorsal premotor cortex in precision grasping. J Neurosci 26：2260-2268, 2006
70) Davare M, Andres M, Clerget E, et al：Temporal dissociation between hand shaping and grip force scaling in the anterior intraparietal area. J Neurosci 27：3974-3980, 2007
71) Varela F, Lachaux JP, Rodriguez E, et al：The brainweb：phase synchronization and large-scale integration. Nat Rev Neurosci 2：229-239, 2001
72) Brinkman C：Supplementary motor area of the monkey's cerebral cortex：short- and long-term deficits after unilateral ablation and the effects of subsequent callosal section. J Neurosci 4：918-929, 1984
73) Tanji J：The supplementary motor area in the cerebral cortex. Neurosci Res 19：251-268, 1994
74) Halsband U, Ito N, Tanji J, et al：The role of premotor cortex and the supplementary motor area in the temporal control of movement in man. Brain 116：243-266, 1993
75) Laplane D, Talairach J, Meininger V, et al：Clinical consequences of corticectomies involving the supplementary motor area in man. J Neurol Sci 34：301-314, 1977
76) Franz EA, Waldie KE, Smith MJ：The effect of callosotomy on novel versus familiar bimanual actions：a neural dissociation between controlled and automatic processes? Psychol Sci 11：82-85, 2000

参考文献
・小林　靖：頭頂葉の領野区分と入出力．神経研究の進歩 48：498-509，2004
・岩村吉晃：タッチの大脳メカニズム．高次脳機能研究 26：253-260，2006
・村田　哲，前田和孝：手と脳―運動と認知を結ぶ手．神経心理学 29：61-70，2013
・酒田英夫，山鳥　重，河村　満，他：神経心理学コレクション―頭頂葉．pp156-169，医学書院，2006
・八木文雄：神経心理学―認知・行為の神経機構とその障害．放送大学教育振興会，2006
・鈴木匡子：神経心理学コレクション―視覚性認知の神経心理学．医学書院，2010
・森岡　周：リハビリテーションのための神経生物学入門．協同医書出版社，2013
・Kandel ER, Schwartz JH, Jessell TM, 他（編），金澤一郎，宮下保司（監訳）：カンデル神経科学．メディカルサイエンスインターナショナル，2014

H 課題指向型アプローチにおける具体的な練習課題の設定方法

1 課題指向型アプローチの種類

　先の項(「C課題指向型アプローチの概要と理論的背景」⇒44頁)において，課題指向型アプローチの概念について説明したが，本項では課題指向型アプローチの種類と特徴，そしてそれぞれの練習課題の設定方法について記す．

　課題指向型アプローチを用いる代表的な手法であるCI療法では，2種類の課題指向型アプローチを使用している．1つはshaping，もう1つはtask practiceと呼ばれるものである．

　shapingは，行動心理学的アプローチの原則に則った手法であり[1-3]，細かく連続的な課題の難易度調整により，運動もしくは活動における目標を達成するアプローチである．課題は，対象者の運動の限界よりも少し難しい動きを含むものを実施する．表2-8，2-9に，Morrisら[4]やTaubら[5]が例示しているshapingの例を提示する．ここで挙げた特徴を鑑みると，shapingは活動そのもののパフォーマンスというよりも課題(ブロック移動やベルクロはがしなど)を用いて個々の関節運動に焦点を当てていることがわかる．よって，shapingは，脳卒中後片麻痺を呈した対象者の分離運動を促進する目的が比較的強い．この事実から，作業活動におけるshapingの分類は，活動(作業)の手段的利用ということになり，活動に焦点を当てている課題指向型アプローチのなかでも比較的「機能」に焦点を当てた手法であるといえる．CI療法における実際のshapingの手法は，約30〜45秒で終了する程度の課題を設定し，10回を1セットとしてタイムを計りながら実施する．そして，設定した課題を一度終了するたびに，かかった時間や設定した時間内に完遂できた課題の数をフィードバックするものである[3]．

　CI療法のなかで使用されるもう1つの課題指向型アプローチとして，task practiceが挙げられる．この手法は，shapingほど特定の関節運動に焦点化するようなことはない．つまり，課題の遂行時間を1回ずつ計測することもなければ，フィードバックを行うこともない(task practice終了時に各課題に対するフィードバックを行う)．1つの課題に15〜20分程度かけて実施する．さらに，shapingが比較的「機能」に焦点を当てているとするならば，task practiceは活動(例：プレゼントを包む，書字など)に焦点を当てた課題指向型アプローチとして設定されている．ここで再び，Morrisら[4]やTaubら[5]が示すtask practiceの例を表2-10，2-11に提示する．作業活動におけるtask practiceの分類は，作業の目的的利用の側面を有し，比較的「活動」に焦点を当てた手法であるといえる．

　このように，課題指向型アプローチのなかにも比較的「機能」と「活動」に焦点を当てた特徴をもつ課題指向型アプローチがある．各々の特徴を吟味して，対象者の特徴に応じた課題を提示する必要がある．

表 2-8 shaping（ブロックを箱の上に移動する課題）の例

活動の種類	・この課題では箱といくつかのブロックを使う ・対象者はブロックを机から箱の上に移動する ・箱を置く場所や高さは，目標となる関節運動によって決定する 　（例：肩の屈曲，肘の伸展を目標とする場合は箱を正面に設置）
難易度調整	・距離：箱をより遠くに置けば，肘の伸展を促すことができる ・高さ：より高さのある箱を用いれば，肩の屈曲を促すことができる ・ブロックの大きさ：ブロックの大きさを変えることで，手関節や手指のコントロールを促すことができる
フィードバックのパラメータ	・一定の時間に反復できた数 ・決まったブロックを移動するためにかかった時間
強調される関節運動	・指腹つまみ ・手関節の伸展 ・肘の伸展 ・肩の屈曲

（Morris DM, Taub E, Mark VW：Constraint-induced movement therapy：characterizing the intervenetion protocol. Eura Medicophys 42：257-268, 2006 より一部改変）

表 2-9 shaping（ベルクロをはがす課題）の例

活動の種類	・ベルクロをチェッカーボードのように，格子じま模様に並べる ・木製の立方体（チェッカー）の下面にベルクロをつけて，チェッカーボードに取りつける ・各チェッカーの上部に紐で輪をつける ・対象者はつまみ動作や伸展させた指を輪に通して物品を移動する 　（療法士が目的とする手の動きで操作させる）
難易度調整	・チェッカーの数：耐久性を向上させるためにチェッカーの数を増やす ・距離：肘の伸展を促すためにより遠くにチェッカーボードを設置する ・高さ：チェッカーボードの高さを上げることで，肩の屈曲を促すことができる
フィードバックのパラメータ	・一定の時間に反復できた数 ・決まったブロックを移動するためにかかった時間
強調される関節運動	・指腹つまみ/各手指の伸展 ・手関節の伸展/屈曲 ・チェッカーボードを置く場所による肩の屈曲と肘の伸展

〔University of Alabama, Birmingham（UAB）：UAB Training for CI Therapy. UAB CI Therapy Research Group, 2011 より一部改変〕

表 2-10 task practice（衣服を分別する/衣服を畳む活動）の例

活動の種類	・対象者は正面に衣服やタオルがたくさん入った洗濯カゴが置かれたテーブルの前に座る/立つ ・対象者はカゴから洗濯物を取り出し，色別に分け，畳む
難易度調整	・一定の時間に分別する/畳む衣服やタオルの大きさ
フィードバックのパラメータ	・数：分別する/畳むタオルや衣服の数を多くする ・時間：分別する/畳む時間を短くする ・畳みかたの質：より左右対称に畳めるように指示する ※これらの課題は手の機能を改善させる（例：母指の伸展/対立）

（Morris DM, Taub E, Mark VW：Constraint-induced movement therapy：characterizing the intervention protocol. Eura Medicophys 42：257-268, 2006 より一部改変）

表 2-11 task practice（食事における活動）の例

活動の種類	・対象者は麻痺手側にスプーンと縁取りのされたボウルが置かれたテーブルの前に座る/立つ ・対象者はさらに前方に置かれたボウルの中にスプーンを用いて物品を移動させる
難易度調整	・ボウルの固定力（底面の摩擦力を手の機能に合わせ徐々に減らす） ・対象者が通常のスプーンを使えない場合は，使いやすい把手を作製する ・麻痺手の機能に合わせて，深いボウルを用いる ・移動する物品を粘土/木の立方体から豆/ビー玉に変更する（接地面との摩擦を麻痺手の機能に合わせて減弱させる）
フィードバックのパラメータ	・数：移動する物品を増やす ・時間：移動する時間を短くする ・代償動作：前腕や手関節の動きを積極的に使うように口頭指示を与える 　　　　　　体幹の代償動作を減らすように口頭指示を与える

〔University of Alabama, Birmingham（UAB）：UAB Training for CI Therapy. UAB CI Therapy Research Group, 2011 より一部改変〕

表 2-12 手段・目的としての活動（作業）の利用

	手段としての活動（作業）	目的としての活動（作業）
目的性 （purposefulness）	能力や潜在能力を組織化する	能力や潜在能力を活動・役割へ組織化する．行動（人の態度・日常・人生）を組織化する
意味性 （meaningfulness）	治療的に活動を行うこと（療法室で治療として活動を行うこと）に動機を与える	実際の行動（活動・生活役割を行うこと）に動機を与える
効果 （effect）	治療的に提示した課題が達成できることを要求する．活動は能力や潜在能力を改善する	適応的・教育的な側面を含み，生活上の役割を含む活動や課題（行動）を改善する

（Trombly CA：Occupation：purposefulness and meaningfulness as therapeutic mechanisms. 1995 Eleanor Clarke Slagle Lecture. Am J Occup Ther 49：960-972, 1995 より一部改変）

2 shaping と task practice

　Trombly[6]は，活動（作業）の手段的利用について理論的な観点から以下のように述べている（表 2-12）．活動（作業）の手段的利用は，能力や潜在能力の組織化を目的とし，意味性の観点から，治療的に活動を実施することに対して動機を促すとしている．すなわち，「練習における活動」に対する動機づけを特徴としてもつ手法である．一方，活動（作業）の目的的利用の特徴としては，能力や潜在能力の実際の行動（実際の生活における課題・活動・役割）への組織化がある．つまり，「練習における活動」に対してではなく，「実生活における行動」に対して動機を促すものといえる．

　上記はあくまでも理論として述べられているが，この現象を端的に示したデータが，Taub ら[7]が実施した CI 療法における shaping と task practice に関する検討でみてとれる．図 2-47 に結果を提示する．shaping のみ実施した群は，task practice のみ実施した群に比べ，麻痺手の機能を示す Wolf Motor Function Test（WMFT）のパフォーマンスタイムの結果が優れていた．逆に，task practice のみ実施していた群は，麻痺手の機能は shaping のみ実施していた群に比べ劣るにもかかわらず，麻痺手の日常生活に

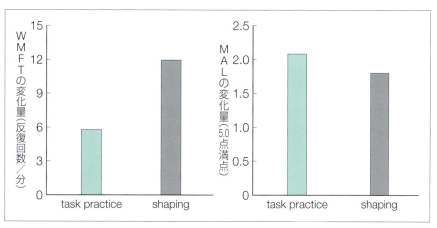

図 2-47 shaping と task practice の効能の違い

(Taub E, Uswatte G, Mark VW, et al : Method for enhancing real-world use of a more affected arm in chronic stroke : transfer package of constraint-induced movement therapy. Stroke 44 : 1383-1388, 2013 より一部改変)

における使用頻度（行動）を示す Motor Activity Log（MAL）が優れていた．この結果は，shaping はより機能を効率よく促進するが，task practice は機能面で劣るにもかかわらず，その機能を実生活における目的行動に用いやすいことを示している．これは，まさに活動（作業）の手段的利用と活動（作業）の目的的利用の特徴の違いを示したものといえるだろう．

このことからも，shaping と task practice の利用方法は，対象者の状況および目的によって大いに異なるといえる．そして，それぞれの特徴を鑑みても，どちらか1つの活動（作業）の利用方法ですべてが完結できるわけではない．対象者の状況に応じて，これらの方法の比重を設定することが重要である．

Column アプローチにおける shaping と task practice

先に挙げた2種類の課題指向型アプローチの利用方法の配分であるが，これは対象者間で常に一定ではない．対象者に練習を提供する実施施設の人的資源，対象者の高次脳機能や性格，ライフスタイルと練習目標を療法士が評価し，その結果によって shaping と task practice の割合を決定することが重要である．

脳卒中後生活期において，麻痺手の機能が低下しているにもかかわらず，麻痺手を何とか使おうとしている対象者が仮にいるとする．逆に，機能は十分保たれているにもかかわらず，麻痺手を使用しない対象者も仮にいるとする．このような行動的特徴をもつ対象者に対して，「機能」と「行動」のそれぞれに焦点を当てた shaping と task practice の割合の設定が1つの解決策になるかもしれない．たとえば，前者には「行動」に対する動機づけは十分にできていると判断し，比較的「機能」に焦点を当てた shaping を多く配分することが有効かもしれない．逆に後者の場合は，活動を行うために，「機能」に対する動機づけは十分にできていると判断し，活動に焦点をあてた task practice を多めに配分することが有効な場合もある．つまり，対象者の特性に合わせたオーダーメイドを常に意識し，両方の特性をもった活動（作業）課題を1時間に4～8個程度，バランスよく配置することが求められる．

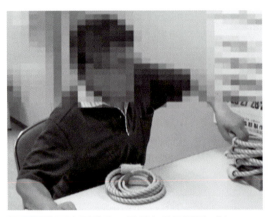

図 2-48 到達運動時の異常な共同運動パターン

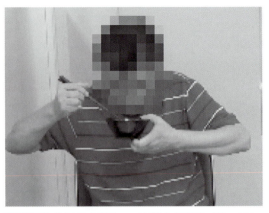

図 2-49 「食事の際に，お椀を口元に持っていく」動作

3 練習課題を作成するための評価

　ここでは，課題指向型アプローチにおける課題の選定および作成のために必要な，関節運動の評価手順を紹介する．脳卒中後の上肢麻痺において，上肢機能の向上には，麻痺由来の異常な共同運動パターンを分離することが求められる．そして，評価した異常な共同運動パターンと逆の関節運動こそが，練習のターゲットとなる関節運動となる．このように，課題指向型アプローチを実施する際に，まず練習の対象となる関節運動を評価する必要がある．動作時に生じる異常な共同運動を同定するボトムアップの側面を含む評価と，対象者の目標とする活動に必要な関節運動を選定するトップダウンの側面を含む評価を以下に紹介する．

　ボトムアップの側面を含む評価を行うには，対象者がある運動を実施した際の異常な共同運動パターンを評価することが必要となる．たとえば，前方へのリーチといった単純なパフォーマンスを観察した際に，代償運動として生じる異常な共同運動の観察もボトムアップの側面をもつ評価に含まれる．また，図 2-48 に示した対象者の場合，到達運動時に肩甲帯の挙上・伸展（リトラクション），肩関節外転・内旋，肘関節屈曲，前腕回内，手関節掌屈といったパターン（動作時に観察される異常な共同運動パターン）がみてとれる．つまり，練習の目標となる関節運動はこの運動の逆，すなわち肩甲帯の下制・屈曲（プロトラクション），肩関節内転・外旋，肘関節伸展，前腕回外，手関節背屈ということになる．

　次に，トップダウンの側面を含む評価について述べる．これは，対象者が目標として成し遂げたい活動に対し必要な関節運動を選定する評価である．たとえば，対象者が「食事の際に，お椀を口元に持っていく活動」を目標に据えたとする（図 2-49）．この場合，肩甲帯はやや屈曲（プロトラクション），肩関節外転・外旋，肘関節屈曲，前腕回外，手関節やや背屈といった関節運動が必要となる．

　このようにボトムアップとトップダウンの２側面から活動の実現に必要な関節運動を選定し，それらが重なる部分〔例：上記に示した対象者の場合，肩甲帯の屈曲（プロトラクション），肩関節外旋，前腕回外，手関節背屈といった関節運動〕が，課題指向型アプローチにおいて優先順位の高い練習の対象動作となる．

これらの基本的な考えかたに加え，練習課題を実際に遂行していくにつれ，実際の課題におけるパフォーマンスの観察から，改善の余地があると療法士が判断した関節運動も練習対象とみなし，それらの動きを含む課題を選択および作成することが療法士には求められる．

4 shapingの実際

ここでは，活動(作業)の手段的利用であるCI療法におけるshapingの実際を説明する．

1 スピードを重視するshapingの手法

1つめはTaubら[3,7]の研究における手続きとしてのshapingであり，体系化された手法である．このshapingは基本的に療法士と対象者が1対1で行うものである．まず，前述のボトムアップ・トップダウンの側面をもつ評価で明らかになった練習の対象となる関節運動を含む課題を提示する．次に，設定したshapingにおける課題は，10施行を1セットとし，1施行ごとの時間計測を10回繰り返す．課題は1施行あたり30〜45秒に収まるように，難易度を対象者の機能に合わせて設定する．対象者は，麻痺手のみを使って設定された課題を時間内にできるだけ速く遂行する．課題における大きな失敗体験につながる恐れもあるため，1施行に120秒以上費やす課題は基本的に設定しない．なお，ただできればよいというわけではなく，ある程度の動作の質も求める(「❶練習課題における難易度調整」の項で詳しく説明する⇒107頁)．

shapingにおける難易度調整は，前回練習時に同一のshapingを実施した際に計測した10施行の計測タイムのうち，前半の5回の施行のタイムの合計よりも，後半の5回のタイムの合計が短くなった場合にのみ実施する．その際，練習の対象となる関節運動を促すために設定した難易度調整の項目(例：肘関節の伸展を促すために身体から物品を遠ざける，肩関節の屈曲を促すために物品を移動する位置を高くする，など)のパラ

Column 評価における廃用性の筋力低下や筋萎縮，腱の癒着による運動制限にはどのように対応するか？

廃用性の筋力低下および筋萎縮，腱の癒着といった末梢性運動器の問題は，長期間の不動が原因となり生成された2次的な障害であり，脳神経系の可塑性を促す課題指向型アプローチに加え，別の視点でのアプローチが必要である．たとえば，廃用性の筋力低下や筋短縮の改善については，廃用性の筋萎縮の改善方法を施す必要があり，10日〜2週間程度の間に実施するCI療法のみでのアプローチでは，改善の見込みは低い．運動のパフォーマンスは，脳神経系といった中枢神経系と末梢の運動受容器双方の働きにより向上する．活動の制限となる問題点がどちらに起因するのか注意深く評価し，練習方法ならびに練習の提示時期が重要となる．臨床的な視点から筆者の個人的見解を述べるが，10日間の集中練習の場合は，行動変容に焦点を当てた課題指向型アプローチを中心に実施し，中枢神経系へのアプローチを中心にする．この期間に，ある程度行動変容が実現でき，対象者が活動の精度を上げるための方略について理解が進んだということであれば，個々の活動のパフォーマンスの向上を目標とした機能指向型アプローチ〔例：単関節の筋力トレーニング(ローテータカフ強化のための肩回旋に対するゴムチューブトレーニング)など〕を，対象者が目的を理解したうえで併用することも長期的な経過を鑑みると有用となる可能性がある．

メーターを漸増させ，この手続きを練習ごとに繰り返すというものである．この手法は，常に療法士がそばにおり，対象者の一挙手一投足に対し，フィードバックやエンカレッジメント（「**J**課題指向型アプローチにおける療法士と対象者のかかわり（相互作用）」⇒ 117 頁）を行うことが要求される．

2 動作の持久力を重視する shaping の手法

　一方，上記で示した施行回数と施行時間を重視する shaping の手法と並行して，ある程度の時間をかけて課題遂行時の動作の持久力を重視する別の手法もバランスよく使い分ける必要性がある．ちなみに，海外の CI 療法の研究では本手法は使われていないが，わが国の CI 療法の報告では使用しているものが多く，筆者らの研究[8,9]においては，これらの手法も上記の shaping と並行して実施している．この手法は，Taub ら[3,5]の方法論に基づいた同様の課題を，時間は計らずに，1 課題あたり 10〜20 分の時間をかけて実施する方法である．ただできればよいというわけではなく，適切な難易度調整がなされた課題を実施する．また，スピード重視の手法がタイム計測によって難易度を向上させるのに対し，後者は動作の質によって難易度が向上する．これらの点については，「**I**練習課題における難易度調整」（⇒ 107 頁）で詳しく説明する．

　スピードを重視する手法では，高次脳機能障害，特に脱抑制や前頭葉性注意・モニタリングの低下，軽度の記憶障害がある対象者は，スピードを意識しすぎるあまり拙速な動作を繰り返し，体幹の前後屈・側屈をはじめとした異常な共同運動パターンで代償しながら課題を遂行してしまうこともあり，効率が悪くなる場合も認めている．また，常に療法士がそばにいて時間を計らなければならず，実施環境の人的資源によっては導入が困難な場合もある．対象者の特徴に合わせて，2 つの手段的な活動（作業）の利用を効率よく使い分けることが重要である．ただし，1 つの shaping を 10 回 1 セットと区切る，1 課題あたり 15〜20 分といった設定は，筆者らが実施している 1 日 5 時間の練習スケジュールのなかで設定している時間にすぎず，そのままの時間設定を用いる必要はない．大切なのは，適切な難易度調整が施された shaping が対象者にどのような影響を与えるかといった特徴を理解し，療法士が所属する施設の状況に合わせて，対象者に練習させることである．2 つの方法論は，前者のスピード，後者の持久力や動作の質といったように，焦点を当てる「機能」が異なる shaping といえる．

> **Column**　課題を考えることに慣れていない療法士には…
>
> 　「麻痺の分離（運動自由度）を促すための関節運動」と「目的とする活動を可能にするための関節運動」が含まれた課題を作れば，基本的にどのような課題を実施してもよい．大切なことは，評価から導き出された問題点を解決するための関節運動が含まれていること，対象者が生活のどの場面でその運動を使うのかが意図されていることである．つまり，「何（What）」をやればよくなるといったことではなく，「どうして（Why）」，「どのように（How）」やるのかが重要である．課題の選定が抜群によくても，その後の難易度調整が不十分であれば，機能も行動も促進されないし，逆も然りであると筆者は考えている．この点に留意して課題を選定することが重要である．麻痺手を用いた主体的な練習に慣れていない療法士の方々は，まず雛形となる課題を模倣することから実施してはいかがだろうか？　本書には，筆者らがよく用いる課題をサンプルとしていくつか掲載している．これらを参考に対象者に実施してみてもらいたい．

5 task practice の実際

　ここでは活動(作業)の目的的利用である task practice の内容を示す．この活動は，主に shaping によって獲得した機能を，実生活における行動に応用するための練習方法である．いわば，リハビリテーション室と日常生活の場をつなぐ役割を果たす，より実際的で目的な活動を用いた練習といえる．練習の内容は表 2-10 でも示したが，対象者が実際に日常生活で実施する活動および，目標として設定した活動における麻痺手の使用が対象となる(例：テーブルセッティング，米・豆をかき混ぜる，壁や窓・扉を磨く，書字，食事にかかわる活動，など)．task practice における課題の選定は目標設定の段階で対象者が練習目標として希望したものや，療法士が対象者の現状の能力を鑑みて，実施可能と判断した活動を対象とする．

　shaping と同様に，練習目的となる関節運動を含むものを選択することが必要である．各アプローチの序盤に，対象者に対してその活動がどの程度上手にできているかについて，賞賛・動機づけといったエンカレッジメントを行う．さらに，おおよそ 5〜10 分おきに，対象者のパフォーマンスに対しても同様にかかわるようにする．

　task practice は shaping ほどシステマティック，かつ頻繁なかかわりを必要としないが，療法士ができる範囲で，エンカレッジメント，フィードバック，モデリング，コーチングを実施する〔これらの詳細は「J 課題指向型アプローチにおける療法士と対象者のかかわり(相互作用)」の項を参照(⇒ 117 頁)〕．特に，同一時間に遂行できた活動の量や所要時間の短縮などは逐一記録し，対象者にフィードバックする．task practice は実生活における活動となるため，両手動作を必要とする課題も存在する．米国の CI 療法では決して健側を使うことはないが，わが国における研究では両手を用いた task practice を提供して成果を上げているものもある(筆者らの研究はすべて両手動作課題を含んでいる)．

　task practice は，タイムトライアル重視の shaping に比べると，時間計測に必要な人的資源を必要としないため，対象者が自主的な練習のなかで効果的に実施できる．

Column　2 種類の課題指向型アプローチの相互作用

　心理的な観点から，活動(作業)の手段的利用と目的的利用の相互作用を考えてみたい．

　たとえば，練習において動機を与える活動(作業)の手段的利用としての shaping は，その意味性において，「行動」よりも「機能」に焦点が当たる傾向がある．「昨日よりも早く動かすことができた」，「昨日はつまめなかったものがつまめた」といったように，行動に対する成功体験というよりは練習場面で使用した機能に対する成功体験といった印象があり，機能面に対する動機づけが強いように感じる．これに対し，活動(作業)の目的的利用としての task practice における成功体験は，より強くダイレクトに日常生活活動に対する動機を与える印象がある．しかし，これらの課題指向型アプローチは仮に失敗した場合，その失敗体験が，「機能」および「行動」に対する抑制因子となる可能性もある．たとえば，対象者が失敗を恐れている場合は，「行動」における失敗体験に伴う行動抑制を極力少なくするために，まずリハビリテーション室に限局する「機能」に焦点を当てた活動(作業)の手段的利用から導入し，機能と麻痺手の機能的使用に対する動機を十分に向上させ，かつ活動における失敗のリスクを軽減させたうえで，「行動」に焦点を当てた活動(作業)を導入する必要がある．なお，この点については，あくまでも筆者の臨床経験からの個人的印象にすぎないため，今後検証などの必要があると考える．

task practiceは1課題15〜20分間程度の時間を設定する．ただし，これは1日5時間の練習スケジュールのなかで設定している時間にすぎず，この通りの時間を設定する必要はない．大切なのは，活動(作業)の目的的利用としてのtask practiceやその間に行う対象者とのかかわりがどのような影響を与えるかといった特徴を理解し，療法士が所属する施設の状況に合わせて，対象者に練習を提供することである．

引用文献

1) Skinner BF：The Technology of Teaching. Appleton-Century-Crofts, New York, 1968
2) Panyan MV：How to Use Shaping. HH Enterprises, Lawrence KS, 1980
3) Taub E, Crago JE, Burgio LD, et al：An operant approach to rehabilitation medicine：overcoming learned nonuse by shaping. J Exp Anal Behav 61：281-293, 1994
4) Morris DM, Taub E, Mark VW：Constraint-induced movement therapy：characterizing the intervention protocol. Eura Medicophys 42：257-268, 2006
5) University of Alabama, Birmingham (UAB)：UAB Training for CI Therapy. UAB CI Therapy Research Group, 2011
6) Trombly CA：Occupation：purposefulness and meaningfulness as therapeutic mechanisms. 1995 Eleanor Clarke Slagle Lecture. Am J Occup Ther 49：960-972, 1995
7) Taub E, Uswatte G, Mark VW, et al：Method for enhancing real-world use of a more affected arm in chronic stroke：transfer package of constraint-induced movement therapy. Stroke 44：1383-1388, 2013
8) Takebayashi T, Koyama T, Amano S, et al：A 6-month follow-up after constraint-induced movement therapy with and without transfer package for patients with hemiparesis after stroke：a pilot quasi-randomized controlled trial. Clin Rehabil 27：418-426, 2013
9) Takebayashi T, Amano S, Hanada K, et al：A one-year follow-up after modified constraint-induced movement therapy for chronic stroke patients with paretic arm：a prospective case series study. Top Stroke Rehabil 22：18-25, 2015

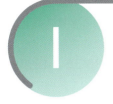 練習課題における難易度調整

1 課題指向型アプローチにおける難易度調整

　難易度調整は，shaping, task practice ともに同じ考えかたで進めていく．先行研究における課題指向型アプローチにおける，明確な難易度調整の方法は不明な点が多い．本項では，筆者らが実際の臨床現場において経験的に実施している方法について記載する．

　課題の難易度調整においては，「空間的な拡張性」，「スピード」，「アプローチに用いる物品の文脈(context，物品としての特徴)」，「アプローチに用いる物品と周辺環境の相互作用」などが深く関連している．それらを適切に調整することにより，Winsteinら[1]が報告しているように，70％程度の成功率を目標としている．しかしながら，10回中7回成功する課題，つまり70％程度の成功率をもつ動作を瞬時に設定するのは，熟達した療法士であっても困難なことが多い．

　筆者らは実生活における麻痺手の使用頻度と主観的な使いやすさを評価する Motor Activity Log(MAL)に用いられている課題遂行中の動作の適切性を測る Quality of Movement(QOM)(表2-13)[2]の指標を用いて，QOM 3.5〜4.0 の範囲に収まる程度の

表2-13 練習を行う際のQuality of Movement(QOM)の観察ポイント

0. 患側は全く使用していない(不使用)
1. 活動の一部分は可能だが，
    - 異常な共同運動のみで実施している
    - 活動中の多関節間の協調性が著しく欠ける
2. 活動を完遂できるが，
    - 異常な共同運動の影響を受ける
    - 過度の体幹の代償動作を伴う
    - 活動において非麻痺手の助けが必要
    - 近位関節のコントロールの欠如
    - 良好な運動能力の欠如
    - 体重を支えるような活動が少しだけ可能
    - 動作スピードが著しく遅い
3. いくらか分離運動は可能だが，
    - 異常な共同運動の影響を受ける
    - 活動が遅い
    - 活動中の多関節間の協調性が中等度欠ける
    - 活動の正確性の欠如
    - 体重を支えるような活動が重度の困難を伴いながら可能
    - 原始的な把握運動が残存
4. 正常に近い動きだが，
    - わずかに動作が遅い
    - 活動中の多関節の協調性が軽度欠ける
    - 体重を支えるような活動が中等度の困難を伴いながら可能
5. 正常な動作

〔University of Alabama, Birmingham(UAB)：UAB Training for CI Therapy. UAB CI Therapy Research Group, 2011 をもとに作成〕

動作の質を実現できるような課題の難易度調整を行っている．

　筆者の経験ではあるが，QOM 3.0 未満の難易度の課題を実施していると異常な共同運動パターンを強調した動きを学習し，逆に，QOM 4.0 以上の難易度の課題を実施しても，上肢機能は一向に変化しない印象がある．その点，QOM を 3.5（3.0 と 4.0 の中間）程度に設定すると，練習により異常な共同運動パターンが減少していく傾向が見受けられる．なお，これらの難易度調整を行った結果，筆者らの研究結果[3,4]を導くことができる．

> **Column　Quality of Movement（QOM）**
>
> 　QOM は，MAL において使用されている質的評価である．QOM の詳細を言語と視覚情報を用いて，表 2-13，図 2-50，2-51 に示す[2]．0〜5 点までで評価し，0.25 ポイント間隔で評価を行う．
>
>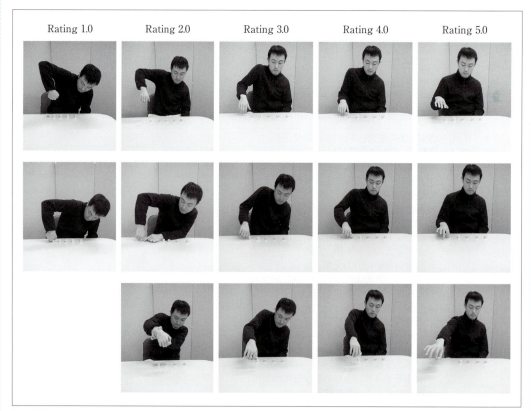
>
> **図 2-50** ブロック操作の Quality of Movement（QOM）
> 課題実施時の QOM が 3.5〜4.0 に収まるように設定する．
> 4.0 付近になれば，再び 3.5 付近になるように課題の難易度を向上させる．
> 〔University of Alabama, Birmingham（UAB）：UAB Training for CI Therapy. UAB CI Therapy Research Group, 2011 をもとに作成〕

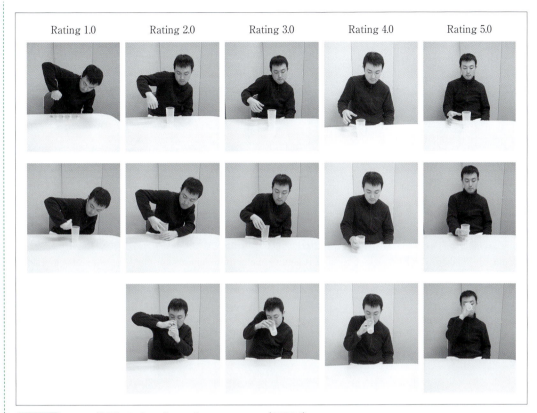

図 2-51 コップ操作の Quality of movement(QOM)
課題実施時の QOM が 3.5〜4.0 に収まるように設定する．
4.0 付近になれば，再び 3.5 付近になるように課題の難易度を向上させる．
〔University of Alabama, Birmingham(UAB)：UAB Training for CI Therapy. UAB CI Therapy Research Group, 2011 をもとに作成〕

Column　難易度調整が脳皮質に与える影響

　脳の可塑性について，Plautz ら[5]はサルを用いた基礎実験で興味深い研究を行っている．彼らは，人為的に脳卒中を起こし上肢麻痺を起こさせたサルに，何度も挑戦しないと餌を取れないような小さな穴から餌を取らせる課題を実施させたサルと，1 度の挑戦で餌を取れる大きな穴から餌を取らせたサルのパフォーマンスの推移ならびに一次運動野における手の領域の変化を調べた（図 2-52A）．結果，同程度の餌を摂取させているにもかかわらず，大きな穴から餌を取らせる課題を実施させたサルでは，前腕・手関節・手指にかかわる一次運動野の領域は若干小さくなっていた（図 2-52B）．一方，小さな穴から餌を取らせる課題を実施させた個体は，当初は 1 つの餌を取るのに 18 回程度の挑戦が必要であったが，練習が進むにつれてその回数は減っていき，最終的には 1 回で小さな穴から餌を取れるようになった（図 2-52C）．さらに，練習終了後の一次運動野の前腕・手関節・手指がかかわる領域は約 3%拡大していた（図 2-52B）．同様の結果は，ネズミに対する研究でも明らかになっており[6]，脳の可塑性を伴う上肢機能の向上には，練習量が重要視されているが，漫然と難易度調整を行っている課題は，脳の可塑性を惹起できないものと思われる．

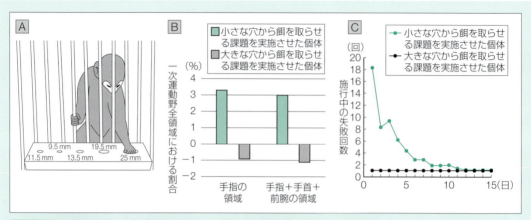

図 2-52 難易度調整の有無とスキルおよび一次運動野の変化
A:サルの訓練場面. B:学習後の一次運動野における麻痺手の領域. C:スキル学習の推移.
(Plautz EJ, Milliken GW, Nudo RJ:Effects of repetitive motor training on movement representations in adult squirrel monkeys:role of use versus learning. Neurobiol Learn Mem 74:27-55, 2000 より一部改変)

2 空間的な拡張性とは？

　　　実際の臨床場面において活動の難易度を調整する際に，空間的な拡張性は重要な因子となる．1980年代に出版されたエガースの作業療法[7]のなかでも，Brunnstrom Recovery Stage(BRS)がⅣの事例に対しては，座面の高さに物品を設置することを，BRSがⅤの事例に対しては，物品の設置位置をより高く・遠くといったように，機能向上に合わせて空間的な拡張性を担保する必要性を謳っている．こういった経験的に行われてきた活動に対する難易度調整は，空間的な拡張性が増すにつれて一度に動作に導入する関節数を増加させていると考察できる(図2-53)．実際，筆者らも課題指向型アプローチを行う際の難易度調整として，麻痺の程度が重度～中等度の対象者では，課題は空間的に比較的低い場所(座面の高さ以下の場所)で実施し，機能やパフォーマンスの向上に合わせ，徐々に高い位置，身体より遠い場所(前後左右)に位置を設定していくことで，参画する関節

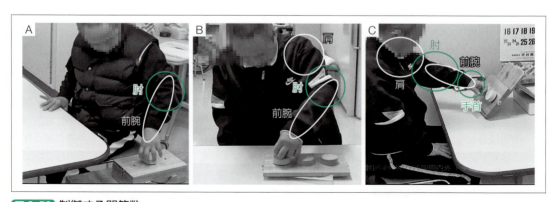

図 2-53 制御する関節数
微細な筋活動などは省いた分析を例に挙げると(便宜上，肩甲帯周囲および手部は除く)，制御している関節数は，Aは2，Bは3，Cは4となる．

数をコントロールし，成果を得ている．

3 空間的な拡張性における難易度調整

　ここでは，一般的な片麻痺の対象者を想定した難易度の調整方法を例示する．ただしこれらは筆者らの経験から独自に体系化した臨床思考であり，科学的な根拠は乏しいことに留意していただきたい．

　われわれは基本的に，脳卒中後片麻痺の対象者が呈する異常な共同運動パターンに拮抗した関節運動を練習課題に取り入れるべきというスタンスをとっている．たとえば，対象者の異常な共同運動パターンが，肩甲帯挙上・伸展，肩関節外転・水平外転・内旋，肘関節屈曲，前腕回内，手関節掌屈であったとすると，練習対象となる関節運動は，肩甲帯下制・屈曲，肩関節内転・水平内転・外旋，肘関節伸展，前腕回外，手関節背屈となる（第2章H「課題指向型アプローチにおける具体的な練習課題の設定方法」⇒98頁）．そして，これらの練習対象となる関節運動の動員数と可動範囲が課題の難易度を規定すると考えている．

　上記のような異常な共同運動パターンに対する課題の段階づけを，ブロック移動を例に挙げて解説する．まず，前方の机に置かれたブロックを手を伸ばして把持するが（図2-54A），この際に注意すべき点は，動作の質を示すQOMが3.5～4.0程度になるよう机の高さやブロックとの距離を設定することである．対象者の重症度によっては，机の高さよりも低い位置からブロックを把持するよう設定する場合もある．ブロック移動課題の場合，慣例的に机上より把持し，上方あるいは前方に移動させるような設定で対象者に提供することが多いが，それでは練習初期の難易度としては不適切なことがある．なぜならば，最初から積極的に前上方への移動を設定した場合，異常な共同運動パターンが過度に強調されてしまったり，三角筋などの表層筋に依存した挙上運動を反復した結果，肩関節の疼痛を誘発してしまったりするからである（Memo 3参照）．

　そのため筆者らは，練習初期であればしばしば下・後方にブロックを移動するように設定している．図2-54Bのように，ブロックを把持したのち，前腕中間位で肩甲帯下制，肩関節および肘関節伸展を用い，身体側方でリリースする．その設定で反復練習を実施し，動作の質を示すQOMが4.0に近づいてきたら難易度を漸増する．たとえば図2-54Cのように，肩関節や肘関節伸展の可動範囲をより大きくして，より後方でリリースするように設定する（対象者によっては体幹運動による代償が多少生じるが，

Column なぜ，前腕回内外に伴う肩関節回旋を早期から導入するのか？

　肩関節，特に肩甲上腕関節における安定性を担う役割は回旋筋腱板（ローテータカフ）が担っているといわれている．回旋筋腱板は，棘上筋，棘下筋，小円筋，肩甲下筋の4つの筋肉からなる．回旋筋腱板が肩関節の安定性に与えるメカニズムは正確には解明されておらず，近年ではすべての筋が安定性には寄与していない（棘上筋は安定性，棘下筋は外旋運動に作用）といったような報告もみられる[8]．しかしながら，関節内圧を緩衝する役割をもつ腱板疎部に穴を開けた場合，関節内圧が減少し肩関節の安定性が欠如するといった知見からも，回旋筋腱板は肩関節の安定性に関して大きな役割を担うと考えられている．経験論的な主張となるが，この筋群に対する課題を用いた練習を早期から導入することにより，表層の筋群による過剰な共同運動パターンの使用を減らせる可能性があると筆者は考えている．

把持する位置　　　　　リリースする位置

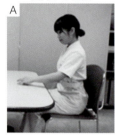
A

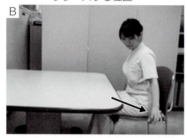
B

B：肩甲帯の下制＋若干の肩関節伸展＋肘関節伸展を目的とした到達運動より開始

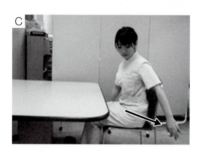
C

C：Bよりも肩関節と肘関節伸展の可動範囲を大きくし，難易度を増加

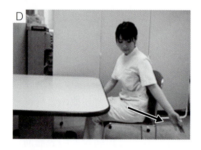
D

D：Cに肩関節外旋＋前腕回外を加え，もう一段階難易度を増加

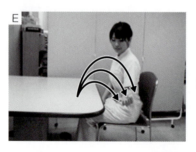
E

E：肩甲帯と肩関節屈曲に加え，肩関節外旋＋肘関節伸展＋前腕回外を目的とした到達運動に難易度増加，徐々に肩関節外旋・前腕回外方向への運動を増やし難易度調整

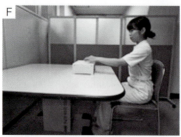
F

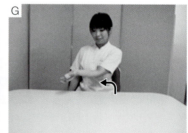
G

F・G：肩関節屈曲・肩甲帯屈曲位での上前方への到達運動導入後，徐々に水平内転方向へ移動（水平内転方向へ難易度を上げる際，当初は肩関節内旋・前腕回内位から開始）

図 2-54 運動自由度の調整の1例

QOMが3.5〜4.0の範囲内であれば許容する）．さらに上肢機能が向上すれば，図2-54Cの動きに肩関節外旋と前腕回外の運動方向を加えることで難易度をもう一段階上げる（図2-54D）．ここで図2-54Bと図2-54Dを比較すると，練習対象となる関節運動の動員数は，肩甲帯下制，肩関節伸展，肘関節伸展の3つから，肩甲帯下制，肩関節伸展および外旋，肘関節伸展，前腕回外の5つに増えたことになる．

　後下方へ可動範囲をある程度拡大できれば，肩甲帯・肩関節屈曲をわずかに用いた前上方への到達運動を導入する．肩甲帯・肩関節屈曲を用いた動作での異常な共同運動パターンが強調されないことが確認できれば，図2-54Eのように，肩関節外旋や前腕回外を含めた身体側方へブロックを移動させる．徐々に肩関節の屈曲角度を増やし，肩関節屈曲60〜90°付近での前方への到達運動（図2-54F）の導入が可能となれば，物品をつまむ/把持・リリースする位置を肩関節水平内転方向に徐々に移動していく．図2-54Gに示すように，徐々に肩関節水平内転方向へと到達運動の範囲を拡張する．さらに肩関節水平内転最大位まで到達運動が可能となれば，そのポジションから肩関節外旋，前腕回外を伴った身体外側への到達運動を促す．

4 練習に用いる物品のもつ文脈による難易度調整

　第2章Ⓖ「課題指向型アプローチにおける物品使用や操作にかかわる神経機構」（⇒87頁）でも詳しく記載しているが，ヒトは環境依存的に意味記憶に対して反応を示す．このことから，環境の一部である物品のもつ文脈に照らし合わせると，空間的な広がりをもたせることと同様に，練習に用いる物品の特徴を変更することも難易度調整には必要と考える．

　Ledermanら[9]は，物品の能動的な使用に関して，物品の文脈を構成する要素として，①質感，②抵抗，③温度，④重量，⑤容積，⑥物理的な形，などを挙げている．これらは，手指における麻痺のパターンや脳卒中発症前までの生活歴に左右され，すべての対象者で一定というわけではない．したがって，対象者ごとのオーダーメイドな難易度の調整を行うことが必要となる．たとえば，①〜④の求心性の入力にかかわる運動制御に問題がある対象者では，これらのパラメータを担保したほうが難易度が下がる可能性がある．逆に，運動出力にかかわる障害が主な対象者では，これらのパラメータを減少させたほうが難易度は下がる傾向にある．このように，どの障害に由来する運動障害かを的確に評価したうえで，対象者に応じてそれらの各パラメータをオーダーメイドに調整することが必要となる．

　また，⑤，⑥の物理的な形の難易度調整については，そもそも対象者の麻痺手のパターンや母指と示指の連動的なつまみ/把持のパターンに左右されることが多い．したがって，対象者が実施しやすい課題で用いる物品から導入するといった観点もある．ただ，課題で用いる物品がもつ文脈を考えると，一片の長さが2〜3cmの立方体のブロックなどは，麻痺を生じた母指とその他の指がブロックの各面に応じたプレシェイピングを作りやすく，比較的難易度は低い印象がある．一方，ブロックでも，一片の長さが2cm以下および3cm以上となると，不適切なつまみ（横つまみ）を誘発することや，母指の対立を大きく必要とする難易度の高い把持が必要な場合があり，難易度は高くなりがちである．これらの傾向は，ブロックでも直方体や多面体，さらにいえば球体や厚さの薄い物品（おはじき・硬貨）になればなるほど強くなる．また，一般的に可変性

を有するお手玉などは，対象者のプレシェイピングに応じて可変してくれるため，麻痺手の機能が比較的高い対象者にとっては，お手玉の難易度は低いと筆者らは考えている．しかしながら，麻痺手の機能障害が重度になればなるほど，お手玉のもつ可変性に対象者が対応できず，難易度が高くなっている場面に遭遇することが多い．

　このように物品はそれぞれ文脈をもっている．たとえば，硬貨を用いた課題では，さまざまな種類の硬貨を用いる．読者もさまざまな硬貨をつまむ際，「つまみ易さ・つまみ難さ」を感じたことがあるだろう．これはどういった物品の文脈によるのだろうか．筆者は経験的に，硬貨を対象者につまんでもらった際に，(易)10円→100円→5円→500円→50円→1円(難)といった序列をもつ印象を抱いている(一般的な印象であり，対象者の麻痺手の特徴に応じて序列が変わることも多々ある)．このような序列を感じた思考過程を以下に記す．

　まず，硬貨の大きさと厚さが挙げられる．大きさは，対象者によって母指と示指の間の指間距離が異なるため，麻痺手の特徴に依存する場合が多いが，上記のブロックの例で挙げたように，2〜3 cmの物品制御が比較的容易な対象者が多い．次に，厚さは，つまみの際の母指や示指と硬貨の接触面の大きさと考えられる．Memo 4にも記したが，接地面が大きければ物品と指の間に適切な摩擦が生じる確率が増加する．また，100円や50円は面に切り込みが入っており，他の硬貨に比べ摩擦が大きい．もう1つの観点としては，硬貨の重さが挙げられる．求心性の入力である表在・深部の感覚障害をわずかでも有している脳卒中後片麻痺を呈した対象者では，硬貨に若干重みがあったほうが，動作時の運動制御の質が高い印象がある(軽度の感覚性運動失調も含む)．これらを鑑みると，10円・100円・5円は，500円・50円・1円に比べ，比較的つまみが容易な物品であると考えられる．

　このように，対象者の麻痺手の機能が有する特徴に応じて，物品のもつ文脈がもたらす難易度はさまざまである．本項では，活動の手段的利用であるshapingを例に挙げて解説したが，活動の目的的利用であるtask practiceにおいても同様であると考えるとよい．対象者ごとに異なる麻痺手の形状や特徴を評価し，物品のもつどの文脈情報が難易度設定に使用できるかを吟味して，その文脈にかかわるパラメータを調整することで，客観的な難易度調整を行うように心がけたい．

> **Column** 設地面と摩擦抵抗
>
> 　摩擦力はF=μNで示される．この式では，μが摩擦係数(面の質感：100円玉と10円玉の質感の違いなど)，Nが垂直方向に働く力を示している．厳密にいうと，手指と接地面が垂直に触れ合う場合，接地面の大きさは摩擦力に影響を及ぼさないが，コインの拾い上げのように垂直面に対して力が働く面が小さい場合，面を大きくすることで垂直方向に力が入る確率が高まり，結果として摩擦力が担保されるものと思われる．

5 練習に用いる物品と周辺環境との相互作用による難易度調整

　練習に用いる物品と周辺環境の相互作用を調整することでも難易度を調整できる．たとえば，硬貨つまみの課題を実施する際に，硬貨の下にタオルを何重にも畳んだものを設置する．こうすることで，麻痺手で硬貨をつまむ際に，母指および示指が硬貨とタオルの間に生じた空間に入り込みつまみが容易に実施できる．対象者の麻痺手の機能向上に伴い，徐々にタオルの柔軟性を減らしていく．これにより，硬貨とタオルの間の空間（クリアランス）が減少し，硬貨とタオルの間に母指および示指が入り込みにくくなる．この空間こそが，物品と周辺環境の相互作用により調整可能な第１の因子である．

　硬貨の下にタオルを敷くことで調整できる第２の因子がある．それは，硬貨とタオルの間に生じる摩擦力である．作業療法室によく設置されている合板の天板が使われている机は，摩擦係数が非常に低いものが多い．そういった環境に直接硬貨を設置するよりも，タオルのようなより摩擦係数が担保された環境に硬貨を設置すれば，硬貨はより固定され難易度は低下する．

　これら２つを調整因子とし，難易度調整を実施した場合，最初に硬貨と周辺環境の間に空間を作るため，何重にも折り畳んだタオルを設置する．その後，硬貨の下に敷くタオルを徐々に薄くし，硬貨と周辺環境の間の空間を減らす．そして，最終的には薄いタオル１枚の上に硬貨を設置する．このあと，硬貨と周辺環境の間の空間をさらになくすために，滑り止めシートの上に硬貨を設置する．この場合，滑り止めシートにより硬貨と周辺環境の間の摩擦は担保されているが，硬貨と周辺環境の間の空間はほぼなくなる．

　硬貨と周辺環境の間に生じる空間に対する難易度調整が限界に達したら，次は硬貨と周辺環境の間に生じる摩擦力を低下させていく．たとえば，滑り止めシートの次は，より摩擦係数が少ない木目がはっきりした木板の上に硬貨を設置する．それが可能となれば，粘土版の裏面や段ボールの上といった，さらに摩擦力が低い環境上に硬貨を設置する．そして，最終的には摩擦係数が前述のものよりもさらに低い合板の天板が使われている机の上に設置する．このように物品と周辺環境の間に生じる因子を調整し，難易度調整を実施することも可能である．

　しかしながら，どの因子が対象者の麻痺手において難易度調整の因子となるかは，対象者によって異なる場合が多い．上記に挙げた例を参考に，対象者の麻痺手の特徴を評価したうえで，個々に難易度を設定することが重要である．

6 shaping，task practice における難易度調整の実例

　上記の複数の難易度調整の視点を適切に組み合わせて難易度を設定し，各練習課題における動作の質を示す QOM が 3.5〜4.0 となるようにできれば理想的である．

　着衣動作におけるボタンの着脱を例に挙げて解説する．実際のボタンの着脱は身体の前胸部で実施する活動である．しかしながら，前胸部におけるボタンの操作は非常に多くの関節運動を必要とする．また，通常の洋服に設置されているボタンは，直径１cm 以下のものが多く，脳卒中後片麻痺を呈した対象者にとっては，難易度の高い物品である（図 2-55A）．

　そこで，まず動作に関わる関節運動を軽減するために，腰部付近に設置した机上において，ボタンの着脱を実施してもらう（空間的な拡張性における難易度調整，図

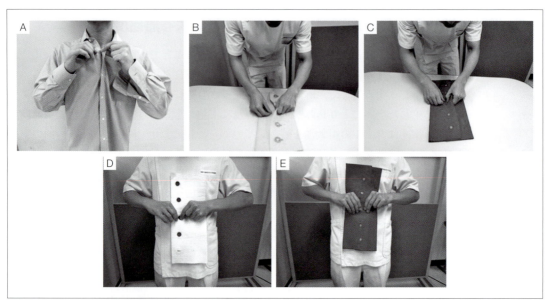

図 2-55 シャツのボタンの着脱に対する難易度調整

2-55B)．その際，使用するボタンも直径 2 cm 前後の比較的大きなものを用意し，ボタンが設置されている土台の布も摩擦が高いフェルト生地のもので実施する(物品のもつ文脈による難易度調整)．その後，麻痺手の機能向上に伴い，ボタンの大きさを徐々に小さくするか(図 2-55C)，もしくは土台の布をオックスフォード地のような摩擦の比較的低いものに変更する(物品と周辺環境の相互作用による難易度調整)．

さらに，麻痺手の機能向上が認められれば，次はボタンを着脱する位置を，前腹部あたりに設置する．その際，空間的な拡張に伴う難易度の向上が認められるため，他の因子の難易度を下げ(着脱するボタンの大きさを大きくする，土台の布地の摩擦力を強くする)，過剰に難易度が高くならないように留意する(図 2-55D)．その後，麻痺手の機能向上がみられれば，徐々にボタンの大きさを小さくする(図 2-55E)．これらを繰り返し，最終的には，前頸部近くのボタンを着脱できるように難易度調整を行っていく．

引用文献

1) Winstein CJ, Miller JP, Blanton S, et al：Methods for a multisite randomized trial to investigate the effect of constraint-induced movement therapy in improving upper extremity function among adults recovering from a cerebrovascular stroke. Neurorehabil Neural Repair 17：137-152, 2003
2) University of Alabama, Birmingham(UAB)：UAB Training for CI Therapy. UAB CI Therapy Research Group, 2011
3) Takebayashi T, Koyama T, Amano S, et al：A 6-month follow-up after constraint-induced movement therapy with and without transfer package for patients with hemiparesis after stroke：a pilot quasi-randomized controlled trial. Clin Rehabil 27：418-426, 2013
4) Takebayashi T, Amano S, Hanada K, et al：A one-year follow-up after modified constraint-induced movement therapy for chronic stroke patients with paretic arm：a prospective case series study. Top Stroke Rehabil 22：18-25, 2015
5) Plautz EJ, Milliken GW, Nudo RJ：Effects of repetitive motor training on movement representations in adult squirrel monkeys：role of use versus learning. Neurobiol Learn Mem 74：27-55, 2000
6) Molina-Luna K, Hertler B, Buitrago MM, et al：Motor learning transiently changes cortical somatotopy. Neuroimage 40：1748-1754, 2008
7) Eggers O(著)，柴田澄江，原 和子，山口 昇(訳)：ボバース理論によるエガース・片麻痺の作業療法．協同医書出版社，1986
8) Tardo DT, Halaki M, Cathers I, et al：Rotator cuff muscles perform different functional roles during shoulder external rotation exercises. Clin Anat 26：236-243, 2013
9) Lederman SJ, Klatzky RL：Hand movements：a window into haptic object recognition. Cognit Psychol 19：342-368, 1987

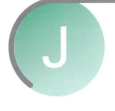

J 課題指向型アプローチにおける療法士と対象者のかかわり（相互作用）

1 環境適応における内因性の文脈の影響

　ヒトは，さまざまに変化する外部環境に常に適応してふるまうことができる．その際，われわれは文脈（context，経験に基づく環境の意味）に基づいて，環境のモデルと予測的なかかわり（interaction，相互作用）をもつことで，自らの運動や活動を計画している．これらはわれわれヒトが，膨大な過去の知覚・運動経験を通して無自覚に獲得されるものであり，注意や情動といった内因性の文脈の影響を受けやすい．本項と次項（⇒ 124頁）で，「療法士と対象者の相互作用」や「課題の運営」といった環境因子が，「機能」や「行動」に与える影響について考えてみたい．

2 相互作用とは？（図 2-56）

　課題指向型アプローチにおいて，環境を調整するなかで生じる物理的環境や，物品のもつ意味性を由来とした物理的・文脈的な側面からの難易度調整はもちろん重要である．しかしながら，行動変容を導く課題指向型アプローチは，適切な難易度で何度も反復施行を行うなかで，最適な動作軌道と実際の動作軌道の誤差を最小化していく．このなかで，課題の設定における物理的・文脈的な側面とともに，療法士と対象者の相互作用も非常に重要な因子と考えられている．本項では，課題指向型アプローチにおける療法士と対象者の間に生じる相互作用について解説する．

3 課題指向型アプローチにおいて用いられる4つの相互作用

　shaping や task practice といった CI 療法で用いられる課題指向型アプローチでは，療法士はフィードバック，コーチング，モデリング，エンカレッジメントという4つの対象者とのかかわり（相互作用）をもつといわれている（表 2-14）[1]．フィードバックは，課題指向型アプローチにおいて実施中の活動のパフォーマンスの推移について，一定時間に完遂できた移動物品の個数や移動距離など，量的な指標を対象者に伝える手法である．これに対して，コーチングやモデリングは活動において，言語および視覚刺激

> **Memo** interaction
> 〔名詞〕（…との，/…の間の）交流，ふれあい，やりとり，相互作用．

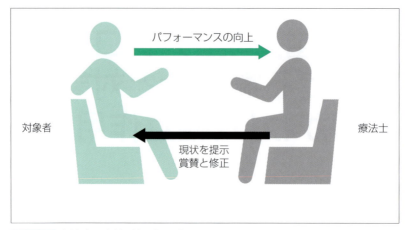

図 2-56 療法士と対象者の相互作用

表 2-14 課題指向型アプローチで用いる相互作用の種類

相互作用の種類	定義
フィードバック	実施した特定の shaping や task practice にかかわる結果の知識を与える（時間中に反復できた数やかかった時間など）
コーチング	動きの質を改善するために特定の指導を与える，活動の手掛かりや促通を促すための言語・文学的な提示
モデリング	コーチングと同じ概念で，療法士が身体的な活動におけるデモンストレーションを行う
エンカレッジメント	対象者のモチベーションを上げ，さらに最大限の頑張りを促す（「いいですよ！」，「そのまま！」など）

(Morris DM, Taub E, Mark VW：Constraint-induced movement therapy：characterizing the intervention protocol. Eura Medicophys 42：257-268, 2006 より一部改変)

を用いて，練習を行っている活動の適切性を高めるために，質的な指標を提示する手法である〔コーチングは，活動時の各関節の動きを口頭で説明し，活動の適切性を提示したりする．一方，モデリングは療法士が，対象者がその時点で可能な最大限の適切性を伴った動作を模倣し活動の質を提示するものである〕．最後に，エンカレッジメントは，対象者に対する「応援」であり，対象者への動機づけや潜在能力を最大限に発揮できるように，報酬刺激を提示するものと考えられている（動作の適切性を褒める．「今の動作は（どこが）素晴らしかったですよ」，「いいですよ．本当にいい．最高！」など）．

> **Column** 模倣のために観察することにはどのような意味があるのか？
>
> Rizzolatti ら[2]は，サルが運動を観察するときやイメージするときには，実際に活動を実施するのと同様の反応がみられることを発見した．また，ヒトにおいても同様の知見が得られている[3]．他者の運動の観察や運動イメージが，学習に少なからず影響することが考えられる．Mattar ら[4]も，実験として，手先に任意の力覚を与える装置を用いて，観察の影響を検証している．実験では，90°の回転粘性力場を与えた課題を実施している第三者を観察する群と，－90°の回転粘性力場を与えた課題を実施している第三者を観察する群に分け，各群ともに，観察ののち 90°の回転粘性力場を与えた課題を実施させた（図 2-57）．その結果，－90°の回転粘性力場課題を観察させた群は，90°の回転粘性力場課題を実施させた

際に，学習の干渉効果が示された（図 2-58）．彼らは観察に際して，「模倣する」ということを被験者に教示しておらず，観察による潜在的な学習効果を強調した．Badets ら[5]も，観察学習と直接学習は異なる学習メカニズムを有する可能性を示唆している．また，運動のイメージのみの場合と模倣を意図したイメージの場合，活動するダイナミクスが異なるといった報告もある[6]．よって，これらの研究は臨床場面での「イメージしてください」といった単純な指示の有用性を示しているものではない．さらに，観察によりさらに効率的な他の手続き文脈に方略を変容するといった研究[7]や，観察する課題スピードに特化した脳領域の拡大を示す研究[8]から，観察の階層や，学習に与えうる影響も多様であるといえる．このような知見からも，「観察」とは，対象者の内発的動機づけに起因する内因性の文脈を促進する1つの手段であり，その特徴を理解したうえでの利用方法が望まれる．

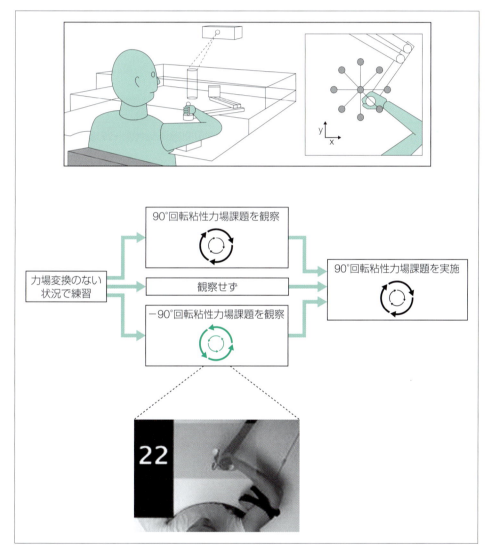

図 2-57 相互作用と学習効率（Mattar らの実験プロトコル）

（Mattar AA, Gribble PL：Motor learning by observing. Neuron 46：153-160, 2005 より一部改変）

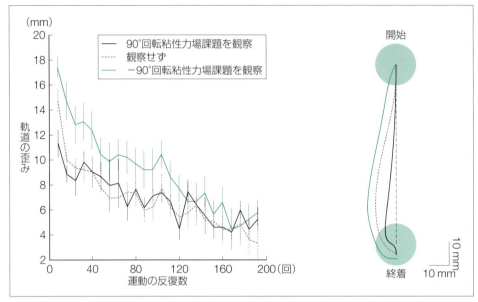

図 2-58 異なった条件の第三者を観察したあとの学習曲線（Mattar らの実験による）

「観察せず」は同じ文脈課題を観察した群よりも学習効果が少ない．
また，相反する文脈課題を観察した群は運動技能が干渉効果を受ける．

(Mattar AA, Gribble PL：Motor learning by observing. Neuron 46：153-160, 2005 より一部改変)

4 各相互作用は何に働きかけているのか？

　ここで述べる内容は，筆者の個人的な考察であり，印象の域を超えないものであることを承知のうえで参考にしていただきたい．

　フィードバックは同一時間に実施できた量や同様の課題を完遂するまでにかかった時間を提示する方法である．つまり，達成度や活動の価値を数値化し，対象者に自らの能力がどのように推移しているかを提供するものである．

　同様に，エンカレッジメントは，直接的に対象者を応援，励ますといった側面とともに，作業や活動の適切性を随時対象者に与えるかかわりである．こちらも達成度や活動の質を言語化および数値化し，対象者に自らの能力がどのように推移しているかを提供するものといえる．つまり，これらは，作業や活動におけるパフォーマンスの確かさを通して成功体験（価値＝報酬価）を与えるかかわりであり，行動変容を促すための報酬系に対してアプローチしているものと思われる．一方，コーチングやモデリングについては，聴覚および視覚刺激を用いて，活動における運動の誤差を対象者に教示している印象がある．つまり，麻痺手の機能を向上させるためのかかわりであるともいえる．

　療法士がどのように麻痺手の機能および行動の変容にかかわっているかについては，まだまだ明確ではない．しかしながら，療法士は無目的に対象者と相互作用を築くのではなく，各相互作用の特徴をふまえ，「自分と対象者の相互作用が対象者の何に働きかけているのか？」と自問自答しながら，対象者とかかわることが重要である．

5 練習中の相互作用を与える頻度

療法士が練習中に対象者にかかわる頻度について，Winsteinら[9]は，健常者に学習課題を実施させる際に，毎回の試行ごとに指導を与えた100％群と，2回に1回のみ指導を与えた50％群に分け，2群間の学習効率の差を調べた．結果，2群間において，学習が進む効率に差はなかったが，練習終了から2日後の学習の残存度は50％群のほうがより優れていたと報告した．つまり，練習中に相互作用を与える頻度を減らしたほうが，頻繁なかかわりによる依存性産出効果を生まず，結果として有効なパフォーマンスの長期保持を実現するとした（図2-59）．また近年ではIkegamiら[10]が，ある学習課題中に，視覚的な課題に関する情報を全サイクル（100％の確率），2サイクルのうち1サイクル（50％），3サイクルのうち1サイクル（約30％），4サイクルのうち1サイクル（25％），5サイクルのうち1サイクル（20％）で提示した結果，最も効率的に学習が進んだ群は4～5サイクルのうち1サイクルで視覚情報を提示した群であったことを報告した（図2-60）．

Salmoniら[11]も，適切な相互作用はより高いパフォーマンスを導く可能性があるが，相互作用を過剰に与え過ぎた場合，外在的な相互作用に過度に依存することで，内在的な相互作用を無視するようになり，逆に悪影響を与えると報告している．これらの結果から，基本的には，練習中に相互作用を与える頻度を減らすことが良好な結果をもたらすと考えられている．

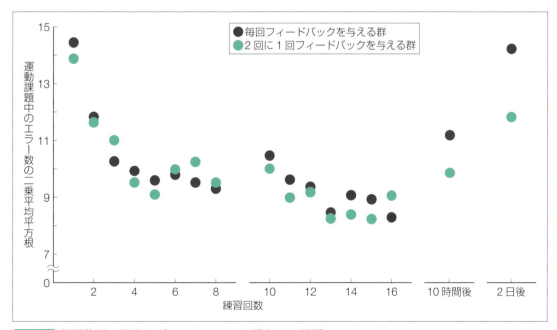

図 2-59 相互作用の頻度とパフォーマンスの残存との関係

（Winstein CJ, Schmidt RA：Reduced frequency of knowledge of results enhances motor skill learning. J Exp Psychol Learn Mem Cogn 16：677-691, 1990 より一部改変）

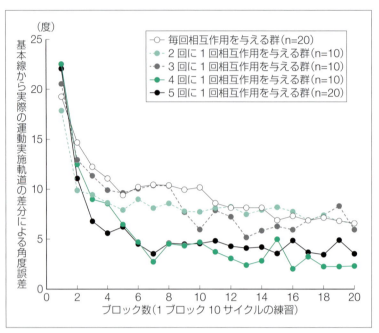

図 2-60 相互作用と学習効率

(Ikegami T, Hirashima S, Osu R, et al：Intermittent visual feedback can boost motor learning of rhythmic movements：evidence for error feedback beyond cycles. J Neurosci 32：653-657, 2012 より一部改変)

6 練習後の過程を見据えた相互作用の頻度

　脳卒中後片麻痺を呈した対象者だけでなく，すべての疾患の対象者にいえることだが，病院や施設を出て自宅に帰った時点で，対象者は1人で自身の身体をマネジメントしていかねばならない．これは，対象者自身にとって，非常に挑戦的な事柄である．療法士が常にそばにいて，介入やマネジメントをこと細かに実施することができれば，このような問題を考える必要もないが，本邦をはじめとした世界的な医療経済面での逼迫を考えると，この理想が叶う可能性は低いように思われる．Morris ら[1]も論文のなかで，「対象者は，介入者からの管理や監視がなくとも練習に主体的に参加し，その内容を遵守しなければならない．介入者の監視や管理がなくなる実生活の場面ではそのことがなおさら重要になる」と述べている．

　そこで療法士には，対象者が自身でマネジメントできるように援助することが求められる．第3章「練習効果を生活に転移させるための方略」(⇒ 151頁)で具体的な指導方法について述べるが，練習期間全体を鑑みながら，療法士が対象者にかかわる頻度の観点でも考えるべきである．つまり，課題指向型アプローチを実施する際に，練習に対象者が不慣れな初期は比較的多くの時間をともに費やし，練習の説明や指導を実施するが，練習後半になると意図的にその頻度を減少させる．この手法により，対象者が自身で成功体験を積む機会を提供できるものと考える．

引用文献

1) Morris DM, Taub E, Mark VW：Constraint-induced movement therapy：characterizing the intervention protocol. Eura Medicophys 42：257-268, 2006
2) Rizzolatti G, Fogassi L, Gallese V：Mirrors in the mind. Scientific American 295：54-61, 2006
3) 久保田 競(編)，虫明 元，宮井一郎：学習と脳—器用さを獲得する脳．サイエンス社，2007
4) Mattar AA, Gribble PL：Motor learning by observing. Neuron 46：153-160, 2005
5) Badets A, Blandin Y, Bouquet CA, et al：The intension superiority effect in motor skill learning. J Exp Psychol Learn Mem Cogn 32：491-505, 2006
6) Vogt S, Buccino G, Wohlschläger AM, et al：Prefrontal involvement in imitation learning of hand actions：effects of practice and expertise. Neuroimage 37：1371-1383, 2007
7) Yamamoto S, Humle T, Tanaka M：Basis for cumulateive cultural evolution in chimpanzees：social learning of a more efficient tool-use technique. PLoS ONE 8：e55768, 2013
8) Moriuchi T, Iso N, Sagari A, et al：Excitability of the primary motor cortex increases more strongly with slow- than with normal-speed presentation of actions. PLoS One 9：e114355, 2014
9) Winstein CJ, Schmidt RA：Reduced frequency of knowledge of results enhances motor skill learning. J Exp Psychol Learn Mem Cogn 16：677-691, 1990
10) Ikegami T, Hirashima S, Osu R, et al：Intermittent visual feedback can boost motor learning of rhythmic movements：evidence for error feedback beyond cycles. J Neurosci 32：653-657, 2012
11) Salmoni AW, Schmidt RA, Walter CB：Knowledge of results and motor learning：a review and critical reappraisal. Psychol Bull 95：355-386, 1984

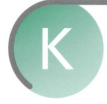
課題指向型アプローチにおける課題の運営方法

1 課題運営と練習環境の重要性

療法士は，対象者が目標を達成するために，日々さまざまな練習を実施する．対象者にとって意味のある活動ができるようになるために，療法士が練習内容を吟味することは当然である．しかしながら，練習内容だけでなく，練習の実施頻度や，練習時間内における課題の提示・運営のしかたにより，学習の効率，つまり行動変容の効率が変わる可能性があるといわれている．

また，練習を行う環境についても，学習の観点からさまざまな議論がなされている．本邦の療法士は医療機関に勤務している者が多く，自ずと練習を行う環境が限定される場合が多い．しかしながら，海外では早期からの在宅練習・管理が主流であり，練習環境が学習に及ぼす影響についても言及されている．本項では，練習の頻度および練習時間内における課題の運営と練習環境について考えてみたい．

2 練習時間における課題の提示・運営方法

運動学習の過程において，先に学習した運動技能が，のちの運動学習に少なからず影響を与えることが示唆されている．これは，行動学習用語でtransfer(転移)と呼ばれる現象であり，のちの運動技能を促進するものを正の転移，阻害するものを負の転移，または干渉(interference)と呼んでいる[1]．そのため，複数の運動技能を定着させるためには，運動技能の干渉を考慮した提示・運営が求められる[2]．

Sheaら[3]は，3パターンの木製の的をできるだけ早く正確に倒す課題において，異なる課題を一括して学習する「ブロック練習」(例：練習開始→ A → B → C →練習終了)と，同じ課題が継続せずランダムに提示される「ランダム練習」(例：練習開始→ A → C → B → C → A → B →練習終了)が学習効率に与える影響を比較している．結果，アプローチ終了直後においては，ブロック練習群のほうが成績は優れているが，終了10分後，および10日後に実施した保持テストにおいては，いずれもランダム練習群のほうが優れていたと報告した．彼らはこの結果を，練習の切り替えの機会が増えることで，個々の課題を意図する機会が増えることが記憶の強化につながった可能性を考察している．

次に，Shadmehrら[4]は，運動課題の目的が相反する課題を用いて，干渉の影響を調

> **Memo** interference
> 〔名詞〕(…への/…からの)干渉，口出し，妨害，衝突．

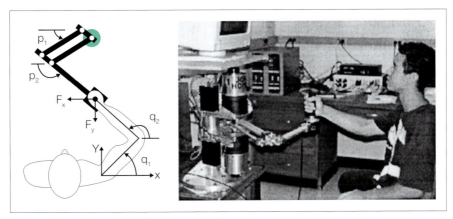

図 2-61 外力を任意に提供できる実験機器

(Shadmehr R, Brashers-Krug T : Functional stage in the formation of human long-term motor memory. J Neurosci 17：409-419, 1997 より一部改変)

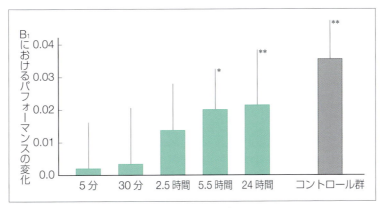

図 2-62 練習の間隔が干渉に及ぼす影響①

＊：$p<0.05$，＊＊：$p<0.01$
ここでいう B_1 とは先に実施した課題であり，このグラフは先に実施した課題を1週間後に再検証した際のパフォーマンスを示している．

(Shadmehr R, Brashers-Krug T : Functional stage in the formation of human long-term motor memory. J Neurosci 17：409-419, 1997 より一部改変)

査した．彼らは，ロボットレバーの把持部に任意の外力が提示できる機器(図 2-61)を用いて，相反する2つの回転粘性力場のもとでの上肢の到達運動における干渉効果について，連続する2つの課題の学習において先の課題とあとの課題の間の空いた時間によって，あとの課題が先の課題に与える干渉効果を減らすことができるかについて検証した．実験では，間隔を5分，30分，2.5時間，5.5時間，24時間に設定したうえで，2つの練習を実施した．そして，練習から1週間後に，先に実施した課題の運動技能を再評価した結果，間隔が5.5時間以下の場合は統計学的に有意な干渉効果を認めたと報告した(図 2-62)．

さらに，Caithness ら[2]は，干渉の影響を調べるため視覚運動変換による課題を3日間実施した．視覚運動変換課題とは，視覚と手元の座標の間に30°もしくは-30°の回転変換を施した環境下で，視覚座標系によってコントロールされるカーソルを正確に8方向に動かす課題である．実験では，対照群は30°の回転変換を3日間施した環境下で

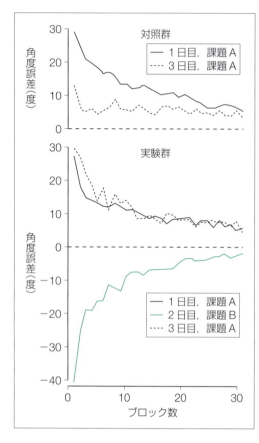

図 2-63 運動技能における干渉の効果
対照群の3日目のパフォーマンスが向上（グラフでは下方）しているのに対して，実験群の1日目と3日目のパフォーマンスに差がないことがわかる．
(Caithness G, Osu R, Bays P, et al：Failure to consolidate the consolidation theory of learning for sensorimotor adaptation tasks. J Neurosci 24：8662-8671, 2004 より一部改変)

到達運動を実施し，実験群は1日目と3日目に30°の回転変換を，2日目に-30°の回転変換を施した環境下での到達運動を実施した．結果，実験群は2日目の相反課題による干渉のため，1日目の技能学習が3日目に持ち越されなかったと報告している（図2-63）．さらに彼らは，Shadmehrら[4]と同様に，回転粘性力場を用いた上肢の到達運動についても検討しており，練習間隔を24時間空けた場合でも干渉は起こると報告し（図2-64），先に5.5時間以上練習間隔を空けた場合，運動技能の干渉が抑えられるといったShadmehrらの主張を否定した．また，このような相反課題における干渉効果は，相反する課題を観察しただけでも生じることが知られている〔「**J** 課題指向型アプローチにおける療法士と対象者のかかわり（相互作用）」⇒117頁〕．

しかしながら，この干渉の問題に対し，冒頭に紹介したSheaら[3]のランダム練習に加え，Osuら[5]は文脈（課題の特徴）の違いを被験者に意識させることで，2つの相反する課題を同時に学習できる可能性を報告している．この実験では，相反する2つの回転粘性力場における到達運動を対象としている．今までの実験と異なる点として，課題の運用方法をランダム練習およびブロック練習の2通り設定したこと，さらに，両群の対象者に課題の特徴を知らせるための文脈情報として，視聴覚的な手がかり（ディスプレイの背景色やビープ音を課題の特性に合わせて設定）を与えたことが挙げられる．練習は2日にわたり実施され，ランダム練習群とブロック練習群におけるパフォーマンスの推移を観察した．結果，ブロック練習に比べランダム練習は2つの相反する課題を同時に学習できることが示唆された（図2-65）．

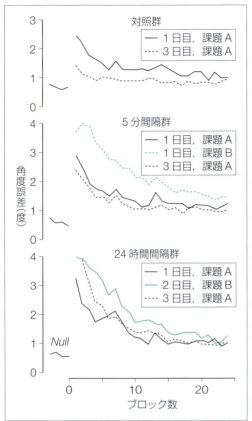

図 2-64 練習の間隔が干渉に及ぼす影響②

対照群では，1日目に課題Aのみを実施し，3日目に課題Aを再検査する．5分間隔群では，1日目に課題Aを実施したあと，5分間の間隔をおいて課題Bを実施し，3日目に課題Aを再検査する．24時間間隔群では，1日目に課題A，24時間後の2日目に課題B，そして3日目に課題Aを再検査している．24時間群において，課題Aと課題Bの間隔を1日空けたにもかかわらず，学習の干渉効果が表れているのがわかる．
(Caithness G, Osu R, Bays P, et al：Failure to consolidate the consolidation theory of learning for sensorimotor adaptation tasks. J Neurosci 24：8662-8671, 2004 より一部改変)

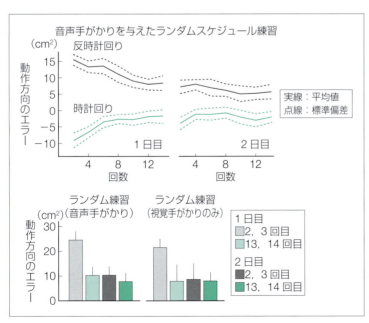

図 2-65 ランダム練習の干渉に対する影響

音声手がかりを与えたランダム練習の場合，1日目に習得した反時計回り，時計回りの外力が働く相反した課題における技能が，2日目も互いに干渉されず残存していた．
(Osu R, Hirai S, Yoshioka T, et al：Random presentation enables subjects to adapt to two opposing forces on the hand. Nat Neurosci 7：111-112, 2004 より一部改変)

3 実際の練習場面における課題の運用

　上述した研究における設定では，回転粘性力場課題や視覚運動変換課題を用いることで，絶対的に相反する課題を作っている．実世界におけるそれぞれの練習課題では，実験環境ほど完全に相反する課題はほとんど存在しない．しかしながら，干渉といった現象を鑑みることで，より効率的な練習を対象者に提供できる可能性がある．

　実際のCI療法をはじめとした課題指向型アプローチにおいては，複数の課題を潤沢に提供する．1日5時間程度の集中練習であれば，課題は15〜20個程度，1時間におおよそ3〜4個程度提示することになる．これらの課題を提示する際，すべての課題を1日1回のみ実施するのではなく，練習時間全体のなかで1日に2回，3回とランダムに設定する．つまり，同じ課題を複数の時間帯に提示することになる．さらに，課題を提示する際には言語的な指示を導入し，「この活動は，この関節運動に注意しながら行ってください」，「この練習は，実生活のこの活動につながります」といった手がかり（相互作用）を提示する．これが，上述の基礎研究の内容を正確に反映しているとまではいわないが，「課題を潤沢に提示する」，「ブロック練習の要素だけでなく，ランダム練習の要素も含めて提示する」，「課題変更の際には，次の課題に関する手がかりを言語・視覚刺激を用いて提示する」といった，対象者の能動的活動（内発的動機づけ）に起因する予期（内発性の文脈）を促進できる練習を提供することが重要と考える．

4 実際の練習頻度への応用

　CI療法は過去には1日5〜6時間のアプローチが主流であった．しかしながら，医療経済的な観点や，より効率的な練習を模索するために，1日の練習時間を短縮する，もしくは毎日連続して練習を行うのではなく，練習と練習の合間に1日インターバルを設けるプロトコルなども試用された．これらのCI療法の方法は，modified, alternative, distributed CI療法と名づけられ，Pageらをはじめとした複数の研究者によって試用されている（表2-15）[6-10]．しかしながら，どちらのプロトコルがどれだけの効率性を伴うかといった最適な練習の頻度や間隔については全く明らかになっていない．今後，最適な影響を及ぼすアプローチのプロトコルの確立が期待される．

表2-15 上肢の集中練習であるCI療法の修正プロトコル

研究者	1日の練習時間・頻度	練習期間	練習以外での麻痺手の拘束
通常のCI療法のプロトコル			
Wolf SL, Taub E ら[6]	6時間/週5日	2週間	1日の起床時間の90%以上
修正（modified, alternative, distributed）CI療法のプロトコル			
◎週5日実施するプロトコル			
Myint JM ら[7]	4.0時間/週5日	2週間	1日の起床時間の90%以上
Lin KC ら[8]	2.0時間/週5日	3週間	1日5時間
Smania N ら[9]	2.0時間/週5日	2週間	1日12時間
◎週5日実施しないプロトコル			
Page SJ ら[10]	0.5時間/週3日	10週間	1日5時間

5 練習環境が練習効率に与える影響

練習環境に関してはさまざまな研究がなされている．たとえばラットを用いた研究では，人為的に脳卒中を起こしたラットを，何も道具が設置されていないゲージにて飼育した粗末な環境（poor environment）群と，遊び道具が沢山あるうえに麻痺手による餌取り練習も実施させた豊かな環境（enrich environment）群に分け，経過を観察した．結果，豊かな環境群は粗末な環境群に比べ上肢機能が有意に改善したと報告されている（図2-66）[11]．小児領域では，Rostamiら[12]が，自宅でmodified CI療法を実施した群（自宅群）と，練習のみ外来のクリニックでmodified CI療法を実施した群（クリニック

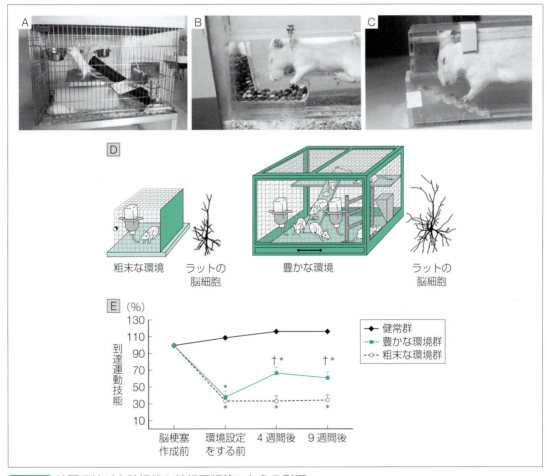

図2-66 練習環境が上肢機能と神経再構築に与える影響
A：典型的な豊かな環境（enrich environment）
B：豊かな環境におけるリハビリテーションアプローチ
C：上肢のアセスメント方法
D：粗末な環境（poor environment）と豊かな環境の差，および脳細胞の変化
E：健常群，豊かな環境群，粗末な環境群における上肢機能（到達運動技能）の推移
＊：$p<0.01$（対照群と比較），†：$p<0.01$（粗末な環境群と比較）
(Biernaskie J, Corbett D：Enriched rehabilitative training promotes improved forelimb motor function and enhanced dendritic growth after focal ischemic injury. J Neurosci 15：5272-5280, 2001 より一部改変)

群)の上肢機能と生活における麻痺手の使用頻度を比較している．結果，自宅群はクリニック群に比べ，練習後および3か月後にかけて，有意な上肢機能の向上を認めたと報告している．成人領域での検討は見当たらないが，行動を促進する因子を含んだ上肢機能へのアプローチの効果に，練習環境が何らかの影響を与えている可能性が考えられる．練習時により豊かな環境(実生活により近い環境，独自の道具がある，課題のバリエーションが担保されている)を選択することは非常に大事なことといえる．

引用文献

1) 山内光哉, 春木 豊(編)：グラフィック学習心理学—行動と認知. サイエンス社, 2001
2) Caithness G, Osu R, Bays P, et al：Failure to consolidate the consolidation theory of learning for sensorimotor adaptation tasks. J Neurosci 24：8662-8671, 2004
3) Shea JB, Morgan RL：Contextual interference effects on the acquisition, retention, and transfer of a motor skill. Journal of Experimental Psychology Human Learning and Memory 5：179-187, 1979
4) Shadmehr R, Brashers-Krug T：Functional stage in the formation of human long-term motor memory. J Neurosci 17：409-419, 1997
5) Osu R, Hirai S, Yoshioka T, et al：Random presentation enables subjects to adapt to two opposing forces on the hand. Nat Neurosci 7：111-112, 2004
6) Wolf SL, Winstein CJ, Miller JP, et al：Effect of constraint-induced movement therapy on upper extremity function 3 to 9 months after stroke：the EXCITE randomized clinical trial. JAMA 296：2095-2104, 2006
7) Myint JM, Yuen GF, Yu TK, et al：A study of constraint-induced movement therapy in subacute stroke patients in Hong Kong. Clin Rehabil 22：112-124, 2008
8) Lin KC, Wu CY, Liu JS, et al：Constraint-induced therapy versus dose-matched control intervention to improve motor ability, basic/extended daily functions, and quality of life in stroke. Neurorehabil Neural Repair 23：160-165, 2009
9) Smania N, Gandolfi M, Paolucci S, et al：Reduced-intensity modified constraint-induced movement therapy versus conventional therapy for upper extremity rehabilitation after stroke：a multicenter trial. Neurorehabil Neural Repair 26：1035-1045, 2012
10) Page SJ, Sisto SA, Levine P, et al：Modified constraint induced therapy：a randomized feasibility and efficacy study. J Rehabil Res Dev 38：583-590, 2001
11) Biernaskie J, Corbett D：Enriched rehabilitative training promotes improved forelimb motor function and enhanced dendritic growth after focal ischemic injury. J Neurosci 15：5272-5280, 2001
12) Rostami HR, Malamiri RA：Effect of treatment environment on modified constraint-induced movement therapy results in children with spastic hemiplegic cerebral palsy：a randomized controlled trial. Disabil Rehabil 34：40-44, 2012

L 課題指向型アプローチにおける練習量（時間）と麻痺手の回復

1 手の使用量と発達

　療法士は，医療および介護保険診療における1日に決められた実施時間のなかで対象者と向き合い，その対価に応じた保険診療を請求している．しかし，急性期から上肢へのアプローチを半年間，仮に毎日1時間実施したとしても180時間に過ぎず，その割合は全生活時間の4%程度に過ぎない．

　矢野[1]が，健常人の腕の使用回数をウェアラブルデバイスの加速時計センサ（1/20秒に1回データを測定，そのときに腕がわずかでも動いていれば，1回の使用とみなす）で調べた結果，ヒトは睡眠時間以外の約900分の間に合計7万回も腕を動かしていると報告している．例を挙げると，歩行時には1分間に240回，PCでメールを作成する際には100回程度と顕在・潜在意識下で途方もない量の手の使用を行っている．また，1分間に60回以上の使用を実施する確率は1日のうちの半分（1/2）で，120回以上は1/4，180回以上となると1/8といった1日の使用回数の割合も明らかになっている（図2-67）．

　これらは成人を対象にしたデータだが，発達過程においては，1日に相当な回数手を使い続けることで，最終的に20歳程度まで手の発達が継続するといわれている[2-4]．そのため，多くの使用量により構築されてきた手の機能発達に対し，中枢神経系疾患による崩壊が起きたときに再構築する場合，麻痺手に対する多くの練習量と生活における使用量が必要であると考えられる．これらを鑑みると，脳卒中後片麻痺を呈した対象者における上肢機能へのアプローチには，練習の「質」はもちろんのこと，その基盤となる

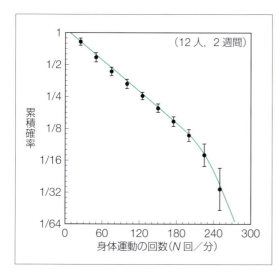

図2-67 健常人の手の使用頻度と累積確率

人は手を60回以上動かす時間は1日の約半分，180回以上となると1日の1/8になる．このことは，活動内容が異なる日に同一の実験を実施しても，同様の傾向を示すことがわかっている．

（矢野和男：データの見えざる手—ウェアラブルセンサが明かす人間・組織・社会の法則．pp26-30，草思社，2014より）

「量」についても絶対的に必要であるといえる．

2 必要な練習時間

練習の成果を上げるには，上述したように量が絶対条件となる．しかしながら，近年の報告をみると，急性期における脳卒中後の麻痺手に対する過剰な練習量には疑義もあり，脳卒中発症からの時期も考慮しておく必要がある．

急性期の研究では，Dromerick ら[5]の研究が参考になる．彼らは，発症後14日以内の虚血性脳卒中を呈した対象者に対し，同じ時間実施したCI療法と伝統的な作業療法の効果を比較検討した．結果は，CI療法群は作業療法群に比べ Action Research Arm Test（ARAT）が有意に改善した．さらに彼らは，発症後14日以内の脳卒中を呈した対象者に対し，高負荷のCI療法（3時間の練習と実生活における起床時間のうち90％の非麻痺手の拘束），低負荷のCI療法（2時間の練習と実生活における6時間の非麻痺手の拘束），伝統的な作業療法とを比較した．結果，介入から90日後において，低負荷のCI療法群は伝統的な作業療法群と同程度のARATの結果を示した．しかし，高負荷のCI療法群は伝統的な作業療法群に比べ，有意なARATの低下を認めた．この結果から，急性期には1日2時間の集中練習と実生活における6時間の非麻痺手の拘束が上限と結論づけた．しかし，Myint ら[6]（1日4時間，起床時間のうち90％の非麻痺手の拘束）や Boake ら[7]（1日3時間，起床時間のうち90％の非麻痺手の拘束）は，対照群である通常の練習群と比較し有意改善を認めており，適切な時間は明らかにはなっていない．

回復期以降については，15〜72時間と幅広く検討されているが，最適な時間を示したものは少ないなか，Sterr ら[8]の randomized controlled trial（RCT）は合計の練習時間が異なる2群を比較している唯一の研究として有名である．彼らは，生活期の脳卒中後上肢麻痺を呈した対象者を3時間（非麻痺手の拘束3時間/日）と6時間（非麻痺手の拘束6時間/日）CI療法を実施する群に無作為に分け10日間練習を実施したところ，両群と

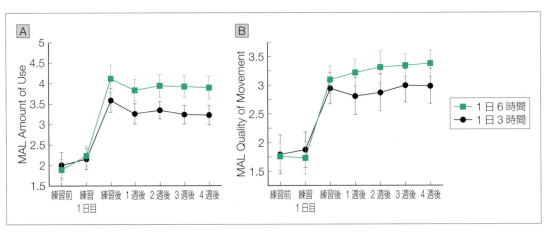

図 2-68 練習量が与える影響
A：ADLにおける麻痺手の使用頻度，B：ADLにおける麻痺手の主観的使用感．
練習後から4週後にかけて，1日3時間の練習群よりも1日6時間の練習群のほうが良好な結果を残している．
(Sterr A, Elbert T, Berthold I, et al：Longer versus shorter daily constraint-induced movement therapy of chronic hemiparesis：an exploratory study. Arch Phys Med Rehabil 83：1374-1377, 2002 より一部改変)

もに良好な結果を示したが，6時間実施群のほうがより良好な結果を示したとしている（図2-68）．

3　1日の練習時間

　Baddeleyら[9]は上肢機能アプローチではないが，タイピング課題の正確性を見る課題を通して，1日2時間以上のアプローチはより早く技能を獲得することにはつながらないと報告した．一方，上肢機能に対するアプローチについては，Hanら[10]のシミュレーションによる検討がある．1セッションの練習において420回以上繰り返して到達運動を行った場合に，麻痺手の使用頻度が向上する可能性を述べている（図2-69）．先行研

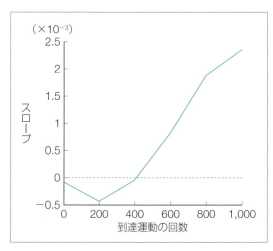

図2-69 シミュレーションによる1セッションあたりの練習回数と麻痺手の自然発生的な使用回数

1セッションの練習で約420回以上の練習を実施した場合，自然発生的な上肢機能の使用頻度が向上する可能性がある．
(Han CE, Arbib MA, Schweighofer N：Stroke rehabilitation reaches a threshold. PLoS Comput Biol 4：e1000133, 2008 より)

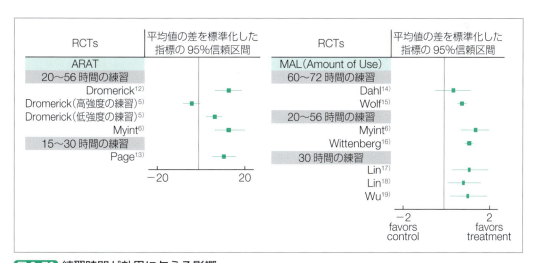

図2-70 練習時間が効果に与える影響
(Peurala SH, Kantanen MP, Sjögren T, et al：Effectiveness of constraint-induced movement therapy on activity and participation after stroke：a systematic review and meta-analysis of randomized controlled trials. Clin Rehabil 26：209-223, 2012 より一部改変)

究では1日の練習時間は0.5〜6時間と幅があるが，すべての研究において何らかの効果が認められており，1日の最適練習時間は明らかになっていない．この点についても今後の検討が必要である．

　Peuralaら[11]によるシステマティックレビューでは，合計の練習時間（15〜72時間）に関係なく，上肢機能はある程度向上するが（図2-70），30時間以下の研究ではセルフケア生活における麻痺手の使用頻度に向上が認められなかったと報告している．筆者らは，1日1.5時間の練習を週3回，計10週間（計45時間）実施するプロトコルと，1日5時間の練習を10日間（計50時間）実施するプロトコルを併用している．これらの結果から，週2〜3回以上の頻度で1日に0.5時間以上の練習を実施し，合計練習量を40〜50時間確保することが，麻痺手に一定の効果をもたらすために必要であると考えている．

　しかしながら，最適な練習時間の合計や1日の練習時間が明らかにされていない現状では，これまでの知見をふまえつつ，それぞれの施設や対象者の特徴に応じて，物理的および人的資源を考慮に入れて練習時間を設定することが望まれる．

引用文献

1) 矢野和男：データの見えざる手―ウェアラブルセンサが明かす人間・組織・社会の法則．pp26-30，草思社，2014
2) Müller K, Hömberg V, Lenard HG：Magnetic stimulation of motor cortex and nerve roots in children. Maturation of corticomotoneuronal projections. Electroencephalogr Clin Neurophysiol 81：63-70, 1991
3) Nezu A, Kimura S, Uehara S, et al：Magnetic stimulation of motor cortex in children：maturity of corticospinal pathway and problem of clinical application. Brain Dev 19：176-180, 1997
4) Eyre JA, Miller S, Ramesh V：Constancy of central conduction delays during development in man：investigation of motor and somatosensory pathways. J Physiol 434：441-452, 1991
5) Dromerick AW, Lang CE, Birkenmeier RL, et al：Very Early Constraint-Induced Movement during Stroke Rehabilitation (VECTORS)：A single-center RCT. Neurology 73：195-201, 2009
6) Myint JM, Yuen GF, Yu TK, et al：A study of constraint-induced movement therapy in subacute stroke patients in Hong Kong. Clin Rehabil 22：112-124, 2008
7) Boake C, Noser EA, Ro T, et al：Constraint-induced movement therapy during early stroke rehabilitation. Neurorehabil Neural Repair 21：14-24, 2007
8) Sterr A, Elbert T, Berthold I, et al：Longer versus shorter daily constraint-induced movement therapy of chronic hemiparesis：an exploratory study. Arch Phys Med Rehabil 83：1374-1377, 2002
9) Baddeley AD, Longman DJA：The influence of length and frequency of training sessions on the rate of learning to type. Ergonomics 21：627-635, 1978
10) Han CE, Arbib MA, Schweighofer N：Stroke rehabilitation reaches a threshold. PLoS Comput Biol 4：e1000133, 2008
11) Peurala SH, Kantanen MP, Sjögren T, et al：Effectiveness of constraint-induced movement therapy on activity and participation after stroke：a systematic review and meta-analysis of randomized controlled trials. Clin Rehabil 26：209-223, 2012
12) Dromerick AW, Edwards DF, Hahn M：Does the application of constraint-induced movement therapy during acute rehabilitation reduce arm impairment after ischemic stroke? Stroke 31：2984-2988, 2000
13) Page SJ, Sisto S, Levine P, et al：Efficacy of modified constraint-induced movement therapy in chronic stroke：a single-blinded randomized controlled trial. Arch Phys Med Rehabil 85：14-18, 2004
14) Dahl AE, Askim T, Stock R, et al：Short- and long-term outcome of constraint-induced movement therapy after stroke：a randomized controlled feasibility trial. Clin Rehabil 22：436-447, 2008
15) Wolf SL, Winstein CJ, Miller JP, et al：Effect of constraint-induced movement therapy on upper extremity function 3 to 9 months after stroke：the EXCITE randomized clinical trial. JAMA 296：2095-2104, 2006
16) Wittenberg GF, Chen R, Ishii K, et al：Constraint-induced therapy in stroke：magnetic-stimulation motor maps and cerebral activation. Neurorehabil Neural Repair 17：48-57, 2003
17) Lin KC, Chang YF, Wu CY, et al：Effects of constraint-induced therapy versus bilateral arm training on motor performance, daily functions, and quality of life in stroke survivors. Neurorehabil Neural Repair 23：441-448, 2009
18) Lin KC, Wu CY, Liu JS, et al：Constraint-induced therapy versus dose-matched control intervention to improve motor ability, basic/extended daily functions, and quality of life in stroke. Neurorehabil Neural Repair 23：160-165, 2009
19) Wu CY, Chen CL, Tsai WC, et al：A randomized controlled trial of modified constraint-induced movement therapy for elderly stroke survivors：changes in motor impairment, daily functioning, and quality of life. Arch Phys Med Rehabil 88：273-278, 2007

M 適応と適応外に対する工夫

1 課題指向型アプローチの適応

近年，軽度の上肢麻痺に対するリハビリテーションは，ニューロリハビリテーションの発達により生活期の対象者に対してもその効果が確立されてきている．その代表格としてCI療法があり，Wolfら[1]が実施したEXCITE試験をはじめ，さまざまな研究でエビデンスが示されている治療法である．CI療法は脳卒中後の上肢機能と実生活における使用頻度の向上を図るアプローチ法で，そのコンポーネントのなかに集中的な課題指向型アプローチが挙げられる．課題指向型アプローチでは，対象者の目的に合わせて実生活で実際に行う作業の獲得を目標に，目標に近い運動を含む課題で，物品の把持や移動，操作などについて難易度の調整を行いながら上肢機能へのアプローチを行っていく．CI療法では図2-71のような適応基準を設けており，重度の上肢麻痺を呈した対象者に対しては練習の導入が困難であった．また，重度上肢麻痺を呈した対象者に対する治療法は確立されておらず，エビデンスが確立された治療法はCI療法のように課題の実施を必要とするものや，特別な機器などの使用が必要なものが多く，神経筋促通術や関節可動域（ROM）練習などの徒手的な技術を必要とするものや維持的な練習が主体となっている[2]．

2 重度上肢麻痺の問題点

課題指向型アプローチを行うにあたって，物品の把持・離しができるだけの手指・手関節の機能，把持した物品を移動させるための肩・肘・前腕の機能が必要となってくる．しかし，脳卒中後の重度上肢麻痺では屈筋群の痙縮が亢進し，屈筋共同運動が優位な状態になりやすい（図2-72）．手指屈筋群の痙縮の亢進により，手のアーチは崩れプレシェイピングは困難となり，物品の把持はかろうじて側腹つまみなどで可能でも，離すことは困難な状況になる．上腕二頭筋や大胸筋の痙縮の亢進では，屈筋共同運動で肩の屈曲は何とか行えても，前方へのリーチが困難となる．つまりは「持てない・離せない・運べない」ことが主要な問題点となってくる．そのほかに物品自体の操作や巧緻動作を必要とするものも困難になってくるが，重度例に対する課題指向型アプローチの導入となれば，まずはこの3つが障害になると思われる．重度例に対してはこれらの問題をどう解決していくかが介入のポイントとなる．

3 課題指向型アプローチを進めていくための工夫

脳卒中後の上肢麻痺に対する治療法としては，ロボットアシスト練習や課題指向型アプローチといった高強度に反復する練習が推奨されている[2]．さらに最近では，通常の

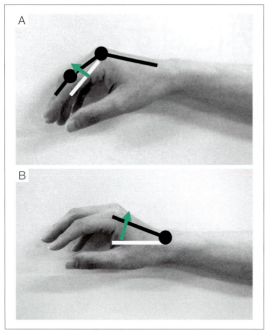

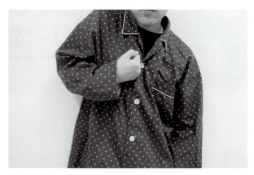

図 2-72 重度上肢麻痺例の問題点
上肢屈筋群の痙縮の亢進により，Wernicke-Mann 肢位を呈する．

図 2-71 CI 療法の適応基準
A：母指〜中指 MP 関節を 10°以上随意的に伸展できる．
B：手関節を 20°以上随意的に伸展できる．

　課題指向型アプローチを行えない重度例に対しても，ボツリヌス療法や装具療法，神経筋電気刺激療法を活用することで課題へのアプローチを可能にした報告も散見される．これらの工夫を行い，課題指向型アプローチを進めていく方法を説明していく．

1 ボツリヌス療法

　ボツリヌス療法については「脳卒中治療ガイドライン 2015」[3]においても推奨グレード A とされており，上肢の痙縮に対して，上肢，前腕および手指筋群への A 型ボツリヌス毒素製剤の施注は上肢の痙縮の軽減，ROM の増加および ADL の介助量の軽減に有効であるとしている．しかし多くの報告は A 型ボツリヌス毒素製剤単体で modified Ashworth Scale(mAS)や ROM などを評価したものや，介入としては ROM 練習程度しか行っておらず，受動的な上肢機能の改善にのみ着目されたものがほとんどであった．同様に Sheean ら[4]は，A 型ボツリヌス毒素製剤が Fugl-Meyer Assessment(FMA)などの能動的な上肢機能を改善させるか否かについてはエビデンスに乏しいと報告している．

　それに対し，近年では CI 療法に準じたアプローチやロボットアシスト練習などの運動療法をボツリヌス療法と併用することで，能動的な上肢機能にも比較的良好な練習効果をもたらすといった報告がみられる[5-7]．Sun ら[5]は 29 例の脳卒中後上肢麻痺を呈した対象者に対して，A 型ボツリヌス毒素製剤と CI 療法に準ずるアプローチを併用した群と，A 型ボツリヌス毒素製剤と従来の理学療法や作業療法を併用した群の比較を行い，CI 療法併用群で，上肢の運動機能の評価である Action Research Arm Test(ARAT)で有意な改善を認めたと報告している．このことからも，A 型ボツリヌス毒素製剤を単体で使

用するよりも，エビデンスが確立されている療法と併用することで，比較的良好な練習効果が得られることが示唆されている．

ⓐ 課題指向型アプローチへの導入

重度上肢麻痺を呈した対象者へ課題指向型アプローチを導入する際のA型ボツリヌス毒素製剤の役割は，痙縮のコントロールを行い課題の実施を可能にすることである．投与部位としては手指の屈筋群や上腕二頭筋・大胸筋の報告が多く，屈筋共同運動の軽減を目的に投与が行われる．

A型ボツリヌス毒素製剤の投与はリハビリテーション医によって行われるが，ボツリヌス療法を行う際は療法士のかかわりも非常に重要になる．まず療法士の重要な役割として，痙縮の程度を正確に評価することが挙げられる．痙縮の一般的な評価法としてはmASなどが挙げられるが，それだけでなく最も重要なのは，現在の対象者にとって

Column 痙縮軽減のメカニズム

A型ボツリヌス毒素製剤とは，ボツリヌス菌によって生産される菌体外毒素である．毒素が菌内に取り込まれると，神経筋接合部において運動神経終末からのアセチルコリン放出を阻害することで骨格筋の麻痺をきたす．また，γ運動神経終末にも作用し，伸張反射の抑制や相反抑制の改善が認められ痙縮の軽減に作用する（図2-73）[8]．

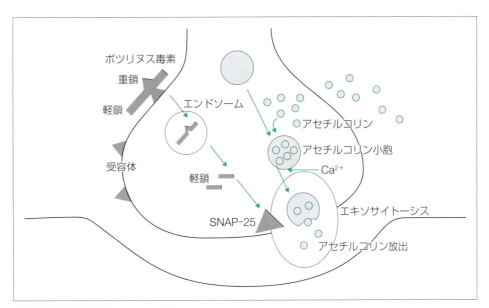

図2-73 痙縮軽減のメカニズム

1：重鎖のC末端（binding domain）で，運動神経終末の受容体に結合し，エンドソーム（endosome）として取り込まれる．
2：エンドソームの壁に重鎖のN末端（translocation domain）が孔を開け，軽鎖（catalytic domain）を細胞質内へ送り込む．
3：軽鎖はSNARE蛋白の標的部位を酵素として切断し，アセチルコリンの放出阻害を起こし，筋の麻痺をきたす．

〔木村　淳（監修），目崎高広，梶　龍兒（著）：ジストニアとボツリヌス治療 改訂第2版，p15，診断と治療社，2005より〕

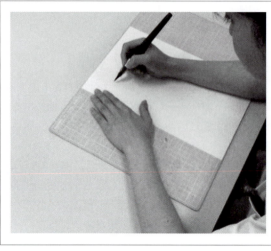

図 2-74 ボツリヌス療法における療法士の役割
対象者の目標に合わせて，痙縮を減少させる筋を選定する．

どの筋の痙縮が，対象者が目標とする動作の妨げとなっているかを評価することである．たとえば，「補助手として書字の際に紙を押さえたい」というニーズが対象者にあるとすれば，必要となる上肢の動きは，肩を軽度屈曲させて机に乗せ，前腕を回内させ，肘・手指を伸ばして紙を押さえる動きである．この例に対しては先の関節運動を阻害する上腕二頭筋や前腕回外筋群，手関節屈筋群，手指屈筋群へのA型ボツリヌス毒素製剤の投与が必要になってくる（図 2-74）．このように課題指向型アプローチにボツリヌス療法を併用する際は，投与前に対象者のニーズを正確に把握し，何をするために，どの筋にA型ボツリヌス毒素製剤を使用するのかを検討し実施してほしい．

> **Column　A型ボツリヌス毒素製剤の投与量について**
>
> 先行研究においても，A型ボツリヌス毒素製剤の投与量については一致した見解は得られていない．しかし，もともと屈筋共同運動を利用して生活中で麻痺手を使っていた対象者では，A型ボツリヌス毒素製剤を大量投与してしまうと，屈筋の筋出力が低下してしまうため今まで把持できていたものが一時的に把持できなくなることが想定される．ボツリヌス療法を導入する際は，実施前に入念に麻痺手の使用状況を聴取し，リハビリテーション医と相談のうえ投与量の決定を行うことが重要になる．

> **Column　当院でのボツリヌス療法までの流れ**
>
> 当院ではまずリハビリテーション医が対象者の診察を行い，ボツリヌス療法の適応があると判断すると，療法士に評価の依頼がくる．依頼を受けた療法士は対象者の痙縮の程度や関節拘縮，筋の短縮などの状態を評価する．また，一番重要になってくるのは，麻痺手をどの程度日常生活で使用していて，どのようなニーズや目標があるかを把握することである．評価結果をリハビリテーション医に報告し，その目標の障害となっている動作に合わせて，A型ボツリヌス毒素製剤を施注する部位や単位数を決定していく（図 2-75）．

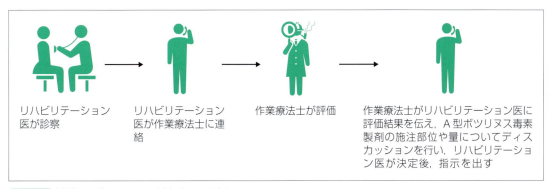

図 2-75 当院のボツリヌス療法までの流れ

療法士は身体的な評価（痙縮や拘縮，筋の短縮）だけでなく，対象者のニーズや目標をある程度把握し，施注する筋を選定する．

2 装具療法

　装具療法はボツリヌス療法と同じく，手指・前腕の痙縮のコントロールや物品の把持・離しを介助するために課題指向型アプローチと併用される．また，主に短対立装具や背側カックアップスプリントなどを用いることが多く，手指と手関節へのアプローチが主体となる．まず定義として，装具とは変形を防止するもの・変形した四肢を支持するもの・身体部位のアライメントを整えるものとされており，また，スプリントについては可動部位や脱臼などの部位の固定のために使用される助木（添え木）のようなものとされている[9]．このことから，もともと装具やスプリントは補助具としての意味合いが強く認識されている．また，Langhorne ら[10]は装具とは手の機能の向上，痙縮や痛みの減少，筋萎縮や過伸張，浮腫を防ぐために末梢に用いる取り外し可能な道具と定義しており，脳卒中の分野においても上肢に関してはコンディショニングを整えるための補助具としての扱いで認識されている．

　先行研究においては，スプリントの使用によって痙縮が軽減するといった報告は多くみられ[11-13]，課題指向型アプローチを行う前段階の痙縮のコントロール，つまり手のコンディショニングを整える点では有効であることが窺える．さらに，Farrell ら[14]は手指の伸展を補助する機能のついた動的装具を使用し，重度上肢麻痺を呈した対象者に対して集中練習を行った結果，Fugl-Meyer Assessment（FMA）において有意な改善を認めたと報告している．このことからも，コンディショニングのためだけでなく，機能改善を目的として装具療法を導入し，さまざまな学習を促すことも重要であると思われる．

a 課題指向型アプローチへの導入

　これまでにも述べたように，痙縮などに対する装具の有効性は確立されている．しかし，それらの研究での評価に使用される mAS などは安静時の筋緊張を評価するものであり，実際に課題指向型アプローチを行う際は動作時の筋緊張が問題となる．装具の使用によって安静時の筋緊張は軽減し可動域の改善も図れたが，いざ手を動かして物品を持とうとすると筋緊張が亢進してしまい手指が伸展しない，といった現象は臨床場面では多々みられるのではないだろうか．もちろん装具を使用し痙縮の軽減を図ることは重要であり，それだけで課題の実施が可能になる対象者も存在するが，そうではない対象者の場合は，物品の把持・離しを可能にするための装具の導入が必要になってくる．装

具療法の導入のポイントについて，重度上肢麻痺をBrunnstrom Recovery Stage (BRS)で軽度(BRS Ⅳ)・中等度(BRS Ⅲ)・重度(BRS Ⅱ)の3つに分類して説明していく．

1)軽度例(BRS Ⅳ程度の麻痺)に対して

BRS Ⅳ程度の上肢麻痺の対象者では手指の伸展は可能だが，母指内転筋の痙縮は残存しており，指腹つまみや対立位でのつまみが困難となる．こういった対象者には，もともとはリウマチ患者などの母指の変形に対して用いられていたCMバンドが効果的であることが多い．CMバンドの役割としては，母指と示指の指間距離を拡大し，対立位をとることで，より大きな物品を把持することが可能となる．もともと，母指の内転を利用して側腹つまみで物品の把持を行える対象者は多いが，CMバンドを使用することで課題のバリエーションを増やすことができ，スプリント自体の伸張性もあり母指の伸展を介助することが可能である．また，装着方法も簡単で自己着脱が行えるため，練習以外の時間にも積極的に使用できる．補助手として物品を把持して固定したいが母指が内転してしまうために物品を保持できないような対象者には，CMバンドだけで補助手としての使用が可能となり，日常生活での麻痺手の使用頻度の増加が図れることも多い．母指内転筋の持続伸張の効果もあるので，痙縮の改善も見込める(図 2-76)．

2)中等度例(BRS Ⅲ程度の麻痺)に対して

BRS Ⅲ程度の上肢麻痺の対象者では，痙縮の亢進により手指の伸展はわずかな状態で，屈筋共同運動で手指の屈曲は何とか可能な場合が多い．このような場合は，物品に麻痺手を押さえつけたり非麻痺手で物品を持たせれば物品の把持は可能だが，結局は物品を離せないため課題の導入が困難である．日常生活においても麻痺手の使用は，歩行時に鞄などを屈筋共同運動で握り込んで持つなどの場面に限定されてしまう．このように手指を握り込んでしまう場合は，CMバンドだけでは手指の伸展を介助することはできず課題の導入は困難である．そこで，短対立装具を使用することで課題の実施を可能にすることができる．重度の上肢麻痺では手のアーチは崩れ，物品を把持する際のプレ

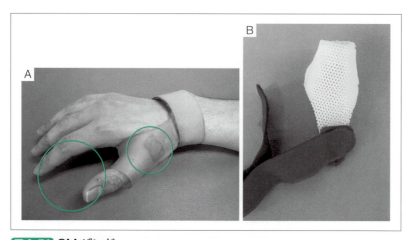

図 2-76 CMバンド
A：CM(手根中手)関節を外転方向へ牽引し指間距離を拡大させる．
B：スプリント材でも簡単に作製が可能である．

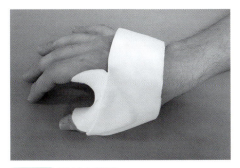

図 2-77 短対立装具
重度例では痙縮が強いので，Cバーを大きく作成し機能改善に合わせて徐々に調整していく．

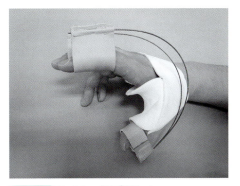

図 2-78 Spider スプリント
痙縮の程度に合わせてワイヤーの長さや太さを調整する．

シェイピングは困難となるため，まずは短対立装具を使用し麻痺手を良肢位に保持して使用できるようにする．短対立装具の場合は対立位で麻痺手を保持できるため，装具で作った指間距離に合わせた物品を把持することが可能になる．Cバーの大きさを調整することで持てる物品の大きさも変化するので，対象者の目標動作に合わせて装具を作製することや，上肢機能の改善に合わせて装具を調整していくことも重要になる．物品を離す際はテノデーシスアクションを利用することで可能だが，手指の伸展が微弱な対象者には随意運動介助型電気刺激（integrated volitional control electrical stimulation：IVES）などを併用し手指の伸展を介助することが望ましい．すべての装具療法で適応は痙縮の強い重度例に対してであり，練習時以外にも使用すれば持続伸張による痙縮の改善も望めるため，ボツリヌス療法との相性がよいと思われる．導入の際はその他の療法との併用も視野に入れ，課題の実施につなげてほしい（図 2-77）．

3）重度例（BRS Ⅱ程度の麻痺）に対して

このレベルの麻痺になると手指の伸展はもちろん困難で，Wernicke-Mann 肢位を呈していることも多い．この場合，短対立装具のみの導入では手指の伸展は困難であるため，動的スプリントの導入が必要となってくる．代表的なものとしては橈骨神経麻痺に使用する Spider スプリントが挙げられる．Spider スプリントはワイヤーを用い母指と示指・中指を固定し，ワイヤーの抵抗で手指を伸展させていく．ワイヤーが伸びていくのに合わせて，手指を伸展させれば物品を離すことが可能となり，ワイヤーの太さ（硬さ）で対象者の状態に合わせて介助量を調整することができる．また，Spider スプリント単体ではワイヤーに引っ張られ，手関節は尺屈し鷲手様の手のフォームとなってしまうため短対立装具との併用が必要となる．中等度の場合と同じく，ボツリヌス療法やIVES との併用も考慮しなくてはならない．また，重度の痙縮により手関節も掌屈していることが多いので，背側カックアップスプリントとの併用も必要である（図 2-78）．

4）安静時スプリント

これまでにも述べてきたように，装具療法では練習時以外の時間にも装具を装着することで，痙縮の亢進している筋の持続伸張が行えるため痙縮の改善が図れる．しかし，より重度の対象者では痙縮とは別に筋自体が短縮している場合が多く，短対立装具など

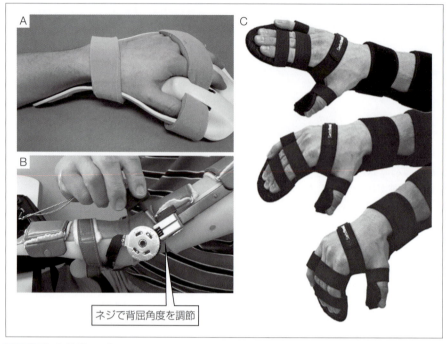

図 2-79 安静時スプリント
A：夜間用スプリント．
B：安静時スプリント．背屈角度が自己調整可能．
C：SaeboStretch．背屈角度が調整可能．

では伸張が不十分なことがある．その場合には練習用の装具とは別に，安静時の装具なども導入し，痙縮や筋の短縮の改善を図っていく必要がある（図 2-79）．

5）手指屈曲が不十分な対象者に対して

重度上肢麻痺を呈していても，痙縮を利用して手指の屈曲が行える対象者の場合は装具を使用することで課題の実施が可能になることが多い．しかし，弛緩性の麻痺を呈する場合などで手指屈曲の筋出力が弱い対象者では，短対立装具などの導入だけでは物品の大きさと同程度の指間距離を確保することはできても，物品の把持が困難な場合がある．そのような場合は，背側カックアップスプリントを用いることでテノデーシスアクションを利用し，物品の把持が可能になる場合がある（図 2-80）．

3 電気刺激療法

電気刺激は，治療を目標として使用している治療的電気刺激（therapeutic electrical stimulation：TES）と機能的電気刺激（functional electrical stimulation：FES）に大きく分けられており，これらを総称して神経筋電気刺激（neuromuscular electrical stimulation：NMES）と呼ぶ．NMESでは，遠心性効果として主に筋収縮の誘発で骨格筋の筋力増強などの効果が得られ，求心性効果では主に脊髄の反射抑制や促通に作用し，痙縮の抑制などに利用され[15]，これらの治療法はわが国の「脳卒中治療ガイドライン 2015」においても推奨されている[3]．また，機能的磁気共鳴画像（functional magnetic resonance imaging：fMRI）や経頭蓋磁気刺激（transcranial magnetic stimulation：TMS）を

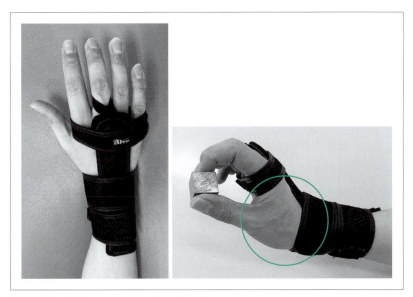

図 2-80 背側カックアップスプリント
手関節を固定し，テノデーシスアクションで手指屈筋を援助する．

用いた研究によって，求心性の電気刺激が大脳皮質に及ぼす効果が明らかになってきている[15]．さらに，近年ではFujiwaraら[16]がIVESを用いたHANDS(Hybrid Assistive Neuromuscular Dynamic Stimulation)療法により，手指の随意伸展に同期した電気刺激療法による効果を示している．

> **Column　電気刺激療法の役割**
>
> 電気刺激療法を行う際は，刺激のしかたでその役割が変化することを考えて実施する必要がある．効果に影響を与える因子としては，刺激電極の種類や大きさ，刺激時間，周波数，刺激強度などが挙げられる[17]．課題指向型アプローチに電気刺激療法を導入する際は，電気刺激により運動神経を刺激し，脱分極を起こすことで筋を収縮させ，痙縮の改善や筋出力不足を補っていく．脱分極を起こすには一定の刺激強度とパルス幅が必要となる(図 2-81)[17]．刺激強度が強ければパルス幅が短くても脱分極を起こすことが可能で，刺激強度が弱ければパルス幅を長くしなければいけない．

> **Column　電極の選択とモーターポイント**
>
> 電流密度は電極の大きさに反比例するため，小さい電極を使用すると電流密度は増加し，皮膚表面の痛覚受容体への刺激が大きくなり，不快感や痛みが大きくなる．しかし，大きな電極を使用すると目的とする筋以外にも干渉してしまうので，刺激部位に応じた電極を選択する必要がある．
> 電極を設置する際は対象とする筋のモーターポイントおよび対象筋の筋線維上に設置する．モーターポイントは神経筋接合部が集まっている場所と考えられており，神経線維細胞の興奮閾値は筋線維よりも低く，特定の筋を選択的に刺激する場合はモーターポイントを刺激する必要がある(図 2-82)[18]．

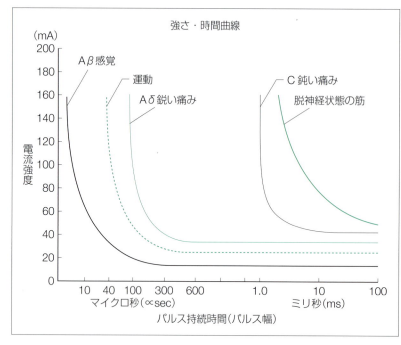

図 2-81 電気刺激療法の役割

〔Cameron MH(編), 渡部一郎(監訳):EBM 物理療法 第2版. p242, 医歯薬出版, 2006〕

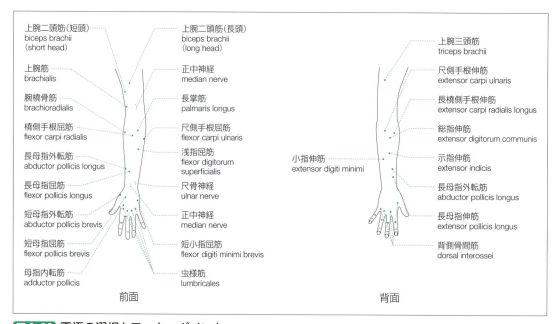

図 2-82 電極の選択とモーターポイント

(嶋田智明, 高見正利, 濱出茂治, 他:物理療法マニュアル. pp236-237, 医歯薬出版, 1996)

a 課題指向型アプローチへの導入

電気刺激療法の課題指向型アプローチにおける役割は主に3つに分類される. まずは痙縮をコントロールするための役割, 次にプレコンディショニングとしての役割, 最後に促通的な意味合いとしての役割に分けて考えることができる.

1）痙縮のコントロールとプレコンディショニングについて

　痙縮のコントロールとプレコンディショニングについては，直接的に課題指向型アプローチを介助するものではなく補助的な役割として使用される．課題指向型アプローチを実施する前に，痙縮を軽減させたい筋の拮抗筋に電気刺激を行えばよく，セッティングさえ行えば対象者自身で行えるので自主トレーニングとして導入が可能である．課題を行うにあたって問題となるのは手指屈筋群の痙縮が多く，それに対し手指伸筋群に電気刺激を行うことが多い．

　NMES の痙縮に対する効果としては多くの先行研究でその有効性が報告されており，10～20 分程度の短時間の実施においても効果がある可能性が示唆されている[19-21]．また，痙縮の軽減を図っていく場合はボツリヌス療法や装具療法との併用も考慮する必要がある．プレコンディショニングにおいては，下肢での報告ではあるが，Khaslavskaia ら[22]は電気刺激に合わせて随意運動を行った群と電気刺激・随意運動を単体で行った群とを比較し，電気刺激に合わせて随意運動を行った群で運動誘発電位の向上と刺激後 60 分間の延長効果を認めたと報告している．さらに，Joa ら[23]は電気刺激を手指伸筋群に行った群と電気刺激に合わせて随意的に手指伸展を行った群の比較で fMRI による解析を行い，後者で一次・二次運動野，二次感覚野，小脳，視床，補足運動野の興奮性が大きかったと報告している．また，課題指向型アプローチとの併用方法としては，軽度の麻痺に対しては末梢神経刺激（peripheral nerve stimulation：PNS）療法の効果が報告されている[24]．以上のことからも，ただ NMES を行うのではなく，随意運動と併用することでさらなる効果が期待できることが示唆されており，実践の際にはぜひ参考にしてほしい．

2）麻痺筋の促通について

　促通というと難しく聞こえるかもしれないが，要するに麻痺筋の筋出力不足を介助する役割と考えてもらうとわかりやすい．BRS Ⅱ～Ⅲ程度の重度上肢麻痺では，痙縮の亢進もあり随意的な手指の伸展が困難となる．それに対し NMES を併用し手指伸筋群の筋出力不足を補うことで，課題指向型アプローチを実施することが可能となる．方法としては NMES を使用し手指が伸展した際に物品を把持し，再度伸展する際に物品を離すという方法で課題が可能となる．しかし，この方法では NMES 単体で把持・離しを行っているのと大差がなく，先行研究にもあるように随意的な運動と合わせて手指の伸展を行おうとすることが必要となってくる．筋電トリガー型電気刺激と CI 療法を併用した報告[25]や，Fujiwara ら[16]の HANDS 療法のように IVES を使用して課題を行うことでより能動的に練習を実施することが可能になると思われる．

　このように NMES を併用することで課題の実施は可能となるが，自宅での生活や練習終了後は，NMES を使用したまま生活は行えないということを覚えておかなければならない．NMES を使用したときだけ物品を持ったり，離したりできるだけでは結局，目標としている動作の獲得にはつながらないことが多い．NMES を課題指向型アプローチに併用する際は，刺激強度の調整などを行い可能な限り自分の力で課題を行えるよう設定し，上肢機能の改善に合わせて NMES での介助を漸減していき，最終的には NMES なしで課題を行えるようにすることを念頭に練習を行っていく必要がある．

4 ロボット療法

これまでさまざまな療法と併用することで重度上肢麻痺を呈した対象者に課題指向型アプローチを実施する方法について説明してきた．直接的に課題指向型アプローチを可能にする方法ではないが，ロボット療法も重度上肢麻痺に対する治療として効果を示しており，近年期待が高まってきている．

ⓐ なぜ今ロボット療法が注目されるか

蜂須賀[26,27]は，近年，脳血管疾患の死亡者数は減少してきたが介助を要する者が多く，今後の高齢化社会を想定すると人的資源の節約の面からロボットを使用したリハビリテーションが必要になってくると述べている（図2-83〜2-85）[28-30]．また，脳卒中リハビリテーションにおいて，練習の強度や反復運動が機能改善に貢献していると示されている[27]．しかし，重度上肢麻痺を呈した対象者に十分量の練習を実施することは，現在の医療制度において人的資源が制限されているため困難である．また，決められた量の運動を療法士が介助しながら反復することは身体的にも精神的にも難しい．そこで，ロボットを練習に導入することで，療法士が治療を行う時間や人的資源の節約に貢献できると考えられ，ロボットなどの工学機器を使用したリハビリテーションが注目されている．

ⓑ ロボット療法の効果

1990年代はじめ，Krebsら[32]は上肢麻痺に対するアプローチを目的としたロボットである，MIT-Manusを開発した．その開発以降，さまざまな上肢麻痺の練習用のロボットが開発されている（図2-86，2-87）．

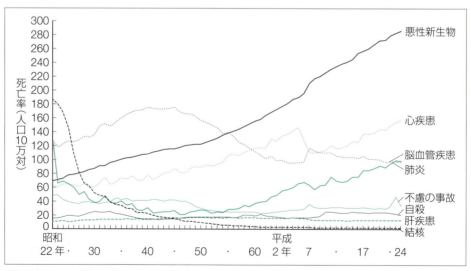

図 2-83 死因別にみた死亡率の推移

脳血管疾患による死亡率は低下してきており，2011（平成23）年より悪性新生物，心疾患，肺炎に次いで第4位となった．

〔厚生労働省：平成24年人口動態統計月報年計（概数）の概況(http://www.mhlw.go.jp/toukei/saikin/hw/jinkou/geppo/nengai12/)より〕

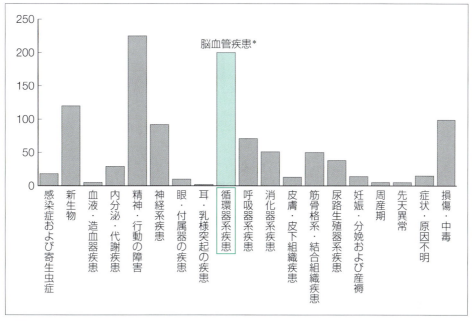

図 2-84 入院受療率（10 万人あたりの入院患者数）

*循環器系疾患のうち，約 7 割が脳血管疾患．
死亡者数は減少したが介助を要する人は多く，リハビリテーションが必要になる人は多い．

〔厚生労働省：平成 23 年（2011）患者調査の概況（http://www.mhlw.go.jp/toukei/saikin/hw/kanja/11/）をもとに筆者作成〕

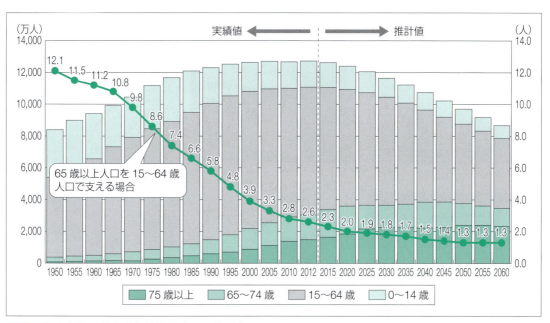

図 2-85 高齢化の状況（高齢世代人口の比率）

65 歳以上の人口を 15～64 歳の人口で支える場合，2050 年では 1.3 人で 1 人の高齢者を支えることになり，人的資源の確保が必要となる．

〔内閣府平成 25 年版 高齢社会白書．p5（http://www8.cao.go.jp/kourei/whitepaper/w-2013/zenbun/25pdf_index.html）より改変〕

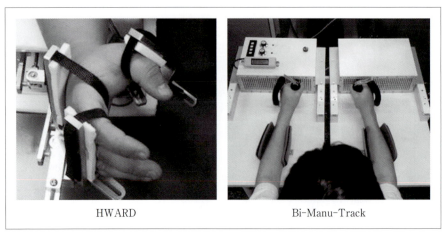

図 2-86 上肢遠位部を対象としたロボット機器

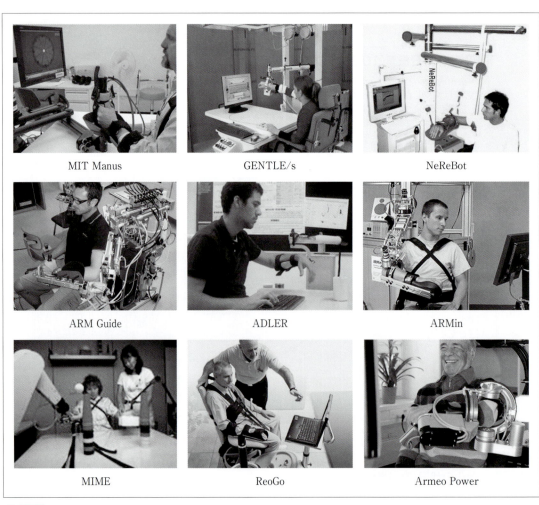

図 2-87 上肢近位部を対象としたロボット機器

ロボット療法は，Langhorne ら[10]により脳卒中後の上肢麻痺に対する治療法として，グレード A と定められている．上肢に対するロボット療法の効果は，ロボット単体の練習では療法士が集中的に実施する練習と同程度の効果であるが，療法士の集中練習に追加してロボット療法を行うことで一層の改善が期待できると示されている[33]．ロボット療法の適応は重度の上肢麻痺を呈する対象者であるといった報告が多く，Stein ら[34]は FMA が 0〜35 点の対象者にロボット療法の効果が期待できるとしている．また，Kwakkel ら[33]のメタアナリシスによれば，上肢に対するロボット療法は療法士が行う練習と機能改善については同程度であり，上肢近位部に限定すると有意な改善を認めたが，日常生活における能力には影響を与えないと報告している．これらのことからも，ロボット療法の効果は限局されており，練習によって獲得した機能を対象者にとって意味のある実生活での使用につなげられるように療法士が介入していくことが重要になる．

c 課題指向型アプローチとの併用

先行研究でも示されているように，ロボット療法は上肢近位部の機能改善が望める．重度上肢麻痺を呈した対象者に対する課題指向型アプローチでは，屈筋共同運動の亢進により物品の把持・離しだけでなく，物品を移動させることが困難になる．これまでに述べてきたような療法を併用して物品の把持・離しは可能になったとしても，物品の移動が行えなければ，生活への汎化が進まない．また，すべての課題を徒手的に介助しながら課題指向型アプローチを行うことは難しく，十分な練習量を確保することも困難である．

そこで，重度上肢麻痺を呈した対象者に課題指向型アプローチを導入する際はロボット療法を併用することで，それらの問題を解決することができると考えられる．上肢近位部に対してはロボット療法を用い，さまざまな方向へのリーチ動作を反復することで，屈筋共同運動の改善が図れるとともに，上肢機能の改善が期待できる．その機能改善に合わせて，対象者の目標となる課題指向型アプローチを実施し，課題の難易度を漸増していくことで対象者の目標動作の獲得につなげていけると思われる．課題指向型アプローチとロボット療法を併用した介入としては，Takebayashi ら[35]の報告があり，その効果を示している．

4 おわりに

重度上肢麻痺に対する課題指向型アプローチの導入方法を，それぞれの療法ごとに述べてきた．ただ，それぞれの療法を個別で行うのではなく，重度上肢麻痺の問題である物品を把持できない・離せないことに対しては，装具などでプレシェイピングを整え，NMES や動的スプリントで手指の伸展方向への筋出力の援助を行い，物品の移動に関してはロボット療法を併用しながら課題指向型アプローチの難易度を調整していくことが重要になる．また，重度例では少なからず痙縮の亢進を認めているので，ボツリヌス療法での痙縮のコントロールも必要になる．このように，単一のエビデンスを利用することは困難かもしれないが，複数の療法を併用することで，各々のアプローチの欠点を補いながら，対象者の目標とする練習を実施していかなければいけない．

引用文献

1) Wolf SL, Winstein CJ, Miller JP, et al：Effect of constraint-induced movement therapy on upper extremity function 3 to 9 months after stroke：the EXCITE randomized clinical trial. JAMA 296：2095-2104, 2006
2) Langhorne P, Coupar F, Pollock A：Motor recovery after stroke：a systematic review. Lancet Neurol 8：741-754, 2009
3) 日本脳卒中学会 脳卒中共同ガイドライン委員会（編）：脳卒中治療ガイドライン2015. pp295-298, 協和企画, 2015
4) Sheean G, Lannin NA, Turner-Stokes L, et al：Botulinum toxin assessment, intervention and after-care for upper limb hypertonicity in adults：international consensus statement. Eur J Neurol 17：74-93, 2010
5) Sun SF, Hsu CW, Sun HP, et al：Combined botulinum toxin type A with modified constraint-induced movement therapy for chronic stroke patients with upper extremity spasticity：a randomized controlled study. Neurorehabil Neural Repair 24：34-41, 2010
6) Amano S, Takebayashi T, Hanada K, et al：Constraint-Induced Movement Therapy After Injection of Botulinum Toxin Type A for a Patient With Chronic Stroke：One-Year Follow-up Case Report. Phys Ther 95：1039-1045, 2015
7) Frascarelli F, Masia L, Di Rosa G, et al：Robot-mediated and clinical scales evaluation after upper limb botulinum toxin type A injection in children with hemiplegia. J Rehabil Med 41：988-994, 2009
8) 木村　淳（監修），目崎高広，梶　龍兒：ジストニアとボツリヌス治療 改訂第2版．診断と治療社，2005
9) 矢崎　潔：セラピストと装具．手のスプリントのすべて 第3版．p3，三輪書店，2006
10) Langhorne P, Bernhardt J, Kwakkel G：Stroke rehabilitation. Lancet 377：1693-1702, 2011
11) Kim EH, Chang MC, Seo JP, et al：The effect of a hand-stretching device during the management of spasticity in chronic hemiparetic stroke patients. Ann Rehabil Med 37：235-240, 2013
12) Fujiwara T, Liu M, Hase K, et al：Electrophysiological and clinical assessment of a simple wrist-hand splint for patients with chronic spastic hemiparesis secondary to stroke. Electromyogr Clin Neurophysiol 44：423-429, 2004
13) Jo HM, Song JC, Jang SH：Improvements in spasticity and motor function using a static stretching device for people with chronic hemiparesis following stroke. NeuroRehabilitation 32：369-375, 2013
14) Farrell JF, Hoffman HB, Snyder JL, et al：Orthotic aided training of the paretic upper limb in chronic stroke：results of a phase 1 trial. NeuroRehabilitation 22：99-103, 2007
15) 生野公貴：末梢神経電気刺激療法．庄本康治（編）：最新物理療法の臨床適応．pp190-207，文光堂，2012
16) Fujiwara T, Kasashima Y, Honaga K, et al：Motor improvement and corticospinal modulation induced by hybrid assistive neuromuscular dynamic stimulation (HANDS) therapy in patients with chronic stroke. Neurorehabil Neural Repair 23：125-132, 2009
17) Cameron MH（編），渡部一郎（監訳）：EBM物理療法 第2版．p242，医歯薬出版，2006
18) 嶋田智明，高見正利，濱出茂治，他：物理療法マニュアル．pp236-237，医歯薬出版，1996
19) Alfieri V：Electrical treatment of spasticity. Reflex tonic activity in hemiplegic patients and selected specific electrostimulation. Scand J Rehabil Med 14：177-182, 1982
20) Daly JJ, Marsolais EB, Mendell LM, et al：Therapeutic neural effects of electrical stimulation. IEEE Trans Rehabil Eng 4：218-230, 1996
21) 中村潤二：痙縮に対する電気療法．庄本康治（編）：最新物理療法の臨床適応．pp18-40，文光堂，2012
22) Khaslavskaia S, Sinkjaer T：Motor cortex excitability following repetitive electrical stimulation of the common peroneal nerve depends on the voluntary drive. Exp Brain Res 162：497-502, 2005
23) Joa KL, Han YH, Mun CW, et al：Evaluation of the brain activation induced by functional electrical stimulation and voluntary contraction using functional magnetic resonance imaging. J Neuroeng Rehabil 9：48, 2012
24) Ikuno K, Kawaguchi S, Kitabeppu S, et al：Effects of peripheral sensory nerve stimulation plus task-oriented training on upper extremity function in patients with subacute stroke：a pilot randomized crossover trial. Clin Rehabil 26：999-1009, 2012
25) Fritz SL, Chiu YP, Malcolm MP, et al：Feasibility of electromyography-triggered neuromuscular stimulation as an adjunct to constraint-induced movement therapy. Phys Ther 85：428-442, 2005
26) 蜂須賀研二：上肢訓練支援ロボットの無作為化比較試験．Jpn J Rehabil Med 50：489-494, 2013
27) 蜂須賀研二：ロボット型訓練装置．Jpn J Rehabil Med 51：343-347, 2014
28) 厚生労働省：平成24年人口動態統計月報年計（概数）の概況（http://www.mhlw.go.jp/toukei/saikin/hw/jinkou/geppo/nengai12/）
29) 厚生労働省：平成23年（2011）患者調査の概況（http://www.mhlw.go.jp/toukei/saikin/hw/kanja/11/）
30) 内閣府平成25年版 高齢社会白書．p5（http://www8.cao.go.jp/kourei/whitepaper/w-2013/zenbun/25pdf_index.html）
31) Kwakkel G, Wagenaar RC, Koelman TW, et al：Effects of intensity of rehabilitation after stroke. A research synthesis. Stroke 28：1550-1556, 1997
32) Krebs HI, Hogan N, Aisen ML, et al：Robot-aided neurorehabilitation. IEEE Trans Rehabil Eng 6：75-87, 1998
33) Kwakkel G, Kollen BJ, Krebs HI：Effects of robot-assisted therapy on upper limb recovery after stroke：a systematic review. Neurorehabil Neural Repair 22：111-121, 2008
34) Stein J, Krebs HI, Frontera WR, et al：Comparison of two techniques of robot-aided upper limb exercise training after stroke. Am J Phys Med Rehabil 83：720-728, 2004
35) Takebayashi T, Amano S, Hanada K, et al：Therapeutic synergism in the treatment of post-stroke arm paresis utilizing botulinum toxin, robotic therapy, and constraint-induced movement therapy. PM R 6：1054-1058, 2014

3章 練習効果を生活に転移させるための方略

これまで療法士は国際生活機能分類（ICF）における機能・構造の変化が，活動・参加に対してシームレスかつオートマティックに影響を与えるものと考えていたかもしれない．しかし近年，脳卒中後の上肢麻痺に対するリハビリテーションにおいては，複数の異なったアプローチを実施し，上肢の機能が同程度によくなった場合でも，生活における活動・参加のレベルはそのアプローチ方法に依存し，大きく結果が異なることが言われている．そのなかに，練習効果を生活に転移させるための方略としての行動変容プログラムである「Transfer package」がある．この手法は，CI療法の主要コンポーネントのひとつで，心理学を基盤にしたアプローチ方法である．また，複数の手続きからなる手法でもある．本章では，この手法の背景となる心理学的な理論，臨床研究で明らかにされた効果，そして具体的な手法について述べる．

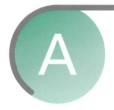

行動変容の重要性

1 手における「機能回復」だけでなく「行動変容」は必要か？

　本項に至るまで，麻痺手にかかわる行動変容について，療法士と対象者の練習という視点から解説をしてきた．ここで，「どうして，【機能回復】だけでなく，【行動変容】が必要か？」という問いに対して再考する．

　第1章「A 上肢機能回復アプローチにおける行動変容とは？」（⇒2頁）において，機能が改善したときにヒトは自発的に行動変容を起こすという所見を紹介した．しかしながら，他方では機能に焦点を当てた練習（身体機能の回復を目標とした課題特異型アプローチの代表であるロボット療法や主体的行動を伴わない電気刺激療法，療法士による徒手的介入など）では，上肢機能の明らかな向上は認めるものの，それに見合った日常生活レベルの改善は認められないと報告されている[1-3]．また，筆者らも脳卒中後片麻痺を呈した対象者にロボット療法を用いた無作為化比較試験（RCT）の結果，対照群に比べ，ロボット療法群は有意に上肢機能が改善したにもかかわらず，実生活における麻痺手の使用頻度と主観的な麻痺手の使いやすさについては差がなかったことを報告した[4]．これは，機能の向上は必ずしも実生活の行動に結びつくわけではないという事実を示しており，このことから【機能回復】と【行動変容】は別次元のものである可能性があり，相互作用をもたらすためのアプローチが各々必要であることが想定される．

2 脳卒中後に生じる上肢麻痺に対する行動変容プログラムの現在

　医学の領域においても，行動変容プログラムは古くから注目されている．有名な例でいうと，心臓リハビリテーションや糖尿病における生活指導，メタボリックシンドロームの予防医療などが挙げられる．いずれも，生活習慣における行動変容を目的としている．それらの意思決定に伴う主体的行動の結果，健康などにかかわる環境因子においてもよい影響が生じるという副次的な効果もある．先に挙げた3つの例では，疾患発症・再発リスク軽減や疾患の進行の鈍化といった利得が挙げられる．

　脳卒中においても，疾患の再発予防といった点では看護領域における生活指導などが知られているが，こと「上肢麻痺」に関してはどうだろうか．上肢麻痺は，一般的には一過性の症候と考えられており，生活習慣に左右されず，基本的には悪化しないと考えられているのではないだろうか．しかしながら，麻痺手の行動が抑制され使用頻度が低下すれば，麻痺は悪化し，パフォーマンスは次第に低下していくことが推測されている[5]．この現象を学習性不使用（learned non use）という[5]．

3 学習性不使用と行動変容

ここで，Taub ら[5]が提唱している学習性不使用の概念（図3-1）をひもといてみたい．中枢神経系に何らかの損傷を受けた場合，それにより運動出力が抑圧される．その結果，麻痺手によるさまざまな運動試行において，対象者は多数の失敗体験をすることとなる．そして，その失敗体験が負の報酬となり，麻痺手を使用するといった行動を抑制してしまう．

これと並行して，脳卒中後の片麻痺の場合，非麻痺手については比較的正常な運動機能を保持していることが多く，発症前に麻痺手を用いて従事していた活動を探索的に非麻痺手で代償する．その結果，麻痺手による失敗と比較して非麻痺手では成功体験を経験するため，非麻痺手による代償的な動作を優先的に用いるなどの行動を選択する．こういった負の行動変容により，麻痺手の使用頻度が激減した結果，損傷大脳皮質における麻痺手にかかわる領域の縮小（負の可塑性）が生じる．

4 麻痺手の不使用による脳の変化

行動変容が起これば，その行動の特徴に応じて脳が変化する．まず，基礎領域では，麻痺手の不使用と大脳皮質の変化について，さまざまな研究者が報告している．Merzenich ら[6]は，サルの第3指を切断すると，体性感覚野における体部位表現領域が変化し，切断した第3指の領域に第2指と第4指が張り出してくると報告している．また，Sanes ら[7]は，ラットのひげにつながる神経を切断すると，ひげの領域が前肢と瞼の領域に吸収されると報告している（図3-2）．さらに，Liepert ら[8]は，ヒトにおいても足関節を固定して不使用を人為的に作ることで，皮質における体部位表現領域は低下すると報告している．これらの所見からもわかるように，麻痺手を使用しないという負の行動変容により，脳実質の負の可塑性が導かれる．そして，その変化は最終的に麻痺手の機能低

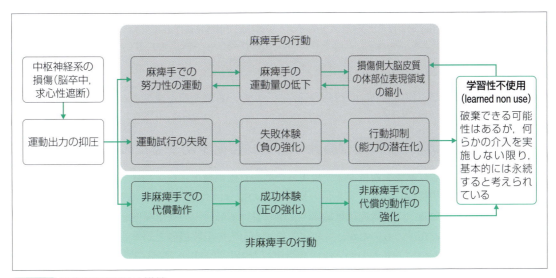

図3-1 学習性不使用の構築

（Taub E, Uswatte G, Elbert T：New treatments in neurorehabilitation founded on basic research. Nat Rev Neurosci 3：228-236, 2002 より一部改変）

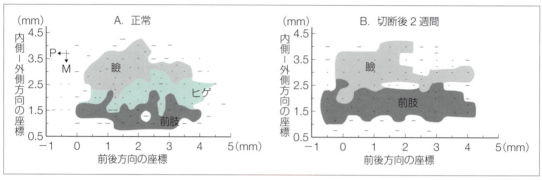

図 3-2 ヒゲ切断前後のラットの一次運動野
(Sanes JN, Suner S, Lando JF, et al：Rapid reorganization of adult rat motor cortex somatic representation patterns after motor nerve injury. Proc Natl Acad Sci U S A 85：2003-2007, 1988 より一部改変)

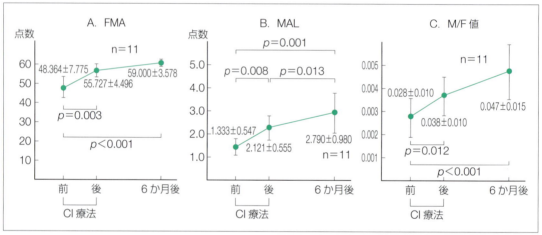

図 3-3 CI 療法前後の Fugl-Meyer Assessment(FMA)と Motor Activity Log(MAL)の推移
M/F 値は，FMA 1 点あたりの MAL の点数を示している．
麻痺手の機能をどの程度効率的に生活に反映しているかの 1 つの指標である可能性がある．
(竹林　崇，橋本幸久，髻谷　満，他：脳卒中後片麻痺患者における学習性不使用に対する検討．OT ジャーナル 46：1688-1694, 2012 より)

下および不使用といった行動の変容へとつながる悪循環を構築すると考えられている．

5　脳卒中後の麻痺手における負の行動変容を予防するための行動戦略

　対象者に麻痺手の機能を使用するための行動戦略を含むアプローチを実施した場合，麻痺手の機能に対する実生活の使用頻度の割合は高まることが筆者ら[9]の研究からもわかっている．この研究は単純に，生活における麻痺手の使用頻度を測る評価点数の割合を示しただけのものだが，いかに対象者が自らの上肢機能を効率的に生活に活かすことに失敗しているかがわかる 1 つの指標になると思われる(図 3-3)[9]．さらに，錐体路の機能的な残存度を diffusion tensor imaging で測ると，練習後に比べ，練習前は錐体路の残存度を効率的に使用できていないという報告もある[10]．この結果からも，現存機能を生活に活かすための行動変容を促す行動戦略が必要であることがわかる．

療法士はこの行動戦略において，対象者のadherence（意思決定し主体的に行動すること）を高めるためにさまざまな手法を用いることが求められる．脳卒中後の上肢麻痺に焦点を当てた対象者の主体的行動を促進するための行動介入戦略（adherence-enhancing behavioral strategy）こそが，Taub，Morrisらが有用性を提唱しているtransfer packageと呼ばれるものである[11,12]．この手法について検討を行っている研究機関はまだ少ないが，近年非常に注目を浴びている．なお，この手法に多数用いられている心理学的な背景および実際の方法の詳細については後述する（⇒156頁）．

引用文献

1) Mehrholz J, Platz T, Kugler J, et al：Electromechanical and robot-assisted arm training for improving arm function and activities of daily living after stroke. Cochrane Database Syst Rev (4)：CD006876, 2008
2) Kwakkel G, Kollen BJ, Krebs HI：Effects of robot-assisted therapy on upper limb recovery after stroke：a systematic review. Neurorehabil Neural Repair 22：111-121, 2008
3) Huseyinsinoglu BE, Ozdincler AR, Krespi Y：Bobath concept versus constraint-indued movement therapy to improve arm functional recovery in stroke patients：a randomized controlled trial. Clin Rehabil 26：705-715, 2012
4) Takahashi K, Domen K, Hachisuka K, et al：Upper extremity robotic therapy is effective in post-stroke hemiplegia：a randomized controlled trial. AHA International Stroke Conference, Leangles, 2011
5) Taub E, Uswatte G, Elbert T：New treatments in neurorehabilitation founded on basic research. Nat Rev Neurosci 3：228-236, 2002
6) Merzenich MM, Nelson RJ, Stryker MP, et al：Somatosensory cortical map changes following digit amputation in adult monkeys. J Comp Neurol 224：591-605, 1984
7) Sanes JN, Suner S, Lando JF, et al：Rapid reorganization of adult rat motor cortex somatic representation patterns after motor nerve injury. Proc Natl Acad Sci U S A 85：2003-2007, 1988
8) Liepert J, Tegenthoff M, Malin JP：Changes of cortical motor area size during immobilization. Electroencephalogr Clin Neurophysiol 97：382-386, 1995
9) 竹林　崇，橋本幸久，礒谷　満，他：脳卒中後片麻痺患者における学習性不使用に対する検討．OTジャーナル 46：1688-1694, 2012
10) Marumoto K, Koyama T, Hosomi M, et al：Diffusion tensor imaging predicts the outcome of constraint-induced movement therapy in chronic infarction patients with hemiplegia：A pilot study. Restor Neurol Neurosci 31：387-396, 2013
11) Morris DM, Taub E, Mark VW：Constraint-induced movement therapy：characterizing the intervention protocol. Eura Medicophys 42：257-268, 2006
12) Taub E, Uswatte G, Mark VW, et al：Method for enhancing real-world use of a more affected arm in chronic stroke：transfer package of constraint-induced movement therapy. Stroke 44：1383-1388, 2013

B 行動変容に必要な行動心理学

　療法士にとって，対象者が望む「行動変容」を起こすことこそ，一番の腕の見せどころといえる．たとえば，脳卒中発症後に右上下肢麻痺を呈し「家族のために料理を作ってあげたいのに，もうできない」と涙していた50歳代主婦のAさんに対して，調理を手段としたアプローチを実施したとする．もちろん調理に必要とされる身体機能の向上がみられるだろう．そして，発症前とは調理の仕方が変わったとはいえ，美味しい料理ができたとき，対象者の表情は明るくなり，「できた！」という喜びと達成感の表出がみられる．そして，その達成感は自信となり，さらに「次は洗濯・掃除もやってみたい」という発言や行動へとつながっていく．このような調理から洗濯・掃除へという行動の連鎖は「汎化(task transfer)」と呼ぶことができ，これこそが療法士が目指している対象者の「行動変容」だといえるだろう．

　一方，トイレ動作を練習し，自立レベルとなった対象者が，病棟では看護師に介護を依頼している場面に遭遇することがある．いわゆる「できる作業」と「している作業」が乖離している状況である．練習によって機能回復・能力改善がみられていても，それが日常生活において汎化されない状況が見受けられるのも事実である．なぜこのような状況が起こるのだろうか．

　本項では，行動変容の背景を説明するのに有用な行動心理学である「社会的学習理論」のなかから，「self-regulatory 理論」と「locus of control 理論」について紹介する．なお，療法士にも理解しやすいよう，専門用語を心理学用語と異なる邦語に訳して用いていることを断っておく．

1 self-regulatory 理論：「やりたいこと」が「できると思える」と人は行動する

　Bandura[1]の self-regulatory 理論は，なぜ人が行動をするのかを理解するのに有効な行動心理学である．Takahashi[2]や Gage ら[3]は，「できる作業」と「している作業」の乖離を説明するためには，従来の行動心理学では不十分で，自己効力感(self-efficacy)の考えこそが重要であることを述べている．実際，健康増進[4,5]，身体障害者のPC練習[6]，リウマチ患者の生活上の疼痛管理[7]，脳性麻痺児の機能練習[8,9]などでも，Bandura の self-regulatory 理論が用いられている．

　ここでは，self-regulatory 理論という視点から，人の行動を左右する自己効力感や報酬期待(outcome expectancy)のコンセプト，それらを掛け合わせた行動の種類，介入方法など，人の行動変容を促すためのストラテジーについて症例を通して紹介する．

1 self-regulatory 理論は，人の行動の背景を説明するのに有効である

　self-regulatory 理論(自己統制理論)とは，心理学者である Albert Bandura によって確立された行動心理学である[1,10,11]．これによると，人の行動は，作業遂行における自

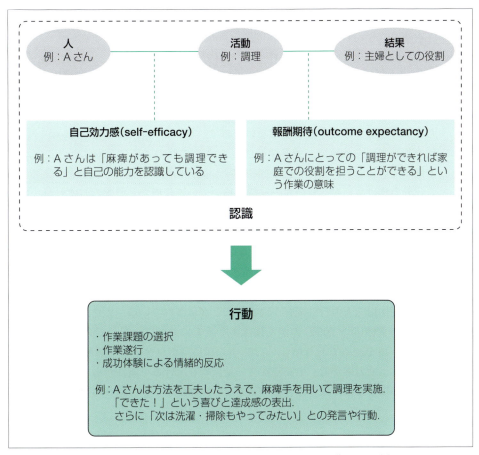

図 3-4 自己統制理論における，自己効力感と報酬期待，行動との関係

(Bandura A：Self-efficacy：The Exercise of Control. p22, W.H. Freeman, New York, 1997 より改変)

己の能力に対する考え（自己効力感）と，作業遂行による結果に対する予測（報酬期待）の相互的な作用によって予測されるという．図 3-4[11]は，自己効力感と報酬期待と行動との関係を示している．自己効力感と報酬期待は個人の「認識」のなかに含まれ，行動そのものではない．自己効力感とは，「私は〇〇をすることができる」といった，作業遂行に対する本人の自信を表し，報酬期待とは，作業に対して本人が抱いている意味や目的を表す．これら2つの「認識」が相互に作用し，本人がどの作業活動を選択し，どれだけ努力し，達成感を得て，他のことにも挑戦したいと思うかといった「行動」に影響を与える．

　先に述べたAさんの例を，図 3-4 に当てはめているので参照していただきたい．つまり，自己効力感とは，Aさんが「麻痺があっても調理ができる」と思えることであり，報酬期待とは，「調理ができれば家庭での役割を担うことができる」といった作業のもつ意味と目的を表す．したがって，Aさんが実際に調理をするという「行動」に移るためには，本人にとって調理が大切で，かつ意味のある活動であり，方法を工夫することで調理が可能であると本人が思えることこそが重要といえる．

2 自己効力感と報酬期待は相互作用し，人の行動に影響を与える

　Banduraは，自己効力感と報酬期待は相互的に作用することを強調している．つまり，自己効力感の高低や，報酬期待の正負の掛け合わせによって人の行動は異なる(図3-5)[11]．(A)は自己効力感が低く，負の報酬期待を抱いている状態で，無気力(apathy)なため作業遂行に消極的な行動をとることが考えられる．つまり，Aさんが，調理はできないと感じていて，さらに調理することに意味を感じていないとすれば，おそらく調理をしようとすることはないだろう．(B)は，自己効力感は低いが，正の報酬期待を抱いている状態で，練習開始前のAさんの例のように，やりたいことができないと感じているとき，人は自己批判や抑うつ気分に陥る可能性が高いといえる．(C)は，自己効力感は高いが，負の報酬期待を抱いている状態で，できるのはわかっているが，やることに意味が見出せないため，練習への拒否的な発言や態度につながる可能性がある．(D)は，自己効力感も高く，正の報酬期待を抱いている状態で，やりたいことに対して自信があるため，練習後のAさんの例のように，意欲的に作業活動(調理活動)に取り組み，さらに新たな作業活動(家事動作)にも前向きな態度がみられる．

　先行研究でも，喫煙との関係[12]や，健康のための運動[13]などで，自己効力感と報酬期待の相互作用で人の行動変容が異なることが示されている．また，Schwarzerら[14]は，中高年の女性(40～70歳)のがん検診の受診率において，自己効力感と報酬期待の有意な相互作用を認めており($\beta = -0.19$, $p < 0.01$)，ポジティブな報酬期待により，受診に対する自己効力感が低い中高年女性の受診率を上げる可能性があると述べている．

　臨床の場面では，練習拒否や無気力など，なかなか狙い通りの行動につながらない対

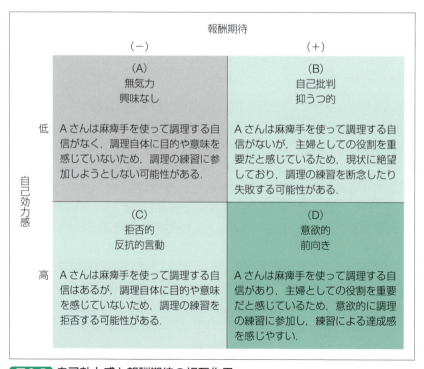

図3-5 自己効力感と報酬期待の相互作用
(Bandura A：Self-efficacy：The Exercise of Control. p20, W.H. Freeman, New York, 1997より改変)

象者に出会うことも少なくない．彼らの行動の心理的な背景を理解するうえで，この自己効力感と報酬期待の相互作用という考えかたは有効である．つまり，自信があっても作業に意味を見出せなければ人は行動に移さず，その逆も然りといえる．

3 報酬期待をポジティブにするには，作業に意味と目的がなければならない

ポジティブな報酬期待とは，本人にとって作業遂行に目的や意味のある状態のことである．つまり，対象者にとって大切な作業活動を治療の手段かつ目標として用いることは，行動変容を促すうえできわめて重要といえる．Resnick[15]は，高齢者を対象としたリハビリテーションプログラムを実施し，開始前の練習に対する報酬期待（練習が日常生活に重要であるか否か）が，練習後の機能レベルの改善を予測することを示している（R^2 change＝0.06, $p<0.05$）．目標設定の重要性については，第2章「麻痺手に対する課題指向型アプローチ」を参照してほしい（⇒ 29 頁）．

一方，練習内容として，本人にとって意味のある作業と一見関連がなさそうな練習も多い．たとえば，調理動作でカレーを煮込む際に必要な，右手で鍋を押さえるという行為のために右肩と前腕中間位での支持性を強化したいとする．そのための練習では，棒を右上肢で机に垂直に保ち，左手で輪入れをするなど，鍋を押さえるための運動構成要素に焦点を当てて機能練習を行うことがある．ここで重要となるのが，対象者に「機能練習」と「調理動作」がどのようにつながっているのかをわかりやすく説明することである．そのためには，まず対象者本人にとって意味のある作業の活動分析・作業分析を一緒に行うことが重要である．そして，機能練習をする際には，必ずその練習が目標となる作業活動とどのようにつながり，なぜ必要なのかを伝えることが重要となる．

同様に，「できる作業」と「している作業」の間に乖離がある対象者で，たとえば冒頭に紹介したトイレ動作は自立レベルだが，病棟では看護師に介護を依頼している対象者の場合は，トイレ動作を自立して行うことの意義と重要性を，対象者にしっかりと説明する必要がある．この際，単に「トイレ動作が自立すること」がよいということだけでなく，トイレ動作を通して運動構成要素である心身機能の維持・向上が得られることなどを伝えていくことも大切である．

このように，行動変容を促すためのアプローチにおいてはポジティブな報酬期待が必要であり，そのためには目的や意味のある作業を治療の手段として用いることや，作業活動に目的や意味をもたせることが重要といえる．

4 自己効力感を高めるためには，適切な難易度設定と問題解決能力を身につけることが重要である

ⓐ 自己効力感には3つの要素（難易度，効力感，応用力）がある

自己効力感の重要な要素として，難易度（magnitude），効力感（strength），応用力（generality）の3つが挙げられる（表3-1）[16]．

1）難易度（magnitude）

難易度とは，作業活動の遂行に必要な努力の大きさや機能の高さを示す．高低で示され，細かな段階調整がなされるべきである．表3-1のように，難易度の低い作業とは，あらかじめ下ごしらえされた具材を炒めてカレーを作るような作業をいい，難易度

表 3-1 自己効力感の 3 つの要素（難易度，効力感，応用力）

		応用力			
		設定 1		設定 2	
		難易度		難易度	
		低	高	低	高
効力感	低	療法士と一緒に，下ごしらえした具材を炒めてカレーを作るという作業について，私は0％の確率でできそうだと思う	療法士と一緒に，具材の皮むきや下ごしらえから準備をしてカレーを作るという作業について，私は0％の確率でできそうだと思う	自宅にて自分1人で，下ごしらえした具材を炒めてカレーを作るという作業について，私は0％の確率でできそうだと思う	自宅にて自分1人で，具材の皮むきや下ごしらえから準備をしてカレーを作るという作業について，私は0％の確率でできそうだと思う
	高	療法士と一緒に，下ごしらえした具材を炒めてカレーを作るという作業について，私は100％の確率でできそうだと思う	療法士と一緒に，具材の皮むきや下ごしらえから準備をしてカレーを作るという作業について，私は100％の確率でできそうだと思う	自宅にて自分1人で，下ごしらえした具材を炒めてカレーを作るという作業について，私は100％の確率でできそうだと思う	自宅にて自分1人で，具材の皮むきや下ごしらえから準備をしてカレーを作るという作業について，私は100％の確率でできそうだと思う

（Bandura A, Adams NE：Analysis of self-efficacy theory of behavioral change. Cogn Ther Res 1：287-310, 1977 より改変）

の高い作業とは，具材の皮むきから切り分け，炒めてルーを溶かすまでの調理工程をすべて1人で行うような作業をいう．難易度はさらに詳細に設定することもでき，たとえば，自助具使用の有無，立位・座位での作業，机や椅子の高さ，材料の固さや量などでも調整すべきといえる．

2) 効力感 (strength)

効力感とは，ある難易度の作業を遂行できるか，自己の能力（自己効力）に関する自己認識の高さを表す．表 3-1 の縦列に効力感を示しているが，0～100％で示すことが多く，10％ごとの11段階，または1％ごとの101段階で採点するのが一般的である．たとえば，「リハビリテーション室で，座位にて左手で包丁を用いて右手で人参を押さえながら一口大に輪切りにするという作業について，私は○％の確率でできそうだと思う」というときの○％を指す．注意すべき点は，効力感はあくまでも課題特異的(task-specific)で，提示された具体的な難易度の作業に対する効力感の程度を測るものであって，個人の全般的な自己肯定感や自己有能感とは異なるものである．

3) 応用力 (generality)

応用力とは，ある作業課題に対する自己効力感が，同じ，もしくは異なる作業にもおいても汎化(task transfer)されるか否かを示すものである．ある1つの作業課題に対する成功体験はその作業に対する自己効力感のみならず，その他の作業に対する自己効力感にもつながるといわれている[1]．表 3-1 では2つの異なる設定での自己効力感を示している．1つ目は訓練室にて療法士が支援をしながらの作業課題だが，2つ目は少し実践的な設定で，自宅において1人で調理をするという作業課題である．応用の種類にはいくつかあり，異なる料理（カレーから野菜炒め）での応用や，リハビリテーション室から自宅というような場所の応用など多岐にわたる．社会的学習理論においては，この応用力が最も重要なポイントであり，リハビリテーション室において獲得された機能や能

力が，いかに対象者1人ひとりの病棟生活や在宅生活といった日常生活に汎化されていくか，その行動変容につながる最も重要な要素といえる．

ⓑ 自己効力感を高めるためには，適切な難易度と成功体験が必要である

自己効力感を高める方法として，Banduraは次の4つの方法を提案している[16]．

1) 成功体験(performance accomplishment)

一度うまくできた体験をすると，「次もできるかもしれない」という見通しが生まれる．そのために，実際に本人が作業遂行をして成功できるように，適切な難易度設定や環境調整を行うことがきわめて重要といえる．そのためには，手段とする作業活動の活動分析および作業分析を詳細に行い，対象者の心身機能に合わせるために対象者の状態を詳細かつ的確に評価し把握する必要がある．

2) モデリング(vicarious experience)

他者が作業遂行している状況を見ることで，自身が作業遂行しているところをイメージでき，「これならできるかもしれない」という見通しが生まれる．リハビリテーションでは療法士が手本を見せることや，他の対象者がADL動作を行っているところを見るなどの方法で，モデリングを行うことができる．

3) 言語的説明・暗示(verbal persuasion)

自身の状況を言語的に説明することで，自身の状況に対する客観的な視点をもつことができ，そこから自信をつけていく方法である．「大丈夫」と自分自身に言い聞かせる，なども自信をつけるという意味ではこの範疇である．

4) 情緒的安定(emotional arousal)

作業遂行前にドキドキしていると余計な緊張が生じ，上手くできないのではないか，という気持ちになる．逆にリラックスして取り組めているときは，実力が上手に発揮できたりする．このように，その時々の感情やそれに付随する生理現象によって，自己効力感は左右されるものである．したがって，新しいことに挑戦するときなどは，特に精神的にリラックスできるような場面設定を心がける必要がある．

ⓒ 自己効力感の汎化を促すためには，問題解決能力を高め，応用力をつけることが必要である

応用力をつけて汎化を図るために大切な考えかたが，「問題解決能力を身につけること」である．問題解決能力(problem-solving skill)とは，何か困難な状況に面したときに，①何がどのように困難なのか現状を把握し，②何が原因なのかを考察し，③解決策を挙げ，④行動に移す，という段階を経て自らが行いたい作業を遂行できるかどうかの能力を指す．つまり，困った状況を何度も切り抜けることで，次に同じような困難な状況に遭遇した場合にも，解決の糸口をみつけることができる，という応用力の要といえる．

Tickle-Degnenら[17]は，パーキンソン病患者に対して，問題解決能力を向上させるための患者教育プログラムを実施している．対象は，軽度～中等度(Hoehn-Yahr分類

2～3)のパーキンソン病患者117名で，薬物療法のみ実施する群(統制群)，18時間の患者教育プログラムと9時間のソーシャルグループセッションを実施した群，18時間の患者教育プログラムと9時間の個別の在宅リハビリテーションを実施した群，の3群に無作為に分けられた．問題解決能力を向上させるために，療法士によるグループセッションではPerson-Environment-Occupation Model(作業遂行を人・環境・作業の側面からとらえる)を用いて，患者の生活上の困難なことがらに対して，ともに問題を分析し，対応策を考えることを繰り返した．効果指標にはパーキンソン病に特異的な健康関連QOL指標であるPDQ-39を用い，介入直後，2か月後，6か月後の変化を追った．結果，患者教育プログラムを実施した2群が，統制群と比較して，介入後にQOLの有意な改善が認められた($p<0.05$)．さらに，個別の在宅リハビリテーションを実施した群では，6か月後でも統制群と比較してQOLが高く，特に練習の対象であった身体機能とコミュニケーションの下位項目において有意な改善が認められた($p<0.05$)．つまり，問題解決能力を向上させる患者教育プログラムは，介入直後だけでなく6か月という長期間においてもQOLを維持・向上させられる，きわめて有効かつ実践的な治療戦略であることが，この研究から示唆された．

5 self-regulatory理論に基づいてアプローチした症例

ここでは，社会的学習理論に基づいたアプローチ例として，本人が楽しいと感じているグループ活動での調理における成功体験を経て，自己効力感の向上や行動変容につながった，障害者支援施設に入所する重度心身障害者を紹介する．

a 症例紹介

【基本情報】Bさん．40歳代，女性．
【診断名】アテトーゼ型脳性麻痺．12年前より障害者支援施設に入所．
【身体機能】重度の四肢麻痺(肢体不自由1級)．上肢は伸展パターンが強く，左手関節より遠位のみ随意運動が可能．
【知的能力】4歳レベル(Columbia知的能力検査)．
【ADL】全介助．
【社会性】日中は職員室前で車椅子に座って過ごし，ほかの利用者に話しかけることは少ない．
【リハビリテーション】週1回の頻度で個別対応．本人が希望する上肢のストレッチを主に実施．

b 介入

調理に対する興味が聞かれたため，社会生活能力の向上を目的に，作業療法士と臨床心理士によるグループ活動に参加してもらうことにした．グループの参加者は6名(年単位で固定)で，年18回調理や買い物を実施している．グループ内のBさんの役割として，興味のある調理活動に参加してもらった〔「楽しかった度(報酬期待)」が常に80点〕．成功体験を積むため，作業療法では身体機能評価を踏まえて，調理における代替手段や介助方法を検討した．具体的には，コップの中の材料をかき混ぜる作業において，Bさんがスプーンを把持し，療法士がカップを空間保持して実施した．卵を割る作業では，療法士があらかじめヒビを入れておいた卵を，Bさんが母指で押し割るなど，

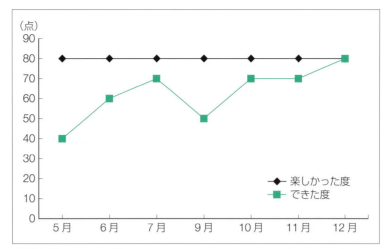

図3-6 Bさんの「楽しかった度（報酬期待）」と「できた度（自己効力感）」の経時的変化

（注）8月は夏休みで休回のため記載なし．

介助は必要であったが，一連の作業に参加する経験をした．

c 評価

毎回のグループ活動後に，「楽しかった度（報酬期待）」と「できた度（自己効力感）」を100点満点で自己評価してもらい，経時的変化を記録した．

d 経過

図3-6にBさんの「楽しかった度」と「できた度」の年間での経過を示す．グループ活動開始から半年後には，調理場面で自ら役割を名乗り出たり，司会を担当したりした．初めての司会では緊張のあまり発話困難となり，「できた度」が50点まで低下したが，その次の回では再度挑戦し，「できた度」は70点まで向上した．その後も，グループ内でも中心的な役割を担い，ほかの参加者に対しても積極的に話しかける場面もみられるようになった．グループ活動中には，「（今までで）一番，楽しい」「（自分でするのは）初めて！」と発言し，笑顔も多くみられた．

また，個別のアプローチでも，グループ用に司会のマニュアルを作りたいという新たなニーズが聞かれ，ワンスイッチで操作できるパソコンを使用して作成し，グループでも活用した．さらに，グループ活動を卒業してからも，家族にプレゼントを作りたい，友人に手紙を書きたいなど，新しい練習へのニーズが聞かれるようになった．練習ではミシンをワンスイッチで操作できるように改造し，最小限の介助でポーチを作成した．自ら布や材料の買い出しに行ってアームカバーを作成するなど，その後も作業と行動の範囲に広がりが認められた．

e 考察

グループ活動を通じて，Bさんには著しい行動変容がみられた．これは，本人にとって興味や意味がある，つまりポジティブな報酬期待を抱いている「調理活動」を作業活動として選択したことが有効であったためと考えられる．また，長期間施設で生活し，

主体的な経験が少ないBさんが，療法士が提案した代償手段や介助方法によって調理場面での成功体験を積めたことにより，作業に対する自信がつき（自己効力感の向上），自分がグループに必要な存在だと感じられた（作業的役割の再獲得）ためと考えられる．さらに，グループ以外でも主体的で積極的な行動がみられるようになり，グループ活動で得た自己効力感が生活場面にも汎化していることがうかがえた．このように，社会的学習理論に基づいたアプローチとして，本人にとって意味のある作業活動で成功体験を積むことにより，生活全般の行動変容につながることが実例を通して示唆された．

6 まとめ

対象者が何らかの作業に従事するとき，機能的に遂行できるということも重要であるが，対象者が作業遂行に意味を感じているか，自信をもっているかという心理面も考慮すべきである．Meyer[18]は，満足感や達成感は成功体験とつながっていると述べており，行動学の権威であるWhite[19]は，対象者が自身の能力をどのようにとらえているかを療法士が正確に把握する重要性を説いている．さらに，Prochaskaら[20]は，依存症の患者に対する12年間に及ぶ調査を行い，人が実際に行動に移すためには，十分なモチベーションと自信がなければならないと述べている．同様に，Aさんの例でも，大切な作業である調理に対する「きっと何もできない」という自己の能力に関する考えから，「方法を工夫すれば調理ができる」という考えへと認知の修正がなされたことが，「ほかの家事動作もやってみたい」という行動への大きなターニングポイントになったと考えられる．このような見通しの修正が治療経過には非常に重要といえ，療法士として対象者の自己効力感と報酬期待について理解することで，対象者が次の段階に進めるかを左右する心理的なレディネス（準備性）を促すことが可能となる．

2 locus of control 理論：「やらされるリハビリ」から「やるリハビリ」へ

locus of control（LOC）理論とは，Rotter[21]によって提唱された概念である．「統制の所在」と訳されることもあり，ある出来事の原因が自分にあるのか（内的統制，internal LOC），ほかにあるのか（外的統制，external LOC）によって個人の行動が左右されるという考えかたである．ここでは，LOC理論という視点から，それぞれの統制の所在による人の考えかたや行動，介入方法などについて症例を通して紹介する．

1 locus of control 理論は，個人が現状について「何が原因ととらえているか」から行動を理解する

a 出来事の原因には，「自分（内的）」と「自分以外（外的）」の2種類がある

1）内的統制（internal LOC）

人生で起こる出来事は，自分の行動や性格などが原因である，というとらえかたをすること[21]．言い換えると，身に起こる出来事は，自分の意思や努力で変えられる，という考えかたともいえる．

2）外的統制（external LOC）

人生で起こる出来事は，自分のせいではなくて，偶発的，かつ運命的に，もしくは何か強い外的な力が働いて起こったことである，というとらえかたをすること[21]．つま

り，身に起こる出来事は自分ではどうしようもないため，自分が行動を起こしたところで何も現状は変わらない，という諦めの考えかたともいえる．

ⓑ LOC（統制の所在）によって人は異なる行動をとる

内的統制は，自己管理が必要な医療的介入の場合，特に重要といわれている．内的統制的な考えの人は，「自分の健康は自分で作るもの」という考えが強いので，主体的かつ積極的に練習に参加し[22]，その結果として心身機能の向上[23]や，よりよい練習効果が得られる[24]といわれている．ただし，極度に内的統制に偏りすぎる人は，現状は自分のせいだと思い込み，悩んでしまうという危険性もあるため，注意が必要である．

一方，外的統制は，自己管理が必要な医療においては望ましくないといわれている．偶発的な外的統制（chance LOC）に考えが偏りやすい人は，努力する意義がわからないので練習に消極的であり[25]，結果として心身機能の低下につながりやすい[21]ことが報告されている．さらに，他者的な外的統制（powerful others LOC）に考えが偏りやすい人は，自分の健康状態は他者の力にかかっていると信じているため，医療者からの指示を忠実に守ろうとするが，医療者に依存的になりやすく，長期的には症状の増悪や機能の低下につながりやすいといわれている[26]．

ⓒ LOCは経験によって変化する

Keedyら[24]は，2週間の腰痛に対する患者教育プログラムの効果尺度としてLOC〔MHLC（Multidimensional Health Locus of Control）Form C〕を用いて，その変化を検討している．結果，練習によって内的統制（internal LOC）が強化され（22.84±5.62から27.43±5.45），偶発的な外的統制（chance LOC）が弱くなることが示された（14.91±4.43から12.24±4.93）．さらに，この傾向は練習1か月後も保たれており，一度バランスが整えられたLOCは一定期間保たれることが示唆された．また，練習後の内的統制スコアは，練習1か月後の心身機能レベルを予測しており，統制の所在（内外のバランス）がその後の心身機能の予測因子となることも示された．

同様に，Aさんの例でも，練習開始当初は「家族のために料理を作ってあげたいのに，もうできない」と涙していたが，これは右片麻痺という現実が「自分ではどうしようもない外的な力によってもたらされた状況である」という他者的な外的統制に考えが極度に偏っていたためと考えられる．つまり，自分には何の選択の余地もなく，押し付けられた現実に対する絶望感である．一方，練習を通して徐々に自分自身の努力次第で機能改善が得られることを実感し，環境を整えることで遂行可能になることを経験することで，徐々に「自分の行動次第で現状が変わる」という内的統制へと考えが変移し，「やってみよう」という主体的かつ積極的な行動に変わってきたものと解釈できる．

② LOC理論に基づいた練習とは

過度な内的統制・外的統制に偏り過ぎず，よりバランスのとれた精神状態と行動につなげるためには，以下の4つの介入が有効である．

ⓐ client-centeredness（対象者中心の練習）

対象者の個性（性格・役割・活動）に合わせた練習内容にする．対象者個々人に対するオーダーメイドの内容にすることは，「自分だけの自分のためのリハビリテーションで

ある」という意識をもってもらうために有効である．そのためには，対象者が何に対して困っていて，何を大切にしているのか，といった聞き取りをしておくことが重要といえる．

❺ 自分自身の能力に関する認識を深める

自分自身の力で「変えられること」と「変えられないこと」を知る．内的統制が高いといっても，何もかも自分の努力次第で変えられる，と思い込んでしまうと壁に突き当たってしまう．したがって，自分自身の能力について，何ができて何ができないかを知ることがまず重要といえる．自身の能力を知ってもらうためには，評価結果を定期的に提示・共有し，身体機能がどのような状態にあるのかを数値として客観的に伝えていく必要がある．また，それらの数値の意味合いを，活動に必要な最小限のレベルや，平均値(正常値)，予後予測などの側面から，対象者にわかりやすく説明することも重要である．同時に，疾患や症状，予後について，知識をもって状況を理解できるように情報提供していくことも大切である．

❻ 自己決定を促す

まず，対象者に選択肢を与えることが重要である．全か無の選択でなく，対象者自身が受ける医療の内容を決定(統制)していると思えるように，いくつかの選択肢を提示したうえで，そのなかから選んでいけるように支援する．次に，自分自身で決めて行動するように促す．対象者は「先生はどう思われますか？」と医療者の意見に従おうとする傾向がみられる．これは，❺にも記した「知識と情報の不足」という理由もありうるが，自身の状況(障害)がそもそも外的要因によってもたらされたため，自身が決定する経験をしていなかったためともいえる．したがって，対象者自身がどう感じたのか，何を優先したいのかを聞きながら，どの選択肢がよいかを絞り込んでいくプロセスを経験することが大切である．この繰り返しによって，対象者は次第に自分自身が自分の人生を統制しているという内的統制へと考えを変えていくことができる．

❼ セルフモニターで自己管理を促す

自分自身の状況を冷静に把握することも必要である．その手法として，日記の活用が挙げられる．日々の生活のなかでの上肢の使用頻度や内容，服薬管理など，自らが想起しながら記録を行うこと(セルフモニター)は，「自分の生活は，自分で管理する」意識づけとして有効である．自由記載が難しい対象者であれば，チェックリストや評価表のように，ある程度構造化されたものがよい場合もある．このように，対象者の意識を外的な因子だけでなく，自分自身の行動へ向けていくことで，より主体的に生活を組み立てていくことが可能になる．

3 LOC理論に基づいてアプローチした症例

ここでは，LOC理論に基づいたアプローチの症例として，比較的症状の軽い早期の筋萎縮性側索硬化症(amyotrophic lateral sclerosis：ALS)患者に対して，自身の身体機能や疾患についての知識とともに自己決定を促すことで，より主体的な生活へとつながった例を紹介する．

ⓐ 症例紹介

【基本情報】C さん．50 歳代，男性．
【診断名】ALS．1 年前より徐々に手指の力の入りにくさを感じて，当院を受診し上記診断となった．
【重症度】ALS-FRS（ALS Functional Rating Scale）＝ 36/48 点．
【要介護度】1．
【身体機能】MMT（徒手筋力テスト）肩周囲 2，肘・手指 3．母指球の萎縮もあり，つまみ動作は困難．
【ADL】お風呂と食事の準備などで一部介助が必要．
【職業】事務職（自営）．
【リハビリテーション】外来での練習を月に 1 回の頻度で実施．身体機能面の定期評価，ADL 方法と自助具の検討など．
【ゴール】外来頻度が少ないため，生活における問題自己解決能力と主体性の向上．

ⓑ 介入

内的統制を高め，主体性を向上させるため，「❷ LOC 理論に基づいた練習とは」（⇒ 165 頁）で述べた ⓐ～ⓓ の方法を実施した．

ⓐ client-centeredness：C さんが生活で支障を感じていることについて，丁寧な聞き取りを行った．結果，仕事での書字が挙げられたため，練習では書字について対応することとした．

ⓑ 自分自身の能力に関する認識を深める：書字困難な理由として母指球と手内筋の萎縮による対立困難が考えられたため，筋力測定および A-ROM（自動的関節可動域）について確認をし，C さんに結果を提示した．その際，単に数値を示すだけでなく，生活の主要な ADL に必要な筋力の目安を提示し，それ以下の場合には何らかの工夫が必要になることを伝えた．

ⓒ 自己決定を促す：書字における代替手段として，握りを安定させるための太柄グリップの自助具や市販の太柄のペン，筆圧がなるべく低く済むようなサインペンや，筆記摩擦の低い油性ボールペンなど多数の選択肢を提示した．また，それぞれの特徴を説明し，長所と短所についても検討したうえで，どの方法が自分に合いそうか，自己決定を促した．

ⓓ セルフモニターで自己管理を促す：実際に導入する自助具や方法について，その後どうだったかを次回確認することを伝えた．また，日常生活での困難さと工夫した点について，現在の状況を把握するために気づいた点をノートに書きため，外来時に持参するように伝えた．

ⓒ 経過

書字方法の検討では，福祉用具（自助具）は「障害者」のイメージが強いので受け入れ難い，と抵抗感が強かったため，C さんは市販の太柄の油性ボールペンを選択し，購入することになった．また，その後の使用状況をセルフモニターしてもらい，どこができて，どこが難しいかを言語化することで，本人と療法士が情報共有することができた．さらに，日常生活での困難さと工夫点についてノートに記録してもらったところ，電動歯ブラシが重い，パサパサした食材がすくいにくい，などが書かれてあったことで具体

的なニーズの把握にもつながった．また，自らが考えた生活上の工夫点についても書き記し，療法士に報告することを楽しみとしてとらえ，自らが主体的に問題解決に取り組み，工夫点を編み出そうとする姿勢がみられるようになった．

d 考察

ALSのような進行性疾患では，対象者はとかく受動的な立場となりやすい．今回，Cさんに対して内的統制を高め，主体的な生活の組み立てや問題解決につながるように，LOC理論に基づいたアプローチを行った．その結果，自らが納得して作業方法を選択・決定し，そのほかの生活の困難さにおいても主体的に取り組み，問題解決しようとする積極的な態度がみられた．このように，LOC理論に基づいたアプローチとして，本人にとって意味のある作業活動において，自己の状況理解を進め，自己決定とセルフモニターを促すことで，より主体的な生活につながることが実例を通して示唆された．

4 まとめ

対象者の主体性を伸ばしたいときには，的確な情報提供と自己決定の促し，さらにセルフモニターを実施し，内的統制を高めることが重要である．Dawnら[27]は，151名の療法士にアンケートを実施し，そのうちほぼ全員がLOC理論を臨床で活用していることを報告している．また，Priceら[28]は，脳卒中後片麻痺を呈した対象者への質的インタビューを実施し，内的統制が対象者の障害受容においてきわめて重要であったことを述べている．同様に，Aさんの例でも，右片麻痺という現実が「自分ではどうしようもない」という外的統制に極度に偏っていたが，練習を通して「自分の行動次第で現状が変わる」という内的統制へと考えかたが変移し，「やってみよう」という主体的かつ積極的な行動に変わってきたものと解釈できる．このように，療法士として内外の統制のバランスがとれるようにかかわることで，対象者の主体性はいかようにも引き出すことができると思われる．

3 社会的学習理論を理解し，行動変容を促すアプローチ戦略を

本項では，対象者の行動変容に必要な行動心理学として，「社会的学習理論」のなかから「self-regulatory理論」と「locus of control理論」について紹介してきた．体がよくなっても心がよくならなければ，行動にはつながらない．一方で，行動によって，心も体もよくなりうる．動機づけから難易度調整まで，丁寧に計算された作業活動は，身体機能のみならず，対象者の心理面（自己効力感）や自己概念（内的統制）にまで影響を与え，より主体的かつ積極的な生活へとつながっていく．作業療法士は，作業を治療の手段として，身体機能と精神機能とを向上させる専門職種である．その有用性を科学的に証明する際に，本項で紹介した行動心理学は重要な視点の1つとなるだろう．

引用文献

1) Bandura A：Self-efficacy：toward a unifying theory of behavioral change. Psychol Rev 84：191-215, 1977
2) Takahashi K：Self-efficacy and outcome expectancy：Analysis of theory and measurement in occupational therapy. Asian J Occup Ther 6：23-34, 2007
3) Gage M, Polatajko H：Enhancing occupational performance through an understanding of perceived self-efficacy. Am J Occup Ther 48：452-461, 1994

4) Stuifbergen AK, Becker HA：Predictors of health-promoting lifestyles in persons with disabilities. Res Nurs Health 17：3-13, 1994
5) Bernier M, Poser EG：The relationship between self-efficacy, attributions, and weight loss in a weight rehabilitation program. Rehabil Psychol 29：95-105, 1984
6) Tam SF：Self-efficacy as a predictor of computer skills learning outcomes of individuals with physical disabilities. J Psychol 130：51-58, 1996
7) Ahern M, Nicholls E, Simionato E：Clinical and psychological effects of hydrotherapy in rheumatic diseases. Clin Rehabil 9：204-212, 1995
8) Martin JJ, Mushett CA：Social support mechanisms among athletes with disabilities. Adapt Phys Act Quart 13：74-83, 1996
9) Craft DH, Hogan PI：Development of self-concept and self-efficacy：Considerations for mainstreaming. Adap Phys Act Quart 2：320-327, 1985
10) Bandura A (ed)：Self-efficacy in Changing Societies. Cambridge University Press, New York, 1995
11) Bandura A：Self-efficacy：The Exercise of Control. W.H. Freeman, New York, 1997
12) Grembowski D, Patrick D, Diehr P, et al：Self-efficacy and health behavior among older adults. J Health Soc Behav 34：89-104, 1993
13) Schuster C, Petosa R, Petosa S：Using social cognitive theory to predict intentional exercise in post-retirement adults. J Health Educ 26：14-24, 1995
14) Schwarzer R, Fuchs R：Changing risk behaviors and adapting health behaviors：The role of self-efficacy beliefs. In：Bandura A (ed)：Self-efficacy in Changing Societies, pp259-287, Cambridge University Press, New York, 1995
15) Resnick B：Efficacy beliefs in geriatric rehabilitation. J Gerontol Nurs 24：34-44, 1998
16) Bandura A, Adams NE：Analysis of self-efficacy theory of behavioral change. Cogn Ther Res 1：287-310, 1977
17) Tickle-Degnen L, Ellis T, Saint-Hilaire MH, et al：Self-management rehabilitation and health-related quality of life in Parkinson's disease：a randomized controlled trial. Mov Disord 25：194-204, 2010
18) Meyer A：The philosophy of occupational therapy. Arch Occup Ther 1：1-10, 1922
19) White RW：The urge towards competence. Am J Occup Ther 25：271-280, 1971
20) Prochaska JO, DiClemente CC, Norcross JC：In search of how people change：Applications to addictive behaviors. Am Psychol 47：1102-1114, 1992
21) Rotter JB：Generalized expectancies for internal versus external control of reinforcement. Psychol Monogr 80：1-28, 1966
22) Bonetti D, Johnston M, Rodriguez-Marin J, et al：Dimensions of perceived control：a factor analysis of three measures and an examination of their relation to activity level and mood in a student and cross-cultural patient sample. Psychol Health 16：655-674, 2001
23) Pucheu S, Consoli SM, D'Auzac C, et al：Do health causal attributions and coping strategies act as moderators of quality of life in peritoneal dialysis patients? J Psychosom Res 56：317-322, 2004
24) Keedy NH, Keffala VJ, Altmaier EM, et al：Health locus of control and self-efficacy predict back pain rehabilitation outcomes. Iowa Orthop J 34：158-165, 2014
25) O'Carroll RE, Smith KB, Grubb NR, et al：Psychological factors associated with delay in attending hospital following a myocardial infarction. J Psychosom Res 51：611-614, 2001
26) Wallston KA, Wallston BS：Who is responsible for your health：the construct of health locus of control. In：Sanders G, Suls J (eds)：Social Psychology of Health and Illness, pp65-95, Lawrence Erlbaum Associates, Hillsdale, NJ, 1982
27) Dawson DR, Trueman M：Psychosocial considerations in occupational therapy treatment for adults with acquired brain injury：a survey. Occup Ther Health Care 24：295-307, 2010
28) Price P, Kinghorn J, Patrick R, et al："Still there is beauty"：one man's resilient adaptation to stroke. Scand J Occup Ther 19：111-117, 2012

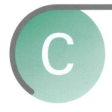

行動変容戦略としての transfer package

1 transfer package とは

　脳卒中後の上肢麻痺に対するアプローチにおいて，麻痺手の機能回復はもちろん重要だが，その先にある行動変容こそが本質である点については，先の項で述べた通りである（⇒156頁）．脳卒中後片麻痺を呈した対象者の上肢麻痺に対する課題指向型アプローチの代表格であるCI療法の最終的な目的の1つも，リハビリテーション室において獲得した機能を実際の生活に転移（transfer）させることとされている[1]．そのために，transfer packageと呼ばれる行動戦略を用いる．この手法は，療法士の監督下になくとも，対象者が主体的に麻痺手を日常生活で使用できることを目標としており，アプローチ後の生活において，対象者自身が麻痺手にかかわる主体的行動を形成することが重要となる．

　心理学者であり，CI療法の創始者であるTaub[2]も，transfer packageはCI療法の要素のなかで，練習効果を日常生活に反映させるための最も重要な要素であり，集中練習よりもある意味重要であると述べている．筆者らがUniversity of Alabama at Birmingham（UAB）で行われたConstraint-induced Movement Therapy Trainingに参加した際にも，本邦でCI療法を紹介する場合の注意点として，"We would emphasize the critical importance of the transfer package techniques in CI therapy procedure."とのメッセージを発しており，脳卒中後片麻痺を呈した対象者の上肢麻痺へのアプローチにおいて絶大なエビデンスを築いたUABの研究者らもこのコンセプトを大切にしていることがよくわかる．Morrisら[1]は先行研究のなかで，transfer packageを通して対象者の行動を変容するための心理学的な要素として，self-efficacyとperceived barriersという2つの要素を挙げている．self-efficacyは，日常の活動におけるアプローチ，およびその結果とパフォーマンスに対するフィードバックから培われると報告している（前項「Ｂ行動変容に必要な行動心理学」参照⇒156頁）．

　さらにKwakkelら[3]は，脳卒中後に生じた上肢麻痺に対するアプローチとして，生活のなかで麻痺手のみを用いて過ごすような練習や，ただ単に反復的な課題を実施する集中練習をforce used，集中練習に行動戦略の一部としてtransfer packageを導入したものをCI療法と定義しており，後者は前者に比べ，麻痺手の機能および行動を確実に向上させると報告している．

2 transfer package の効果

　transfer packageの短期効果に関しては，Gauthierら[4]が，transfer packageを実施したCI療法群とtransfer packageを実施しなかったCI療法群を介入前後で比較検討し，transfer packageを実施したCI療法群は対照群に比べ，日常生活における麻痺手

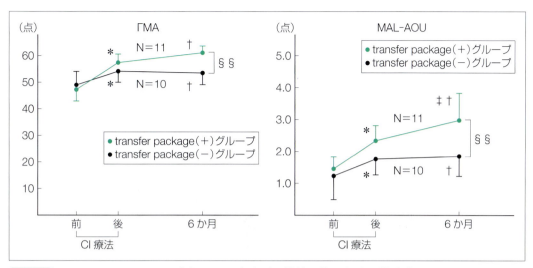

図 3-7 transfer package の有無による麻痺手の機能と使用頻度の推移①
＊：p＜0.01（CI 療法前後の変化），†：p＜0.01（CI 療法前から 6 か月後の比較）
‡：p＜0.01（CI 療法後から 6 か月後の比較），§§：p＜0.01（群間比較）
transfer package は練習後の上肢機能に影響を与えないが，実生活における麻痺手の使用頻度に有意な影響を与える．さらに 6 か月後には，特別な追加介入を行っていないにもかかわらず，transfer package を実施した群は対照群に比べ，麻痺手の機能および実生活における使用頻度が有意に向上する．
(Takebayashi T, Koyama T, Amano S, et al：A 6-month follow-up after constraint-induced movement therapy with and without transfer package for patients with hemiparesis after stroke：a pilot quasi-randomized controlled trial. Clin Rehabil 27：418-426, 2013 をもとに作成)

の使用頻度を示す Motor Activity Log（MAL）の Amount of Use（AOU）が改善したと報告している．筆者ら[5]も短期効果では，麻痺手の機能を示す Fugl-Meyer Assessment（FMA）および MAL-AOU において，transfer package を実施した群が実施しなかった群に比べて優れていたことを報告した．さらに，長期効果については，2013 年に筆者ら[6]は，transfer package を実施した CI 療法群と実施しなかった CI 療法群を比較検討した研究において，CI 療法終了から 6 か月後の評価で，transfer package を実施した CI 療法群は実施しなかった群に比べ，FMA と MAL-AOU が改善したと報告した（図 3-7）．また，2013 年には，UAB においても Taub ら[7]が同様の比較研究を実施し，1 年後の評価で，transfer package を実施した CI 療法群が実施しなかった群に比べて有意に改善したと述べている（図 3-8）．

3 transfer package の神経基盤

transfer package を実施することにより，麻痺手の機能および実生活における使用頻度が向上することは上述した．この行動変容の際に，脳実質でどのような変化が起こるかについて紹介したい．transfer package の神経基盤にかかわる研究は，現在のところ UAB が行っているのみである．Gauthier ら[4]は，1 日 3 時間の麻痺手に対する課題指向型アプローチに transfer package を実施した群と，同じ時間の課題指向型アプローチのみを実施した群の介入前後の大脳皮質の体積の変化量を voxel based morphometry（VBM）を用いて調べた．その結果，臨床所見においては，transfer package を実施し

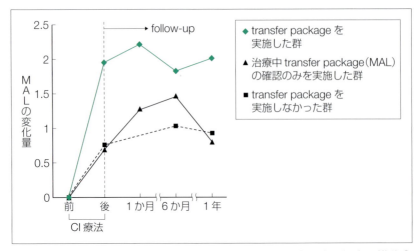

図 3-8 transfer package の有無による麻痺手の機能と使用頻度の推移②

transfer package は練習後の麻痺手の使用頻度を大きく上昇させる．なお，transfer package における対象者に毎日 MAL の QOM を自己採点させるだけでも，練習後の麻痺手の使用頻度は，何も実施しない群に比べて向上するとされている．
(Taub E, Uswatte G, Mark VW, et al：Method for enhancing real-world use of a more affected arm in chronic stroke：transfer package of constraint-induced movement therapy. Stroke 44：1383-1388, 2013 より一部改変)

表 3-2 transfer package の有無による麻痺手の機能と行動に対する影響

	練習前	練習後	変化量	効果量(d)
transfer package を実施した群				
MAL-AOU	1.23±0.76	3.00±0.90	1.77 †	2.34
Wolf Motor Function Test(time)	1.04±1.04	0.90±1.02	−0.14 ‡	0.44
transfer package を実施しなかった群				
MAL-AOU	1.09±0.77	1.70±1.04	0.61 †	1.02
Wolf Motor Function Test(ime)	1.30±1.23	1.16±1.09	−0.14 ‡	0.45

†：群間における有意差あり($p<0.05$)，‡：群間における有意差なし
transfer package を実施しなかった群は，実施した群と同等の上肢機能の変化があったにもかかわらず，実生活における麻痺手の使用頻度に両群間で大きな差があることがわかる．
(Gauthier LV, Taub E, Perkins C, et al：Remodeling the brain：plastic structural brain changes produced by different motor therapies after stroke. Stroke 39：1520-1525, 2008 より一部改変)

た群は，実施しなかった群に比べて麻痺手の機能に差はなかったが，実生活における麻痺手の使用頻度においては有意な向上を認めた(表 3-2)．さらに，transfer package を実施した群は，実施しなかった群に比べて有意に両側の補足運動野，一次感覚野，海馬といった部位における皮質体積の増大を認めたと報告した(図 3-9)．

　この研究のデザインは，transfer package を実施したうえで生活において実際に麻痺手を使った群と，敢えて積極的に生活内で麻痺手を使用しなかった群を比較検討するというものである．VBM によって明らかにされた各領域の皮質体積の増大は，リハビリテーション室だけでなく，生活において麻痺手を主体的に使用した際に生じた可能性がある．つまり，この研究における皮質体積の増大は，実生活における行動変容に特異的な皮質の変化と解釈でき，リハビリテーション室での練習と生活動作は脳活動においても全く別の側面をもつ可能性を示唆している．実際に，Gauthier らの同じ研究[4]のなか

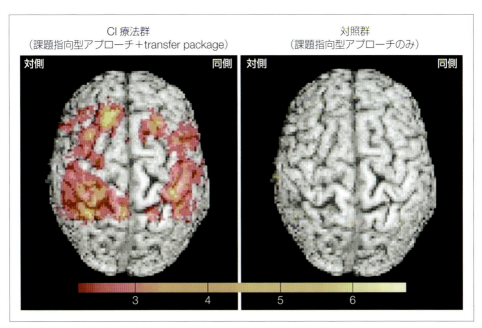

図3-9 transfer package の有無による灰白質の質量の違い

transfer package の有無は，練習直後には上肢機能には大きな影響を与えないが，生活における麻痺手の使用頻度に大きな影響を与える．さらに，transfer package によってもたらされた行動変容は脳皮質の質量にも影響を与える可能性がある．

(Gauthier LV, Taub E, Perkins C, et al：Remodeling the brain：plastic structural brain changes produced by different motor therapies after stroke. Stroke 39：1520-1525, 2008 より一部改変)

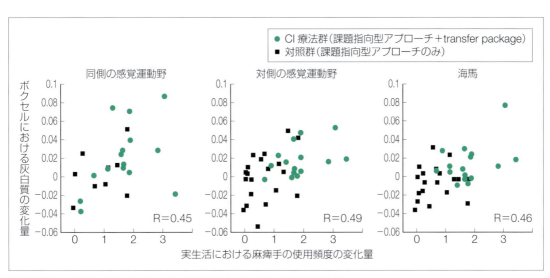

図3-10 実生活における麻痺手の使用量と灰白質の質量の関係

実生活における麻痺手の使用頻度の変化量と，両側の感覚運動野と海馬における皮質体積の変化量との間に，$R=0.45～0.49$ の中等度の強さの関係性が認められた．

(Gauthier LV, Taub E, Perkins C, et al：Remodeling the brain：plastic structural brain changes produced by different motor therapies after stroke. Stroke 39：1520-1525, 2008 より一部改変)

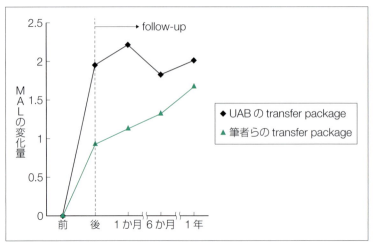

図3-11 UABと筆者らのtransfer packageの比較

〔文献6), 8)をもとに作成〕

で，介入前後の両群の実生活における使用頻度の変化量と，両側の感覚運動野と海馬における皮質体積の変化量の関係には，中等度の正の相関（R＝0.45〜0.49）があることを認めている（図3-10）．これらのデータからも，リハビリテーション室における各種課題指向型アプローチの実施によって，生活における麻痺手の機能が向上し，行動変容がシームレスに起こるというボトムアップ型の仮説だけでは，実生活における行動変容を説明するには不十分であり，行動変容に焦点を当て，麻痺手の使用に特化したアプローチを通したトップダウン型の仮説も並行して考える必要性があることがわかる．

4 UABと筆者らのtransfer packageの違い

UAB[7]と筆者ら[8]のtransfer packageの間には，若干の違いがある．UABでは非麻痺手の拘束を練習時間以外も起床時間の約90％で行う．つまり，麻痺手の使用頻度を担保することを最も重要視しているといえる．たとえば，両手動作を行う際には，非麻痺手側の役割を介護者に担当してもらい，麻痺手側の役割を対象者の麻痺手で実施してもらったり，非利き手が麻痺手の場合，利き手で実施する動作（食器の操作や書字など）も麻痺手で実施してもらうなど，麻痺手の使用頻度を増やすことを徹底している．

しかし，筆者らの研究[8]では，非麻痺手の拘束を原因とする転倒などの危険行為を予防するために，リハビリテーション室以外での非麻痺手の拘束を行っていない．また，2週間の練習期間が終了したあとも，日常生活における自然な麻痺手の使用を実現するために，より現実的な麻痺手の使用方法を指導している．具体的には，両手動作においては，非麻痺手と麻痺手の役割を規定し両手で効率的な動作を行う，非麻痺手が利き手の場合は，麻痺手には補助手としての役割を学習させ，動作に参加させるなどの方法をとっている．

UABと筆者らのtransfer packageでは，麻痺手の使用頻度にもたらす影響が若干異なる．UABのtransfer packageは，練習前後のMAL-AOUの向上は大きいが，練習後の生活においてMAL-AOUの増減が認められる．一方，筆者らのtransfer package

は，MAL-AOU の短期間の向上は UAB に比べると小さいが，練習後の MAL-AOU の上昇が安定してみられる点が特徴である（図 3-11）[6,8]．両施設の 1 年後の MAL-AOU の間に若干の差異があるものの，筆者らの研究では MAL-AOU の自己聴取を行っていないことや，質問紙による評価では東洋人は西洋人に比べると点数を低く見積もるといった先行研究[9]などを鑑みると，同程度の効果を有していると思われる．

5 transfer package の 3 つのコンポーネント

脳卒中後の麻痺手の使用を実生活に転移させるための行動戦略である transfer package には，「麻痺手に関する行動契約の締結」，「モニタリングの促進」，「麻痺手を生活で用いるための問題解決技法の指導」といった 3 つの代表的なコンポーネントが挙げられる．transfer package は特に目新しい手法ではなく，心理学の理論をもとに一般的な行動学的手法を集結させたものである．次項以降では，transfer package に含まれる各コンポーネントの概念と実際の手法について解説する．

引用文献

1) Morris DM, Taub E, Mark VW：Constraint-induced movement therapy：characterizing the intervention protocol. Eura Medicophys 42：257-268, 2006
2) Taub E：The behavior-analytic origins of constraint-induced movement therapy：an example of behavioral neurorehabilitation. Behav Anal 35：155-178, 2012
3) Kwakkel G, Veerbeek JM, van Wegen EE, et al：Constraint-induced movement therapy after stroke. Lancet Neurol 14：224-234, 2015
4) Gauthier LV, Taub E, Perkins C, et al：Remodeling the brain：plastic structural brain changes produced by different motor therapies after stroke. Stroke 39：1520-1525, 2008
5) 竹林 崇，花田恵介，細見雅史，他：constraint-induced movement therapy における Transfer package の短期的効果．総合リハ 39：1193-1199, 2011
6) Takebayashi T, Koyama T, Amano S, et al：A 6-month follow-up after constraint-induced movement therapy with and without transfer package for patients with hemiparesis after stroke：a pilot quasi-randomized controlled trial. Clin Rehabil 27：418-426, 2013
7) Taub E, Uswatte G, Mark VW, et al：Method for enhancing real-world use of a more affected arm in chronic stroke：transfer package of constraint-induced movement therapy. Stroke 44：1383-1388, 2013
8) Takebayashi T, Amano S, Hanada K, et al：A one-year follow-up after modified constraint-induced movement therapy for chronic stroke patients with paretic arm：a prospective case series study. Top Stroke Rehabil 22：18-25, 2015
9) Kim SY, Jeon EY, Sok SR, et al：Quality of life of Korean and Korean American older adults：a comparison. J Gerontol Nurs 35：28-34, 2009

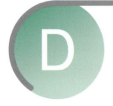

麻痺手に関する行動への同意取得

1 麻痺手に関する行動への同意取得とは？

　行動に関する同意には，①対象者の現在の状態に関する説明，②のちに行われる上肢機能へのアプローチに関するインフォームドコンセントモデル（informed consent model）またはシェアードデシジョンメイキングモデル（shared decision making model）による面接，③練習に対する対象者のモチベーションの向上（動機づけ）という3つの目的がある．

2 インフォームドコンセント，shared decision making

　インフォームドコンセントとは，「正しい情報を得たうえでの合意」を意味する概念であり，対象者が治療の内容についてよく説明を受け，十分理解したうえでの意思決定のもとに提供される医療サービスに合意することを示している．この行為には，対象となるサービスの名称・内容・期待されている成果だけでなく，代替治療，副作用，成功率，費用，予後などの情報を正確に提供することが求められる．この行為を実施することで，提供するサービスの正と負の側面や本質を理解させることを目的としている．インフォームドコンセントおよびshared decision makingについて，詳しくは第2章 D「課題指向型アプローチにおける目標設定の意義と効果」の項（⇒55頁）を参考にされたい．

3 動機づけ

　対象者のモチベーションの向上においては，リハビリテーション医とともに，インフォームドコンセントモデルまたはシェアードデシジョンメイキングモデルを用いた面接により練習の正と負の面を明らかにしたうえで，練習の目標を設定すること，および対象者が「（練習によって立てた目標を）達成できるかもしれない」と予測するきっかけを与えることが重要である．

　シュミット[1]は，学習目標を共有していない学生は，明らかに練習に参加せず，学習する意欲も生じないと述べている．そこで，彼は動機づけを与えるための方策として，「技能の導入のしかた」と「学習の目標設定」について説明し，彼らから主体的な同意を得ることを挙げている．

　また，目標設定について，Lockeら[2]の研究では，「標準目標に近づけなさい」という教示と，「全力を尽くしなさい」という教示とでは，その後のパフォーマンスにおいて，明確な目標を設定した前者の群のほうが明らかなスキルの向上を認めたと報告している（図3-12）．

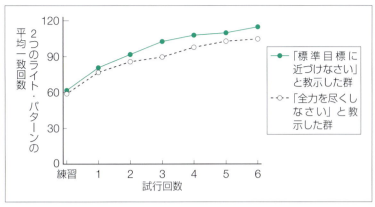

図 3-12 パフォーマンスに与える目標設定の効果

(Locke EA, Bryan JF：Cognitive aspects of psychomotor performance：The effects of performance goals on level of performance. J Appl Psychol 50：286-291, 1966 より一部改変)

対象者のなかには，「（麻痺した）手をよくしたい，もとに戻したい」といった絶対的でありながらも具体性に欠ける目標を有している者が多い．このような対象者に対して，先に同種の練習を体験した対象者の動画を用いて事前に学習させたり，対象者ごとのオーダーメイドの目標を設定することが，動機づけの向上においては重要となる．目標設定と動機づけの関係性については，第 2 章 D「課題指向型アプローチにおける目標設定の意義と効果」(⇒55 頁)を参考にされたい．

4 麻痺手に関する行動への同意の取りかた

「麻痺手に関する行動への同意取得」は，麻痺手の練習を行うにあたり，日常生活における特定の活動における麻痺手の使用について，療法士と対象者との間で締結される公式の同意である．この行動に関する同意は，練習初期に実施される．Taub[3]は，「同意取得」という特徴を最大限に生かし，対象者の動機づけを促すために書類に残すことを勧めており，書類を提示し，自筆のサインを求めることが重要と主張している．

行動に関する同意をとる際の面談において，リハビリテーション医および療法士は，図 3-13[4]に提示したような説明文を用いて，対象者に集中練習の目的と効果について説明する．説明文は，これと同様のものでなくとも，表 3-3 の内容を実施施設の状況に応じて修正してもよい．対象者に集中練習の目的と効果について説明して同意を得たのちにアプローチに移ることが重要である．つまり，脳卒中後の上肢麻痺において，機能および行動を長期的に向上させるためには，明確な目標を設定したうえで，受動的な姿勢ではなく，主体的に麻痺手を動かし使用することが必要であることを対象者に理解させることが必要となる．また，その行為を受け入れることが難しい場合は，短期集中練習で獲得した機能は，練習終了とともに消失するといった負の側面も説明することが重要である．あくまでも，練習の正と負の部分を対象者に理解してもらい，対象者自身が主体的に練習へ参加することが求められる．

また，麻痺手の目標について，「何に困っているか？」，「何がやりたいか？」と尋ねたところで，麻痺手の使用習慣がほとんどない対象者は「手をよくしたい」，「特に困っ

実生活における麻痺手の使用に関する同意書

　麻痺手に対する練習は，患者さん自身が麻痺手の現在の状況を理解し，麻痺手を使うことを自ら計画し，実生活において積極的に麻痺手を使用することによって，はじめて本当の効果がもたらされます．このことを理解していただけず，「手がよくなってから生活で使う」と考え，麻痺手を生活ではほとんど使わない場合，集中練習のみによって一時的に改善した機能は6か月をめどにもとに戻ることが最近の私たちの研究でわかっています．

　せっかく時間と費用をかけた練習の成果を無駄にしないため，そして練習後の麻痺手の機能をさらに改善するためにも，訓練室内での集中練習とともに，実生活において積極的に麻痺手を使用していただきながら，麻痺手の使いかたを学んでいただきます．

　そのために，麻痺手に対する練習を受けていただく患者さんには，

1. 練習を実施するにあたり，麻痺手を使って行いたい動作10項目を療法士に教えてください．
そして，実際に生活のなかでその動作を行うことで麻痺手を使用してください．
2. 上記で決定した10項目の目標以外に，療法士が現状の麻痺手の状況で可能な生活動作を提案します．患者さんは提案された動作を生活のなかで必ず使用してください．また，生活のなかで必要性を感じた動作があれば，患者さん自身が麻痺手を使用する場面を提案してください．
3. 目標動作および療法士から提案された動作については，必ず積極的に麻痺手を使用してください．
4. 麻痺手を使った結果，麻痺手にかかわる成功体験や失敗体験を日記に記してください．その内容をもとに，療法士は練習内容の修正および使用方法のアドバイスを実施し，問題点の解決を目指します．

ご自身の麻痺手を回復させるためにも，積極的に治療に参画してください．

1.	茶碗・お椀を麻痺手で持ちたい	6.	頭皮・髪を麻痺手で洗いたい
2.	ナイフ・フォークを麻痺手で両手で使う	7.	じゃんけんでチョキを綺麗に出したい
3.	牛乳パックを開けたい	8.	古新聞や古雑誌を紐でくくりたい（十字に）
4.	服の着脱（ボタン）を両手で実施したい	9.	小さな物品をフワッと正確に持ちたい
5.	新聞を両手で保持して読みたい	10.	ネクタイを両手で締めたい

　上記の目標10項目と，毎日提案される動作について，（氏名）　〇〇　〇〇　は，麻痺手を使用する意味を理解したうえで，毎日の日記の作成とともに積極的に麻痺手を使用します．

　　　　　　　　　　　　　　　　　　　　　　　　サイン（氏名）　〇〇　〇〇

図 3-13 行動契約書の例

〔University of Alabama, Birmingham (UAB)：UAB Training for CI therapy. UAB CI Therapy Research Group, 2011 を参考にして作成〕

表 3-3 行動に関する同意書に含む内容

- 麻痺手の機能向上を実現するためには，麻痺手によって実現したい目標を設定したうえで対象者自身が麻痺手の特徴を理解し，実際の使用場面を推定および計画し，実生活において使用することで，本質的な効果がもたらされること
- 実生活において「機能回復してから，生活で麻痺手を使う」と考え，麻痺手を使わなかった場合，練習によって獲得した機能改善は，6か月～1年の間に練習前の状況およびそれ以下に低下する可能性が高いこと
- 実生活における麻痺手の使用からしか生まれない脳の変化が生じる可能性があること
- 麻痺手を実生活において使用するために，麻痺手によって実現したい活動を複数挙げ，その目標を達成するために練習を行い，療法士が指定，または対象者自身が計画した活動については，実生活において麻痺手を必ず使用すること
- 麻痺手の現状の問題点や利点を理解するため，もしくはその問題点を療法士と共有するために，療法士および対象者が設定した使用場面における麻痺手使用の状況について日記を書くこと
- Motor Activity Log (MAL) の Quality of Movement (QOM) の自己採点を実施すること

たことはない」と答えるケースがほとんどである．しかし，第 2 章 F「課題指向型アプローチにおける麻痺手を用いた目標の設定方法」（⇒ 81 頁）で示した，目標設定をするための手続きを実施すれば，大概は目標の聴取が可能である．しかしながらなかには，「練習目標が思いつかない」と主張する対象者もおり，その場合は無理に練習初日に目標を設定せずに，一度麻痺手を使った課題指向型アプローチを体験してもらうのがよい．そのなかで，わずかな麻痺手の機能改善や，以前できなかった活動の再獲得などの変化がみられた際に，再度目標設定の面接を実施するとスムーズに主体的な目標設定が可能な場合もある．

5 介護者および家族との麻痺手に関する行動への同意

対象者が失語をはじめとした高次脳機能障害などを呈している場合には，対象者の介護者および家族との間でも麻痺手の使用に関する同意を取ることがある．この契約では，「アプローチに対する理解を高めること」，「対象者が麻痺手を生活のなかでできるだけ使用できるように適切な援助をすること」，「（麻痺手を使用することによって）対象者に危険が及ばないように配慮すること」を練習期間中に介護者および家族に求める．

同意後，対象者の介護者および家族に練習場面に同席してもらい，課題指向型アプローチにおける課題の選定，難易度調整や transfer package の仕様についても説明，指導をする．つまり，療法士の手を離れたあと，介護者および家族が継続的に対象者を援助できるように，療法士は介助者・家族にもマネジメントを施す必要がある．

6 同意後の説明

対象者が，麻痺手に関する目標設定および実際の生活における麻痺手の使用について理解したうえで同意した場合，療法士は対象者に対して「生活で麻痺手を使う意味」に関する説明を実施する．

表 3-3 にも記しているが，当院では対象者に「練習中では起こすことができない脳の変化」について説明する．この際，図 3-14 を実際に対象者に提示し，両群が受けた練習の時間と内容が全く同じであったこと，異なる点は生活のなかで麻痺手を主体的に使ったか使わなかったかという点のみであることを説明し，実生活においての使用が，

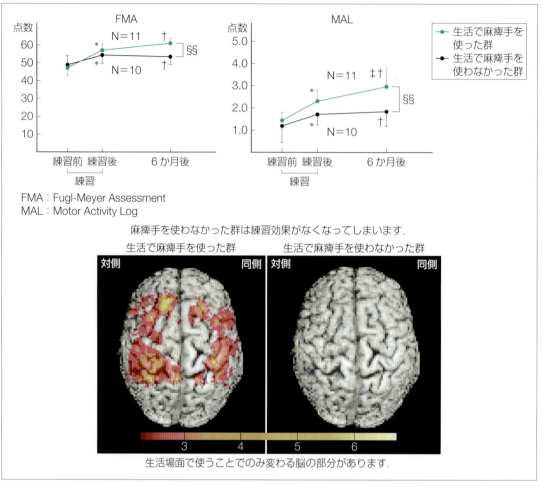

図3-14 対象者への説明時に提示するパネル

＊：p<0.01（CI療法前後の変化），†：p<0.01（CI療法前から6か月後の変化），‡：p<0.01（CI療法後から6か月後の変化），§§：p<0.01（群間比較）

　麻痺手の機能だけでなく，脳機能をも変える可能性について説明する．その後，当院で過去に練習した対象者の練習前後および練習から1年後の麻痺手にかかわる機能評価の様子や，目標動作の推移をビデオで提示する．その後，それぞれの対象者が目標を決め，それを達成するために麻痺手を使い続けたことを伝えたうえで，実際の練習に入っていく．

　対象者と同様の身体的状況にある他者を事前学習として見せるためには，普段の臨床において実施した治療の記録を細かくビデオやiPadなどの記録媒体に残しておくことも，練習におけるモチベーションや行動を変容させるための1ツールとなる．このように，対象者が元来もっているモチベーションに加えて，動機づけの面接技術を利用することで，モチベーションをコントロールすることも重要であると筆者は考えている．

7 実生活における麻痺手の使用場面の設定

　練習を開始する際に対象者が意思決定した目標に加え，実生活における麻痺手の使用頻度の向上を目的に，療法士が対象者の上肢機能を考慮のうえ，可能な日常生活活動を指定し，生活内で実施していく．指定する活動の数は，実施する施設や対象者の性格などにより調整する．1日5～6時間を2週間実施するといった典型的なCI療法のプロトコル[5,6]では，1日10項目をリストに提示していく．また，提示する10項目のうち5項目は難易度の低いもの，残り5項目は比較的難易度の高いものを提示する[6]．

　まず，実生活において麻痺手の使用場面を指定する際に，活動ごとの麻痺手の役割を指定する必要がある．麻痺手の役割のカテゴリとして，筆者らは先の論文[5]にて，①麻痺手のみで行う活動，②麻痺手を主動手，補助手として用いて両手で行う活動，を挙げている．これらの麻痺手の役割を対象者に指定する際に，明確に指導することが重要である．また，麻痺手の役割を決める際に，麻痺手を使用せず健側で行う活動に関しても，対象者との間であらかじめ合意しておくことも大切である．麻痺手の使用機会を増やすために，対象者に必要以上の負担を強いたり，危険に晒すわけにはいかない．むしろ，それらによる失敗体験は，のちに行動抑制の原因となる可能性もある．この点も考慮しながら，麻痺手を使う場面と敢えて使わない場面を使い分けることも必要である．

　実生活で挑戦した結果，安易に達成可能であった項目は，翌日の療法士とのディスカッション後，リストから外し，代わりとなる新たな項目を指定する．リストから外した項目は，麻痺手を使わなくてもよいということではなく，その日以降も継続するように伝える．つまり，10日間の練習期間の場合，最大で100項目の常時麻痺手を使わせる活動を対象者の日常生活において提示することとなる．また，リストを常にクリアファイルなどにまとめて保管しておくことで，療法士も対象者も指定された活動をいつでも確認することができる．

　しかしながら，脳卒中発症後の急性期，回復期病棟入院中，および生活期のデイケアや外来における限られた日数の介入では，上肢に関する練習時間は1日1時間程度となる．このような環境下では，1日に指定する活動の数は3項目に満たないかもしれない．とはいえ，指定する活動の数を調整すれば，これまで述べてきた方法論はどの時期でも応用でき，その点を対象者に意識づけることが重要であると考える．

　療法士は練習中に対象者と話し合い，指定した活動を毎日書類にまとめ（図3-15）[4]，対象者に渡す．口頭で「（○○するときに）使ってください」と伝えるだけでなく，書類として形に残すことが重要である．また，これらの書類への書き込みはできるだけ対象者が自ら行うことが望ましい．

　実際に書類にまとめるときは，5W1Hの考えかたを参考にすると明確に使用場面を指定できる．5W1Hとは，Who（誰が），What（何を），When（いつ），Where（どこで），Why（なぜ），How（どのように）を意味している．つまり，「（対象者が），浴室で非麻痺手を洗う際に，（非麻痺手を洗うことが困難なので），麻痺手に洗体用のミトンをつけて，洗う」と書くことで，場面が明確になる．これらの手法を用い，紙面に残る形で対象者に麻痺手の使用場面を伝えることが重要である．5W1Hの考えかたについては第2章D「課題指向型アプローチにおける目標設定の意義と効果」（⇒55頁）を参考にされたい．

　1日数項目の麻痺手の使用場面を話し合う際，具体的な麻痺手の使用場面を考案する

麻痺手の使用場面の設定

氏名： ○○　○○
日にち：平成○年　○月○日　　5日目

実際に挑戦する活動	挑戦の有無は？	麻痺手の使用感/コメント
1. 麻痺手で右手の爪を切る	☐	_____
2. 麻痺手を使って古新聞を十字にくくる	☐	_____
3. 両手で雑誌を持って立ち読みする	☐	_____
4. ショッピングカートを両手で押す	☐	_____
5. 店で品物を麻痺手で取ってカゴに入れる	☐	_____
6. 本棚から麻痺手で本を取る	☐	_____
7. 本を麻痺手で本棚にしまう	☐	_____
8. コロコロを使って麻痺手で掃除する	☐	_____
9. 麻痺手で食品のラップを外す	☐	_____
10. 麻痺手で紅茶のティーバッグをカップから出す	☐	_____

※コメント欄には，麻痺手を使わなかった理由，難しかった理由，どのような工夫があれば使えるかなどを忌憚なくお書きください．療法士は赤字でコメントします．

図 3-15 使用場面の指定に用いる書類の例
〔University of Alabama, Birmingham (UAB)：UAB Training for CI therapy. UAB CI Therapy Research Group, 2011 をもとに作成〕

ことに意外に難渋することをよく経験する．この点については，第 2 章 F「課題指向型アプローチにおける麻痺手を用いた目標の設定方法」(⇒81 頁)で紹介した home skill assignment list や ADOC および ADOC for hand などのなかから療法士と対象者が麻痺手の使用場面を選ぶなど，ツールを利用しつつ実施すると時間の短縮につながるであろう．

引用文献

1) リチャード・A・シュミット(著)，調枝孝治(訳)：運動学習とパフォーマンス―理論から実践へ．大修館書店，1994
2) Locke EA, Bryan JF：Cognitive aspects of psychomotor performance：The effects of performance goals on level of performance. J Appl Psychol 50：286-291, 1966
3) Taub E：The behavior-analytic origins of constraint-induced movement therapy：an example of behavioral neurorehabilitation. Behav Anal 35：155-178, 2012
4) University of Alabama, Birmingham (UAB)：UAB Training for CI therapy. UAB CI Therapy Research Group, 2011
5) Takebayashi T, Koyama T, Amano S, et al：A 6-month follow-up after constraint-induced movement therapy with and without transfer package for patients with hemiparesis after stroke：a pilot quasi-randomized controlled trial. Clin Rehabil 27：418-426, 2013
6) Morris DM, Taub E, Mark VW：Constraint-induced movement therapy：characterizing the intervention protocol. Eura Medicophys 42：257-268, 2006

モニタリングの促進

1 モニタリングの促進とは？

　モニタリングとは，対象者に自身の生活上の目標となるさまざまな行動を自己観察してもらい，その内容を口頭，または日記（書面）に記してもらう行為のことをいう．この手法は，麻痺手にかかわる行動変容を考えるうえで一般的であるものの大切な要素である[1]．脳卒中後の上肢麻痺に対するモニタリングの対象は，先に挙げた目標となる対象者にとって意味のある活動はもちろんのこと，実生活におけるそれ以外の麻痺手の使用場面すべてが含まれる．

　療法士は，対象者にモニタリングの対象となるすべての行動について，あらゆる側面から観察を依頼する．あらゆる側面とは，動作様式や活動に従事した時間，頻度，活動実施の際に対象者が感じる努力感，活動に対する身体的な反応（異常な共同運動パターンの出現など）などが挙げられる．対象者は，これらの側面を含む実際の行動記録（home skill assignment list，行動日記）を作成する．そして，作成した文書をもとに，療法士と観察や分析した内容について繰り返し議論する．そのなかで，対象者が自身の行動をモニタリングするためのスキルを，療法士の思考過程から学習していくことを目的としている．

　対象者に自身の麻痺手の活動をモニタリングしてもらうために用いる具体的な手法として，実生活における麻痺手の使用頻度と主観的な麻痺手の使いやすさを測る Motor Activity Log（MAL）の自己評価と，日々の麻痺手にかかわる行動日記の作成が挙げられる．以下に具体的な方法を紹介する．

2 モニタリングの具体的な手法

1 MAL の自己採点によるモニタリングの促進

　MAL の採点を対象者に実施してもらう．下位項目に Amount of Use（AOU，麻痺手の使用頻度）と Quality of Movement（QOM，麻痺手の主観的な使いやすさ）が設けられている．MAL には，14 項目の日常生活活動からなる MAL-14（表 3-4）[2]や，28 項目からなる MAL-28（表 3-5）[3]などがあるが，UAB の許可取得後，正式な翻訳手続きであるダブルトランスレーションを実施し，日本語化されているのは高橋らが翻訳を行った MAL-14（表 3-6）[4]のみである．

　対象者のモニタリングを向上させるためには MAL の QOM を用いる．対象者は個別に QOM を採点する．QOM は 6 段階の順序尺度〔表 3-7[4]，3-8[5]〕であり，0.25 点刻みで点数をつける．また，療法士は各順序尺度が示す現象を実動作の写真（図 3-16）などで明示し，評価法を指導したうえで，対象者が独力で正確に QOM を測定できるよう支援する．自己評価は，介入期間中毎日実施し，その経過を対象者に表などに記載して

表3-4　オリジナル版 Motor Activity Log(MAL)-14

1. Hold a book, journal or magazine/turn pages for reading
2. Use towel to dry face or other part of the body
3. Pick up glass
4. Pick up tooth-brush and brush teeth
5. Shaving/make-up
6. Use key to open door
7. Letter writing/typing
8. Steady oneself while standing
9. Put arm through sleeve of clothing
10. Carry an object in hand from place to place
11. Pick up fork or spoon and use for eating
12. Comb hair
13. Pick up cup by handle
14. Button clothes

(Uswatte G, Taub E, Morris D, et al：Reliability and validity of the upper-extremity Motor Activity Log-14 for measuring real-world arm use. Stroke 36：2493-2496, 2005 より)

表3-5　オリジナル版 Motor Activity Log(MAL)-28

1. Turn on a light with a light switch
2. Open drawer
3. Remove an item of clothing from drawer
4. Pick up phone
5. Wipe off a kitchen counter or other surface
6. Get out of a car
7. Open refrigerator
8. Open a door by turning a door knob/handle
9. Use a TV remote control
10. Wash your hands
11. Turning water on/off with knob/lever on faucet
12. Dry your hands
13. Put on your socks
14. Take off your socks
15. Put on your shoes
16. Take off your shoes
17. Get up from a chair with armrests
18. Pull chair away from table before sitting down
19. Pull chair toward table after sitting down
20. Pick up a glass, bottle, drinking cup, or can
21. Brush your teeth
22. Put on makeup base, lotion, or shaving cream on face
23. Use a key to unlock a door
24. Write on paper
25. Carry an object in your hand
26. Use a fork or spoon for eating
27. Comb your hair
28. Pick up a cup by a handle
29. Button a shirt
30. Eat half a sandwich or finger foods

(Uswatte G, Taub E, Morris D, et al：The Motor Activity Log-28：assessing daily use of the hemiparetic arm after stroke. Neurology 67：1189-1194, 2006 より)

表 3-6 日本語版 Motor Activity Log (MAL)-14

1. 本/新聞/雑誌を持って読む
2. タオルを使って顔や体を拭く
3. グラスを持ち上げる
4. 歯ブラシを持って歯を磨く
5. 髭剃り/化粧をする
6. 鍵を使ってドアを開ける
7. 手紙を書く/タイプを打つ
8. 安定した立位を保持する
9. 服の袖に手を通す
10. 物を手で動かす
11. フォークやスプーンを把持し食事をとる
12. 髪をブラシや櫛でとかす
13. 取っ手を把持してカップを持つ
14. 服の前ボタンをとめる

(高橋香代子, 道免和久, 佐野恭子, 他:新しい上肢運動機能評価法・日本語版 Motor Activity Log の信頼性と妥当性の検討. 作業療法 28:628-636, 2009 より)

表 3-7 日本語版 Motor Activity Log (MAL)-14 における Quality of Movement (QOM)

0. 患側は全く使用していない(不使用)
1. 動作の過程で患側を動かすが, 動作の助けになっていない(きわめて不十分)
2. 動作に患側を多少使用しているが, 健側による介助が必要, または動作が緩慢か困難(不十分)
3. 動作に患側を使用しているが, 動きがやや緩慢または力が不十分(やや正常)
4. 動作に患側を使用しており, 動きもほぼ正常だが, スピードと正確さに劣る(ほぼ正常)
5. 脳卒中発症前と同様に, 動作に患側を使用(正常)

(高橋香代子, 道免和久, 佐野恭子, 他:新しい上肢運動機能評価法・日本語版 Motor Activity Log の信頼性と妥当性の検討. 作業療法 28:628-636, 2009 より)

表 3-8 練習を行ううえでの Quality of Movement (QOM) のより細かな観察視点

0. 患側は全く使用していない(不使用)
1. 活動の一部分は可能だが,
   - 異常な共同運動のみで実施している
   - 活動中の多関節間の協調性が著しく欠ける
2. 活動を完遂できるが,
   - 異常な共同運動の影響を受ける
   - 過度の体幹の代償動作を伴う
   - 活動において非麻痺手の助けが必要
   - 近位関節のコントロールが欠如している
   - 良好な運動能力が欠如している
   - 体重を支えるような活動が少しだけ可能
   - 動作スピードが著しく遅い
3. いくらか分離運動は可能だが,
   - 異常な共同運動の影響を受ける
   - 活動が遅い
   - 活動中の多関節間の協調性が中等度欠ける
   - 活動の正確性が欠如している
   - 体重を支えるような活動がかなりの困難を伴いながら可能
   - 原始的な把握運動が残存している
4. 正常に近い動きだが,
   - わずかに動作が遅い
   - 活動中の多関節の協調性が軽度欠ける
   - 体重を支えるような活動が中等度の困難を伴いながら可能
5. 正常な動作

〔University of Alabama, Birmingham (UAB):UAB Training for CI Therapy. UAB CI therapy research group, 2011 をもとに作成〕

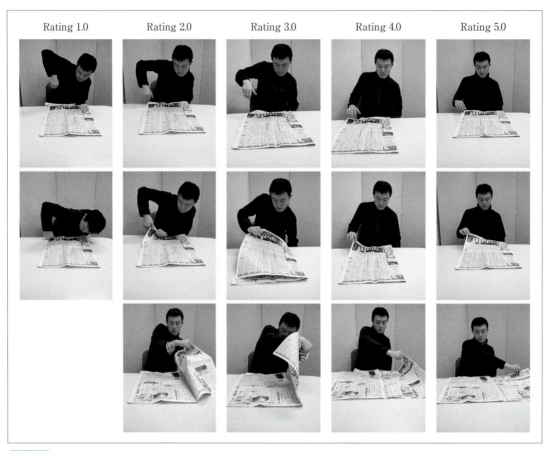

図 3-16 新聞操作における Quality of Movement(QOM)の例

　もらい，変化がわかりやすい形で記録する．Taubら[6]は，麻痺手に対する3時間にわたる集中的な課題指向型アプローチに加え，何も行わなかった群，transfer packageの簡易版として，手続きの1つであるMAL-QOMの自己評価のみを実施した群，そしてtransfer packageの手続きをすべて実施した群を比較検討した．結果，アプローチ終了後6か月間は，MAL-QOMの自己評価のみを実施した群は，transfer packageのすべての手続きを実施した群より，MAL-AOUの変化量は小さいものの，何も行わなかった群よりは優れていた（図3-17）．しかしながら，1年後にはMAL-QOMの自己評価のみを実施した群は，何も行わなかった群に比べてもMAL-AOUの値は劣っており（図3-17），このMAL-QOMの自己評価のみの介入では，上肢機能へのアプローチによる介入の行動変容の長期保持は困難であることを示唆した．また，研究を実施する際には，主観尺度であるMAL-QOMを用いて毎日自己評価してもらうことで，評価尺度としてのMAL-AOUにプラセボ的な影響が及ぶことを懸念する研究者もおり，研究実施の際はこの取り組みの導入はよく考えて実施する必要がある．なお，筆者らは研究時にはMAL-QOMの自己評価は採用していない．

　MALは麻痺手の評価としての役割だけでなく，行動変容を起こすアプローチのためのツールとして使用できる評価として稀な存在であることがわかる．

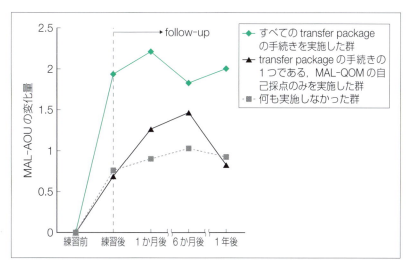

図3-17 すべてのtransfer packageの手続きを実施した群，transfer packageの手続きの1つであるMAL-QOMの自己採点のみを実施した群，および何も実施しなかった群におけるMAL-AOU変化量の推移の差

(Taub E, Uswatte G, Mark VW, et al：Method for enhancing real-world use of a more affected arm in chronic stroke：transfer package of constraint-induced movement therapy. Stroke 44：1383-1388, 2013 より一部改変)

2 麻痺手にかかわる行動日記の自己作成によるモニタリングの促進

　日記は，教育心理学の分野において，「日記法」や「日誌法」と呼ばれ，行動学習・変容を促すツールの1つとされている[7]．行動日記には大きく3つの目的がある．Morrisら[8]は3つの目的として，①リハビリテーション室以外でどの程度行動に関する同意を守ることができているかを療法士が確認するため，②リハビリテーション室以外での活動に対する気づきを高めることと，活動報告の義務感を強調するため，③リハビリテーション室以外の活動に関して，療法士と対象者が麻痺手の使用頻度を増やすための問題解決についての定型的な仕組みをつくるため，といった点を挙げている．

　行動日記は，対象者がリハビリテーション室をあとにし，次回再びやってくるまでの期間を対象としている．基本的には，前回療法士から指定された活動や，行動に関する同意において決定した目標となる活動を中心に，すべての麻痺手がかかわる活動について，現状と活動の可否を日記を使って療法士に報告・相談してもらう．対象者は，実施した時間や活動に関してできるだけ細かく日記に記載する（例：できた／できなかった，健手の介助を要した／要しなかった，など）．実際の行動日記の例を図3-18，3-19[5]に提示したので，参考にされたい．

　また，「麻痺手の活動を日記にまとめてください」といった不明確な指示では，対象者がどのように日記を書いてよいかわからない．この場合は，療法士が対象者に書いてほしい情報を記載した例文（図3-18，3-19）を提示し，対象者に模倣から始めてもらうことを勧める．

麻痺手にかかわる日記	集中練習中	土曜日／日曜日用
時刻	活動	コメント
8：00	起床	・麻痺手の肘を立てて起き上がろうとするが難しい ・枕カバーを麻痺手で外した
8：10	洗顔 etc	・両手で水をすくった．昨日より良好
8：30	朝食	・両手でマグカップ（陶器）に牛乳を入れる ・麻痺手で持ち上げて飲もうとしたが，重みに指がもたず牛乳がこぼれてしまいテーブルは大変な事態に．握力のなさが原因 ・ヨーグルトは麻痺手でうまく食べられた
9：30	朝刊を読む	・机に新聞を置けば，麻痺手でめくることができる
10：00	DVD 鑑賞	・映画鑑賞中，麻痺手にCDケースを1枚持って，目線の高さで保持するトレーニング ・リモコンの音量調節を麻痺手で行う．うまくいく
13：00	昼食	・ガラスのコップを麻痺手で持って，健手でヤカンを操作してお茶を入れた．飲むのも麻痺手で完遂．使えるという実感あり ・パンケーキをナイフ（健手）とフォーク（麻痺手）で食したが，フォークの操作に大変苦労した．フォークの柄が少し細いか…？
15：00	パソコン プリントアウト作業	・プリンターの上蓋を麻痺手で開け，インク切れになったボトルを麻痺手で引き出し，新しいインクボトルを設置．大変だが，両手が使えるとかなり便利だ ・給紙ケースの引き出しも麻痺手でやってみる．両手でA4用紙を揃える．事務作業は両手が使えると捗る

図 3-18 対象者が記載する行動日記の例（休日用）

〔University of Alabama at Birmingham (UAB)：UAB Training for CI Therapy. UAB CI therapy research group, 2011 を参考に作成した書式を用いて実施〕

麻痺手にかかわる日記	集中練習中	平日用
時刻	活動	コメント
7：00	起床	・かけ布団を麻痺手で外した
7：10	洗顔 etc	・歯磨き粉をつける際，麻痺手で歯ブラシを固定
7：30	朝食	・牛乳を非麻痺手で開ける際に，麻痺手で固定 ・牛乳を麻痺手で持ち上げようとするが，困難
8：30	病院へ出発	・電車のドア付近の手すりを麻痺手で持つ ・パスカードを麻痺手で自動改札機にあてる
10：00〜12：00 まで集中練習		
12：10	昼食	・弁当を麻痺手で支える．昨日よりもしっかりと支えることができている．使いやすい ・ペットボトルを麻痺手で飲む．昨日より上がりやすさを実感
13：00〜16：00 まで集中練習		
16：10	帰路	・麻痺手で小銭を自動販売機に入れる．投入口が肩を越えていると，親指が中に入って，少し小銭が傾いてしまう
19：30	夕食	・初めて茶碗を麻痺手で持ちながら，ご飯を食べる．気を許すと落ちそうになるが，何とかできた ・妻が両手で食べているのを見て，涙を流していた．両手を使うことを人が見ているのだと実感
20：00〜	食事後	・扉の開閉，電気のスイッチの操作は，すべて麻痺手で実施した．ほぼできるが，丸いノブの扉がやや困難

図 3-19 対象者が記載する行動日記の例（平日用）

〔University of Alabama at Birmingham (UAB)：UAB Training for CI Therapy. UAB CI therapy research group, 2011 を参考に作成した書式を用いて実施〕

3 記録したMALや行動日記

　上記の手法を続けることで，対象者は活動の質に注意を向け，現状の問題点と模範となる動作の差を理解したうえで再び練習に参加することができる．この結果，効率のよい行動変容が可能になると考えられる．

　さらに，対象者が自己評価したMAL-QOMや記載した行動日記については，翌日療法士と一緒に必ず確認する．そしてこの日記をもとに，困難であった活動については，療法士と対象者が活動の問題点を一緒に分析したうえで，問題解決の技法を互いに提案しながら相談を行い，その結果，得られた知識を次に見つかるであろう新たな問題を解決するために使用していくよう促す（本章 F 「麻痺手を生活で用いるための問題解決技法の指導」参照⇒190頁）ことが重要である．

文献
1) Dominick KL, Morey M：Adherence to physical activity. In：Bosworth HB, Oddone EZ, Weinberger M (eds)：Patient Treatment Adherence：Concepts, Interventions, and Measurement. pp49-94, Lawrence Erlbaum Associates, New Jersey, 2006
2) Uswatte G, Taub E, Morris D, et al：Reliability and validity of the upper-extremity Motor Activity Log-14 for measuring real-world arm use. Stroke 36：2493-2496, 2005
3) Uswatte G, Taub E, Morris D, et al：The Motor Activity Log-28：assessing daily use of the hemiparetic arm after stroke. Neurology 67：1189-1194, 2006
4) 高橋香代子，道免和久，佐野恭子，他：新しい上肢運動機能評価法・日本語版Motor Activity Logの信頼性と妥当性の検討．作業療法 28：628-636, 2009
5) University of Alabama, Birmingham (UAB)：UAB Training for CI Therapy. UAB CI therapy research group, 2011
6) Taub E, Uswatte G, Mark VW, et al：Method for enhancing real-world use of a more affected arm in chronic stroke：transfer package of constraint-induced movement therapy. Stroke 44：1383-1388, 2013
7) Allport GW：The Use of Personal Documents in Psychological Science. Social Science Research Council, New York, 1942
8) Morris DM, Taub E, Mark VW：Constraint-induced movement therapy：characterizing the intervention protocol. Eura Medicophys 42：257-268, 2006

F 麻痺手を生活で用いるための問題解決技法の指導

1 問題解決技法の心理的背景

　　問題解決技法の獲得は，日常生活活動（ADL）において対象者が麻痺手を使用するために最も重要である．さらに療法士にも，課題指向型アプローチにおける難易度調整と同様のスキルが求められる．

　　対象者がつける行動日記や，行動契約において指定された活動の記録を通したディスカッションから，日々の生活において，麻痺手の使用が困難な場面や工程を特定する．目的は，その問題を解決することにより，麻痺手の使用にかかわる労力を下げることである．transfer package の心理学的基盤の1つとなっている Rosenstock ら[1]の健康信念モデルでは，活動における障壁（barrier）を下げることにより，活動に必要な努力（cost）を下げれば，活動を実施した結果生まれる利益（benefit）が変わらない場合でも，努力と結果の関係性が変化することで行動変容が起こる可能性は高まるとしている．

2 問題解決技法の指導とは

　　問題解決技法の指導とは，対象者が実生活のなかで実施した MAL の自主評価や行動日記から抽出された問題点に対し，麻痺手をどのように使うことができれば問題を解決することができ，使用頻度をさらに増やすことができるのかという点について療法士と対象者が相談し，解決策を模索していく手続きを指している．行動にかかわる同意取得から問題解決技法への流れを図 3-20 に示す[2]．

　　行動にかかわる同意取得において麻痺手の使用場面を指定する際に，筆者らは「麻痺手のみで行う活動」，「麻痺手を主動手・補助手として用いて両手で行う活動」，「非麻痺手のみを使用する活動」の3つのカテゴリに配分する．このなかで，麻痺手を使用する活動については，対象者の現状に合わせた形に修正することで，実生活において必ず実施してもらう．

　　対象者が実生活のなかで麻痺手を使用した際に「使えそうだ」と感じたならば，そのまま麻痺手の使用を促す．しかし，「少し難しい」といった答えが出るようならば，対象者に活動のどの工程が難しかったのか考えてもらい，療法士に報告してもらう．その動作について，療法士と対象者はディスカッションを行ったうえで修正を施し，もう一度実生活のなかで使用する．この手続きを繰り返すことで，対象者が主体的に麻痺手を使う工夫を学ぶことを目標としている．ここでいう修正とは，周囲の環境調整や自助具の使用による動作の難易度調整を指している．

　　問題解決技法の指導の手続きについて，麻痺手の目標設定ツールを用いた ADOC-H や，行動にかかわる同意取得で用いた書類などのツールを活用した例を図 3-21 に示す[3]．

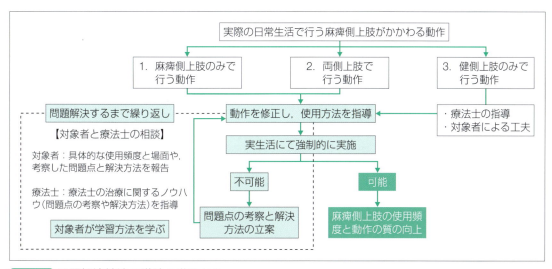

図 3-20 問題解決技法の議論の進めかた
（竹林　崇，花田恵介，細見雅史，他：constraint-induced movement therapy における Transfer Package の短期的効果．総合リハ 39：1193-1199, 2011 より一部改変）

3 問題解決技法の具体的な指導方法

　行動に関する同意取得において，麻痺手の使用場面として，たとえば「髭を剃る」という活動を指定したとする．具体的なエピソードとして，「刃物である T 字の安全カミソリを操作した際に怪我をしてしまう」といった安全面，および「T 字の安全カミソリの持ち手の部分が細いために操作性に乏しい」といった物理的な操作性に配慮したうえで，軽量で大柄の電動カミソリに取り替えた場面を例として紹介する．

　まず，対象者は療法士とのディスカッションで示された通り，電動カミソリを用いて髭剃りを実施してみる．そこで，仮に不可能だった場合，翌日対象者が「できなかった」と療法士に伝えるだけでなく，「どの工程が，どのように難しかったのか」を伝えてもらうよう対象者に指導する．たとえば，「T 字の安全カミソリよりも電動カミソリのほうが持ちやすかったけれど，重みがあるので，カミソリを胸のあたりまで持ち上げたときに，親指に力が入り，握り込んでしまい，親指が電動カミソリの持ち手の部分から外れてしまった」といったように行動日記などに記したうえで療法士に伝えてもらう．

　そのようにすれば，療法士は練習中に，「屈筋群の痙縮を抑制するために，その拮抗筋である母指外転・伸展にかかわる運動を促進する類の課題を増やす」，「母指の屈筋群の萎縮を軽減するために，練習時間内外に対象者が自主的に可能な母指へのストレッチの機会を増やす」，そして「母指が屈曲しにくいように，母指の腹側に当たる，電動カミソリの持ち手部分にパテで滑り止めを作製する」など，練習または環境設定における新たな戦略を対象者に提示することができる．

　また，対象者が実際に活動を獲得するまで，このようなディスカッションを複数回続けることで，対象者が「麻痺手をさらによくするための手法」や「現在の機能を用いて生活のなかでより簡便に麻痺手を使う方法」を自ら考案するための教育をともに進めていく．また，その他の簡便な例については表 3-9 にまとめたので参考にされたい．

　一例として，麻痺手で「爪切りを使う」活動について，作業療法領域では，健側単独

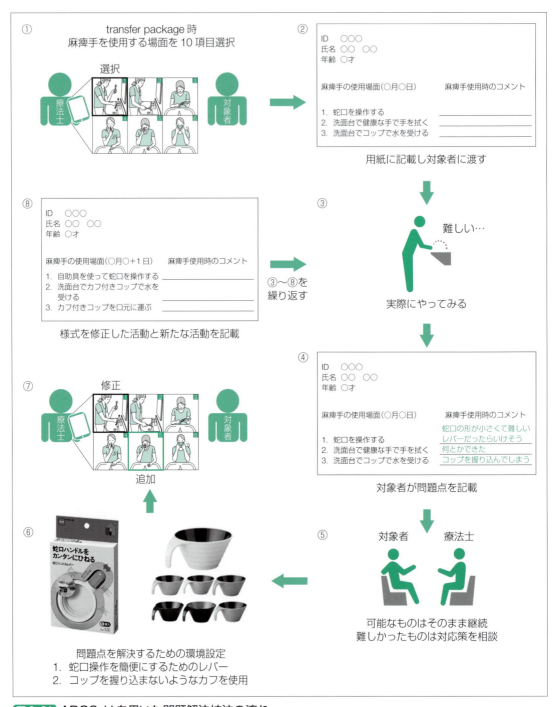

図 3-21 ADOC-H を用いた問題解決技法の流れ

〔大谷　愛, 竹林　崇, 花田恵介, 他：Aid for Decision-making in Occupation Choice for Hand（ADOC-H）紙面版の CI 療法における試用：症例報告. OT ジャーナル 49：1141-1145, 2015 より一部改変〕

表3-9 一般的な動作変更(problem solving)の例

動作の種別	解決方法
液体を飲む	1. 飲み口が限定されたフタ付きのこぼれづらいカップを使用 2. カフ付きのカップを用いる 3. カップに半分の飲料を入れる 4. 割れないプラスチック容器を使う
髭を剃る	1. 電気カミソリを使う 2. 安全カミソリを使う
ドアの鍵を使う	1. ドアの鍵を開けておく 2. 鍵の把持部分をパテで大きくする 3. 鍵の部分にリングをつけ,指を入れて回せるようにする
麻痺手で食事をとる(図3-22)	1. 指で食べられる形態にする 2. 自助具・介助箸を使う 3. フォークで運べる大きさに切ってもらう 4. 握りやすいフォークを使う
テレビを見る	1. リモコンをボタンの大きなものに変更する 2. リモコンを麻痺手で使う
爪切りを使う(図3-23)	1. 爪切りの柄をニッパーのように長くする
ドアのノブを回す	1. ドアをわずかにあけておく 2. ドアノブに自助具をつける
服を掛ける(図3-24)	1. 物干しの位置を下げる 2. 高低可変式の物干しを使う 3. 物干し竿の固定具にビニールひもをかけて,そこに物干竿をかける

で健側上肢の爪を切る自助具があるが,脳卒中後の対象者が好んで使用することは少ないように思われる.また,対象者からは「指先を傷つけた」といった話が聞かれるなど,利便性の観点からみると,若干困難を伴う自助具という印象がある.しかしながら,手指の屈曲は可能だが,伸展方向への力が不足する重度〜中等度の麻痺を呈した対象者の場合,図3-23のように反発力が強い爪切りを使用する,もしくは柄を手に沿った形で長くするなどの工夫を行うだけで,麻痺手を用いて両手で実施することが可能になるケースも多い.

また,対象者によっては,同じ食事動作のなかでも,3度の食事は麻痺手をカフ付きのお椀(図3-22D)を支える補助手として使い,スイーツなどの間食摂取時は,図3-22Aで示した食器を使い主動手として用いるといったように,1日の活動場面や背景因子ごとに,麻痺手の「役割」を用意するだけでも,麻痺手を実生活で使用する場面や頻度を担保することが可能となる.

4 問題解決技法の指導による代償動作

問題解決技法の指導とは,環境調整や活動を可能にするために従来とは異なる手段を提示する,いわば「代償手段」の提供である.「代償(compensation)」という言葉には,「他のものを利用,転用して欠けていることを補う」という意味があり,消極的なイメージを伴う[4].しかしながら,リハビリテーション医学における理学療法学や作業療法学は,対象者が心理的・身体的・社会的にも変更を余儀なくされたなかで「最適な順応(adaptation)」を果たす過程を支援するものである.したがって竹内ら[5]は,代償

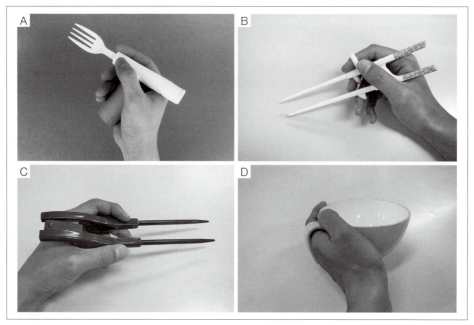

図 3-22 食事に用いる自助具
A：ピストル型に加工したフォーク，B：指の固定と上下の箸を合わせる動作を援助するエジソン箸（バネはついていない），C：バネ箸，D：補助手として用いるためのカフ付きのお椀．

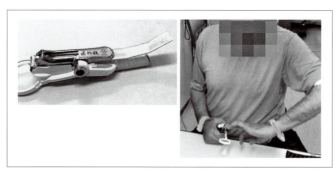

図 3-23 工夫を凝らした爪切り

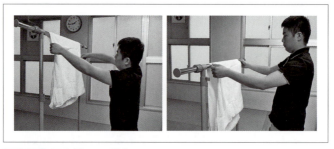

図 3-24 服を掛ける動作
可変式の物干し竿がない場合でも，物干し竿をかける2つの金具にビニール紐で輪を作れば，ビニール紐の長さの分だけ，物干し竿を低く設置できる．また，市販の床に置くタイプのタオル掛けに衣服を掛けるなどといった工夫を施してもよい．

とは従来の考えかたのように，「残された機能を使って可能な限り正常に近づけるための代替のもの」ではなく，「新しい状況のなかで積極的に残存機能を活用し，【最適な順応】をもたらすための創造的なもの」というように位置づけている．

ただし，本書で示す「行動変容」とは，数週間・数か月といった短いアプローチのスパンでその結果を語るものではなく，もっと長い年単位のスパンのものを指している．年単位で行動が変容した結果，それに呼応して上肢機能が向上することは，過去の研究者らの研究からも明らかである．また，代償的な手段を日々実施するなかで向上する機能を用いて，活動の様式がより正常な活動に近づく事例も筆者は多数経験している．

これらを総括すると，従来の「代償」という概念は，代償動作的なパフォーマンスの向上のみを指している印象があるが，代償動作を用いた行動変容は，機能の長期的な向上を生み，その様式すら変えてしまうこともある．このことに関する知見はまだ不足しているが，「行動変容」という長期間活動を持続的に実施する因子によって，代償動作にかかわる従来のパラダイムが今後変化していくかもしれない．

5 作成した書類の活用

長期的な視点に立った行動変容を考えたときに必要となるのが，ここに至るまでの項目で作成方法を紹介した「実生活における麻痺手の使用に関する同意書」，「麻痺手の使用場面の設定」，「麻痺手にかかわる日記」といった書類である．これらの書類をアプ

Column　実際に活動の実施を決めるのは誰？

問題解決技法について以下の場面を想像してみてほしい．

療法士がある自助具を導入し，動きを評価した際に，「(異常な共同運動パターンを含まない)非常に綺麗な動きだ」と判断した．それを対象者に勧めたところ「(自助具の形態が少し気に入らないために)，この動作方法はちょっと…」と反応した．そして対象者は療法士が勧めた自助具よりも目立たない他の自助具を選択し，「これが使いやすいからこれで実施したい」と療法士に訴えた．しかし，その動作は異常な共同運動パターンを含んだもので，療法士としては問題視せざるを得なかった．

この状況をもとに考えてみると，療法士としては，異常な共同運動パターンに支配された活動様式は避けたいと思うだろう．しかし，対象者はその活動様式を選択したいという．筆者としては「行動」の観点から鑑みて，対象者の選択を採用したいと考える．しかし，「機能」の観点から，課題の難易度設定時のMALのQuality of Movement(QOM)において3.5点を下回る動作様式であれば，理由を伝え活動様式の変更を再考してもらうようにしたい．もしくは，その活動様式を限定的に実施してもらう代わりに，療法士側が提示した活動様式と併用してもらうといったことも考えられる．

たとえば，「麻痺手で食事がしたい」と言った対象者に図3-22Aのような自助具を用い主動手の役割を与えた食事動作がQOMで3.0点，図3-22Dのような自助具を用い補助手の役割を与えた食事動作がQOMで3.75点だったとするならば，療法士としては後者を選択したい．しかしながら，対象者に「どうしても麻痺手を使って食事をとりたい」という希望がある場合，療法士にそれを拒否する権限があるだろうか．この場合，本項にも記載したとおり，場面に応じて「役割」を変えるなどの代替策を対象者と療法士が相談し，双方が納得のうえで決定することが，「行動」「機能」の両側面に配慮した問題解決技法になると思われる．

ローチ終了後に，対象者への練習プログラムの総括とともに提供する．これにより対象者が，自身の練習中に行った課題指向型アプローチや行動戦略である transfer package における，麻痺手を使用する場面やその使いかた，療法士とのディスカッションなどをアプローチ終了後に想起するための良好な手がかりとなる．また，これらの資料を用いて，新たな練習プログラムを対象者自身が考案するといったことにも役立つかもしれない．このように，療法士との練習内容を想起するための資料を提供することで，行動変容を導く上肢機能へのアプローチは完結するものと考える．

引用文献
1) Rosenstock IM, Strecher VJ, Becker MH：Social learning theory and the Health Belief Model. Health Educ Q 15：175-183, 1988
2) 竹林　崇，花田恵介，細見雅史，他：constraint-induced movement therapy における Transfer Package の短期的効果．総合リハ 39：1193-1199, 2011
3) 大谷　愛，竹林　崇，花田恵介，他：Aid for Decision-making in Occupation Choice for Hand（ADOC-H）紙面版の CI 療法における試用：症例報告．OT ジャーナル 49：1141-1145, 2015
4) 上田　敏，大川弥生(編)：リハビリテーション医学大辞典．pp371-372, 医歯薬出版，1996
5) 竹内孝仁，細田多穂，高橋輝雄，他(編)：体表解剖と代償運動．医歯薬出版，2001

4章 上肢機能の推移をとらえるアウトカムメジャー

本章では，機能評価の重要性や目的，評価手段において検討されるべき特性などについて簡略的に述べたうえで，脳卒中後の上肢麻痺に対して臨床適用可能だと思われる評価手段のいくつかを紹介する．科学的根拠がある医療(EBM)を提供することが求められる現在，医療者間での共通言語となり得る評価手段とは何なのか，統計学的評価特性，評価値の意味，使用における注意点などの情報を交えながら，本章で紹介する評価手段がどの程度標準化されており，適切なものと解釈してよいのか，読者の皆さんとともに考えてみたい．

標準化された評価手段(measurement instruments)の使用はよい臨床と研究の中心だといわれており[1]，介入の効率や費用効果に言及するためにも適切な評価手段の選択はきわめて重要である．わが国においても，臨床に携わる作業療法士や理学療法士に対して，臨床データを収集し治療効果の根拠を提供するようにという要求は年々強まっている．しかし，標準化された上肢機能評価手段の流通はわが国において十分でない．そこで本章では，機能評価の重要性や目的，評価手段において検討されるべき特性などについて簡略に述べたうえで，脳卒中後の上肢麻痺に対して臨床適用可能だと筆者が判断した評価手段のいくつかを紹介したい．

1 "機能評価"とは何か？

まず「機能評価」(functional assessment)を明確に定義したいところだが，現在のところ世界共通で受け入れられている定義はないようである．その理由として，機能評価手段の多くが，健康状態的概念や運動機能的概念を重複して評価していることが挙げられる．それらの概念のなかには，運動機能(function)，能力障害(disability)，日常生活活動(activities of daily living：ADL)，活動遂行(activity performance)，高度な活動動作(advanced activities)，健康状態(health status)，生活の質(quality of life：QOL)など，列挙すればきりがないほど多くの語(word)が表現しようとする概念が重なり合い存在している．そのため，今日までこれらの語の使い分けについて，十分なコンセンサスは得られていない．

しかし一部では，世界保健機関(World Health Organization：WHO)が障害に関する国際的な分類として2001年に採択したICF(International Classification of Functioning, Disability and Health，国際生活機能分類)を使い整理することで，「機能評価」とは何か，そして個別の評価手段に対応する語(定義)を把握しようとする流れがある．カナダのWestern Ontario大学のRobert Teasellらが作成しているEvidence-Based Review of Stroke Rehabilitation(EBRSR)がよい例であり，その21章が「Outcome Measures in Stroke Rehabilitation」というタイトルで第16版(2015年2月現在)まで公開されている[2]．ICFの最大の特徴は，医学モデルでも社会モデルでもなく，統合モデルである点である[3]．実際，ICFは医療や福祉の場で利用されるというより，より広い立場を志向しており，社会方策・立法・環境整備も含む人間の営みに関するすべての事柄を包括しているといわれている[4]．つまり，リハビリテーションという多職種連携が特に重要とされる分野において，共通概念・共通言語のためのICFの活用は必然というわけで

> **Column** Evidence-Based Review of Stroke Rehabilitation(EBRSR)
>
> EBRSR(脳卒中リハビリテーションのエビデンスレビュー)は，脳卒中リハビリテーションの臨床家が，いつでも容易に利用できる根拠のまとめを提供するために，Canadian Stroke Network(CSN)やCanadian federal centre of excellenceから資金提供されており，2015年2月現在は第16版が一般公開されている．EBRSRは現在1,431もの無作為化比較試験(RCT)を含む2,000件を超える注目すべき根拠をもつ論文のレビューがもとになっており，国際的にも評価されている．わが国では，畿央大学の松尾らがその第14版を独自に日本語に翻訳しインターネットで一般公開している(http://www.kio.ac.jp/~a.matsuo/pdf/a21.pdf)ため，英語が苦手な方はそちらを参考にしていただきたい．

ある．よって，本章の「❻脳卒中後の上肢麻痺に対する評価手段の紹介」(⇒ 203 頁)でも，ICF による整理を試みている．

2 なぜ評価が重要なのか？

われわれが対象者に対してリハビリテーションを実施するにあたり，対象者の病態，機能障害，能力低下(活動制限，ADL 障害)，社会的不利などを評価する必要がある．それらを厳密に評価することの重要性については，わが国の「脳卒中治療ガイドライン 2015」においても，推奨グレード B(行うように勧められる)と記載されている[5]．当然，対象者の機能や ADL を遂行する能力を改善する介入(環境調整なども含む)を提供することは重要であり，常に療法士に求められている点でもある．そして，その介入の効果を測定(評価)することは，よいアプローチを行ううえでの中核になりうる[1]．加えて，対象者の状態を適切に評価することで，国際的に評価結果を共有・比較することが可能になる．

3 機能評価の目的

対象者の機能的側面を評価することにはいくつもの目的があると思われるが，本項では識別的目的(discriminative purpose)と評価的目的(evaluative purpose)の 2 つに注目したい．これは，Stein らが中心となり編集し Demos Medical Publishing から出版されている「Stroke Recovery and Rehabilitation」[6]を参考にしている．

1 識別的目的(discriminative purpose)
ⓐ 群としての対象者に対して

対象者のもつ機能を識別する手段(discriminative functional instruments)は，その時点の対象者群内における差異を識別する目的で実施される．対象集団の機能を類型化すること，さらには研究の募集における試験対象患者基準(inclusion criteria and exclusion criteria)などを設ける目的で行われる．

単一の治療介入の効果を検証するためには，その対象者層を特定する必要がある．これは疾患に関しても，また，時には機能レベルの話にもなってくるが，対象者層を規定するための基準作りには識別的目的の評価が欠かせない．これは，どの疾患にも，さらにはどのような機能レベルでも効果を示すような万能の治療介入は現実的に考えにくいからである．

ⓑ 個人としての対象者に対して

対象者個人のもつ機能を識別することは，対象者の治療ゴール設定や潜在的予後を評価する目的で行われる．

2 評価的目的(evaluative purpose)
ⓐ 群としての対象者に対して

臨床研究において，治療介入効果に関連する仮説を評価する目的で実施される．同時に，介入期間を経た対象者群において，彼らの「機能的状態」に意味のある変化が生じ

たかどうかを調べるためにも用いられる．ここで触れた意味のある変化は，主に最小検知変化量(minimal detectable change：MDC)や臨床的に重要な変化の最小量(minimal clinically important difference：MCID)(「❺考慮されるべき付加的因子：❹解釈可能性(interpretability)」を参照⇒202頁)を超える変化を指すことが多い．

❺ 個人としての対象者に対して

対象者個人の「機能的状態」における変化を観察するために実施される．これはMDCやMCIDとの比較も意味している．加えて，治療計画を修正する目的でも使用される．これは，治療効果が見込めない際には，療法士は当然異なるアプローチを模索するという理由によるものである．

④ 使用する評価手段において検討されるべき重要な特性(key psychometric property)

わが国のリハビリテーション臨床分野で流通している上肢機能評価手段において，適切だと判断できるだけの特性を含むものは少ない．まず，臨床現場で使用されている機能評価手段の数自体が少ない．そして，当たり前のように使われている評価手段であっても，重要な特性を適切に保有もしくは確認されていない場合がある．

本項の目的は，評価手段がもつべきとされる特性の簡単な紹介である．使用している評価手段が，以下に紹介する特性をどれだけ適切に有しているのかを認識すれば，評価結果に対する偏向的な解釈をある程度回避できるかもしれない．

❶ 妥当性(validity)

妥当性においては，「その評価手段が測定しようとしているものを，どの程度実際に測定できているのか？」ということが重要になる．そのため，測定したい対象について，真に測定できるとされている方法(gold standard)で測定された結果と比較する方法が一般的である．伝統的に見ると，妥当性には内容的妥当性(content validity)，基準関連妥当性(criterion-related validity)，構成概念妥当性(construct validity)という概念が含まれているとされている[7]．さらに，基準関連妥当性の下位概念として，併存的妥当性(concurrent validity)と予測的妥当性(predictive validity)という概念も存在する．ほかにも「〜妥当性」という語はいくつもあり，妥当性の概念と各妥当性間の関係性は今日まで変遷を続けている．そのため，これらの語の定義や関係性について，今日まで十分なコンセンサスは得られていない．

❷ 信頼性(reliability)

信頼性とは，簡潔にいうと「測定の正確さ，安定性，一貫性」である．当該評価手段を用いて，単一の対象に対し，同一条件で，同一の評価を行った場合に，どの程度同様の結果を得ることができるか，その類似性の程度を表している．信頼性においてもいくつかの異なる概念が存在する．再検査信頼性(test-retest reliability)，内部一貫性的信頼性(internal consistency reliability)，検者間信頼性(inter-rater reliability)，検者内信頼性(intra-rater reliability)がよくみかける概念である[8]．

3 反応性(responsiveness)

　反応性とは「変化が生じた際に，それを的確に発見する尺度の能力」と定義されている[9]．言い換えれば，時間経過や治療介入における対象者の変化に対する感受性である．この語にも多くの概念が含まれており，縦断的妥当性(longitudinal validity)という概念もこれに含まれるとされている．また現在，反応性には，内部反応性(internal responsiveness)と外部反応性(external responsiveness)という大きく2つの型があるとされている[10]．

4 適切性(appropriateness)

　適切性は評価手段自体の特性というよりも，適用する評価手段が治療目的や研究目的に合致しているかという，目的に依存する性質を指す．つまり，評価者側が必要とする情報と評価手段が提供してくれる情報に隔たりはないか，ということである．当たり前だが，使用した評価手段が適切な妥当性・信頼性・反応性を含有していたとしても，治療目的や研究目的と合致していなければ，その結果を解釈することに意味はなくなってしまう．

5 考慮されるべき付加的因子

1 脳卒中患者群における検討

　一般的評価手段(generic instrument)や脳卒中患者を対象に開発されていない評価手段を脳卒中患者に対して使用する場合，その妥当性・信頼性・反応性などについて脳卒中患者群においても再度検討されるべきである．理想的には，脳卒中患者群における代表サンプルにおいての検討が望まれる．しかしながら，実際には検討された対象の特性に偏りが生じている場合が多い．そのため，検討された対象者群の，脳卒中の重症度(症候など)，麻痺の重症度，そしてどの回復段階に対象者がいるか(急性期・回復期・生活期)などを考慮したうえで，評価手段の特性をとらえたほうがよい場合もある．そういう考慮の末に，脳卒中特異的評価(stroke-specific instrument)という認識を初めてもつことができ，脳卒中患者群に対して評価手段を一定の適切さをもって使用することが可能となる．

2 実行可能性(feasibility)

　多くの要素が，特定の評価手段を実際に使用する可能性に影響を与えている．その要素には，評価を遂行・採点する場合に必要とされる時間の長さや空間の広さ，ほかにも評価手段を整えるための費用，評価結果を解釈する場合の特別なアプローチの必要性，などが含まれる．

　所要時間が長い，採点方法が複雑，評価道具が高額，評価を実施するのに特別なアプローチが必要，評価するために必要な空間が広い――のような特徴を有する評価手段は評価者の負担を増やし，評価手段の実行可能性を減少させてしまう．

3 評価様式

　工学機器を使用した評価，医療者による直接的評価，対象者自身による自己申告評

価，介護者や家族による評価（代理報告による評価）などの様式がある．工学機器を使用した評価と比べ，対象者による自己申告評価や介入を実施した医療者による直接的評価などでは，ホーソン効果が生じる可能性を念頭におく必要がある．

実際，対象者や家族による評価はより主観的であり多様な影響を受けやすいと思われるが，QOLを考えれば，対象者自身の主観的なとらえかたも当然大切であり，認知機能低下を認める対象者においては，家族からの代理報告が，より事実をとらえている場合もある．そのため，医療のなかでも特にリハビリテーションの分野では，対象者側と医療者側の双方から，介入効果をとらえる必要がある場合も多い．これはおそらく，医療者による直接的評価は，対象者が指定された条件において何ができるかに着目しており，その一方で，自己申告型の評価では，対象者が対象者自身の実生活環境で何を行っているのかを評価する，という特徴をもつためと考えられている[6]．

4 解釈可能性（interpretability）

使用した評価手段の結果をいかに解釈できるか，を指す概念である．たとえば，評価手段の得点を得点域で区分することで，対象者の麻痺の重症度分類が可能になるかもしれない．加えて，評価手段は，その得点の変化の意味を解釈できるものが好ましい．具体的には MCID，MDC などが算出されているかということである．日本語では，それぞれ「臨床的に意義（意味）のある最小変化量」や「最小検知変化量」などと訳されたりしているが，そのもととなる英語表記も多岐にわたっており，対応する日本語も統制されていない．

6 脳卒中後の上肢麻痺に対する評価手段の紹介

ここまで，機能評価の重要性や目的，評価手段において検討されるべき特性などについて簡略的に記述した．本項では，前述した特性を踏まえたうえで，脳卒中後の上肢麻痺に対して適用可能だと筆者が判断した評価手段をいくつか紹介したい．まず断っておきたいのが，本項において列挙した評価手段は，一定の手順に沿って選択されたものではない，ということである．そこで，筆者自身の評価手段選択の偏向を理解してもらうために，以下に選択基準の実際を提示したい．

Column　ホーソン効果とは？

ホーソン効果は，アメリカのシカゴの近くにあるホーソン工場で行われたホーソン実験において，1924～1933年の間に明らかになったとされている[11]．実験の手順や結果は割愛するが，この実験が示唆したことは，人間は，特別に注目され，人間的・社会的存在として扱われるならば，労働条件の悪い場合でも自発的にやる気を出し，仕事に取り組む可能性がある，ということである[12]．この背景から，わが国ではホーソン効果は主として経営学分野で取り上げられてきた[13]．

一方，近年の医療現場では，医療者の行う介入や保持する知識がエビデンスに基づいていることが求められており，evidence-based medicine（EBM）を提供する必要性が叫ばれている．そして，介入効果へ影響を与えるものとして，プラセボ効果やホーソン効果の影響を医療者は無視することはできないといわれている[14]．

①上肢機能(body function, activity, participation)を測定する目的で作られた評価手段である.
②妥当性と信頼性の報告が国際的に存在する(英語で記述する査読雑誌から公開されている).
③脳卒中患者群における適用の報告がある.
④筆者が臨床で使用した経験のある評価手段である.

選択した評価手段を,ICF分類〔身体構造(body function),活動(activity),参加(participation)〕を用いて以下に整理した.「統計学的に検討された評価特性(psychometric property)」に関しては,基本的に脳卒中患者を対象にした研究を選択して記載している.

1 身体構造(body functions;impairments)
a modified Ashworth Scale(mAS)
1)概要

BohannonとSmith[15]が,中枢神経系の問題に由来する筋痙縮(muscle spasticity)を評価するために,Ashworth Scaleの変法として1987年に発表した評価手段である.この評価では,動きが可能な全範囲で対象関節が他動的に動かされた際に,検者が感じた抵抗感の量を主観的に対応する段階(Grade)に割り当てる.段階は0, 1, 1+, 2, 3, 4の6階級で,数値が増えるほどに,痙縮の度合いが強いことになる.原版のAshworth Scaleは,多発性硬化症患者における抗痙縮薬の効果判定のために開発され,0, 1, 2, 3, 4の5階級で構成されており[16],修正版ではこれにひとつ階級を追加(1+)したうえで,それぞれの階級に対する定義をより明確にしている.

主に,痙縮をもつ可能性のある対象者層での病態把握や,A型ボツリヌス毒素製剤治療をはじめとする痙縮に対する治療の効果判定に使用されている[17].最近では,mASの階級1, 1+の評点付近における検者間の不一致という問題点に対して,さらなる修正を加えたmodified modified Ashworth Scale(mmAS)開発の報告もあり,妥当性や信頼性などの報告が散見される[18-20].

2)採点方法
Grade 0:正常な筋緊張

Column なぜminimal clinically important difference(MCID)が着目されるのか?

EBMを要求される現代において,臨床試験の結果を解釈する場合には,治療前後の群内差や,治療群と対照群における群間差に対する統計学的な有意差を,p値に基づいて判断するという手法が頻繁に用いられている.そして,近年の論文において,対象者数(sample size)の影響を強くは受けずに効果の大きさを示すために,p値だけでなく効果量(effect size)やその精度(95%信頼区間など)なども報告することが推奨されている.しかし,この手段のみで,介入結果の「臨床現場における重要性や意味」を直接問うことができない場合がある.そこで,実際の変化得点の解釈をするために,他の論文から算出されたMCIDなどと比較して,「臨床における意味」を考えようとする場合がある.

Grade 1：可動域の終わりにわずかな抵抗感がある
Grade 1+：可動域の1/2以下でわずかな抵抗感がある
Grade 2：可動域のほぼ全域で抵抗感があるが，対象関節を簡単に動かせる
Grade 3：著明な筋緊張の亢進により，他動運動が困難
Grade 4：対象関節が固く，屈曲や伸展ができない

3）統計学的特性：上肢関節における検討のみを対象

・信頼性

　検者内信頼性と検者間信頼性が検討されている．検者内信頼性では，肘関節と手関節における筋群において中等度以上の信頼性が報告されており，論文間の矛盾はみられない[21-24]．一方，検者間信頼性においては，相反する結果が混在している．常に高い信頼性が報告されているわけではないが[23]，上肢関節においては，肘関節と手関節の屈筋群に対する使用は適している[15,22,24-26]と解釈してよいものと思われる．

　また，上肢関節において，肩関節や手指関節における信頼性の報告は少なく，結果としても肘関節と手関節に比べ低い信頼性が報告されており[23]，使用の制限になりうる．

・妥当性

　内容的妥当性に関しては，1999年に報告されたPandyanらの文献レビュー（literature review）[27]が参考になる．集められた文献から，他動運動に対する抵抗（感）を表す名義尺度（nominal scale）または順序尺度（ordinal scale）として使用することはできるが，「痙縮（spasticity）」に対する順序尺度としての使用は勧められないとしている（これに言及するためには，「痙縮」に対する定義を明確にしなくてはならない．本筋から逸れてしまうため，Columnにて言及する）．

　構成概念妥当性については，①神経生理学的評価，②他動運動評価，③自動運動評価，に対しての検討が散見される．①は誘発筋電図（electromyogram recording）からのデータを検討対象としており，具体的にはH反射（H-reflex），M応答（M-response），H/M比（H/M ratio），F波（F-wave）などがそれにあたる．②では「他動運動における抵抗性を量的に測る装置」〔力変換機（force transducer）とflexible electrogoniometerを組み合わせたもの〕や他動関節可動域（passive range of motion）が使用されている．③ではFugl-Meyer Assessment（FMA），Box and Block Test（BBT），自動関節可動域（active range of motion），握力（grip strength）などが検討対象となっている．これらの結果にはまだ矛盾も多いため[28-32]，引き続き妥当性の検討が望まれる．

4）評価値の意味

　Simpsonら[33]が行った上肢痙縮に対するボツリヌス毒素製剤の効果判定のためのプラセボ対照二重盲検無作為比較試験においては，mASにおけるGradeの1点の変化を臨床的に意味のあるものとして扱っている．またその後，RosalesとChua-Yap[34]も，A型ボツリヌス毒素製剤の効果に対するシステマティックレビュー（systematic review）において，mASにおける1点以上の改善は臨床的に意味があるとしている．

5）使用における注意点

　対象者の姿勢，他動運動にかける時間，実施前のストレッチの有無などが，検査結果に影響を及ぼす可能性がある．この3つの条件の統一が望まれる．

ⓑ Fugl-Meyer Assessment(FMA，図 4-1[35])

1)概要

　FMA は，脳卒中後片麻痺を呈した対象者における，①運動機能（上肢・下肢），②バランス，③感覚（上肢・下肢），④他動関節可動域と痛み（上肢・下肢），を評価する．名前の通り，Fugl-Meyer ら[36] が 1975 年に公開したものである．本評価手段は，脳卒中後の麻痺は段階的に回復するという考えに基づき開発されており，これにより脳卒中後片麻痺特異的な評価と判断されている．本項では，上記①運動機能の上肢項目を検討対象にしている．この上肢運動項目は，さらに 4 つの下位項目から構成されている〔A. 肩/肘/前腕（Shoulder/Elbow/Forearm），B. 手首（Wrist），C. 手指（Hand），D. 協調性/速度（Co-ordination/Speed）〕．

2)採点方法

　FMA の上肢運動項目（FMA-Upper Extremity Motor）は，反射項目以外は 3 段階の順序尺度に従って採点される．簡略的には，0 点は「廃用」レベル，1 点は「一部機能的」なレベル，2 点は「十分機能的」なレベルと説明できる．上肢運動項目は全 33 項目のため，得点範囲は 0～66 点である．

Column　痙縮(spasticity)とは？

　一般的に，痙縮は，緊張性伸張反射活動における速度依存性の増加が特徴である，といわれている．この場合は，脊髄神経機能（における興奮性）のレベルの話をしていると思われるが，臨床では，より広範囲の臨床現象の集合体としてとらえられている．具体的には，腱反射や病的反射などから判断する反射亢進や反射過活動，評価や練習中に観察される同時収縮や異常な運動パターン，そして他動運動時の筋のこわばりや抵抗感などがそうである．

　筆者は，臨床における「痙縮」という概念は，以下の大きな 2 つのレベルの概念で構成されると考えている．それは①脊髄神経機能，②筋骨格系内の変化（末梢因子）である．①は昔からある痙縮の定義に依存しており，誘発筋電図から測定される，H 反射，M 応答，H/M 比，F 波などが主に測定を得意とする概念である．②は，反射亢進以外の要因が主であり，筋長の変化（筋の短縮），筋紡錘に付着する結合組織におけるこわばりの増加，結合組織の構造的再組織化などが主な原因となっている．ここで，具体的な評価手段として，mAS や「他動運動における抵抗性を量的に測る装置」などをまず挙げたいところであるが，厳密にはそれは正確ではなく，それらの手段は，①と②の両概念を内包する概念を評価対象にしている〔①の脊髄神経機能レベルの痙縮は，条件（環境）によって揺らぎがあるため，他動運動が常に①＋②を評価対象とできるわけではないが，大きくは間違っていないと筆者は考えている〕．そのため，②の測定を得意とする評価手段としては，MRI 検査，CT 検査，超音波検査などが考えられるが，超音波検査以外は臨床における一般的な利用は考えづらいのが現実である．

　以上のことから筆者が主張したいのは，実際に自分が評価しようとしている「痙縮」のもつ概念（定義）を明確にしたうえで評価手段を選択するべき，ということである．われわれ療法士は，その実行可能性の高さから mAS を「痙縮」の評価手段として使用することが多いが，mAS は脊髄神経機能レベルの痙縮（狭義の痙縮）だけでなく，筋骨格系内の変化をも内包した「痙縮」（広義の痙縮）を評価しているということを理解したうえで使用するべきである．

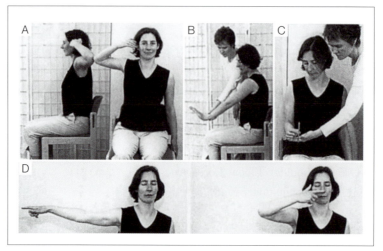

図 4-1 FMA
A：肩/肘/前腕，B：手首，C：指，D：協調性/速度．
〔Platz T, Pinkowski C, van Wijck F, et al：ARM；Arm Rehabilitation Measurement：Manual for Performance and Scoring of the Fugl-Meyer Test (Arm Section), Action Research Arm Test and the Box-and-Block Test. Deutscher Wissenschafts-Verlag, Baden-Baden, 2005 をもとに作成〕

3）統計学的特性：上肢運動項目における検討のみを対象

・信頼性

優れた（excellent）検者間信頼性と検者内信頼性が報告されている[37-44]．そして論文間の矛盾も認めない．

・妥当性

内容的妥当性に関しての記録は，Fugl-Meyer ら[36]が追跡調査において，脳卒中後の麻痺側上肢の運動機能の回復が，連続的な段階尺度において，一定の順序に従い進むということを示したものが最初である．その後の De Weerdt と Harrison[45]や Filiatrault ら[46]の報告によっても，FMA 上肢運動項目の妥当性（感受性）の高さは支持されており，その下位項目や，項目内の段階順序に関しての妥当性の高さを支持する報告[47]も存在する．そして現在，FMA は ICF でいう body functions レベルの麻痺の程度を表す評価として gold standard ととらえられており，世界的に受け入れられ使用されている[48]．

基準関連妥当性における併存的妥当性や構成概念妥当性においては，①上肢機能評価，②ADL 評価，③神経生理学的評価，に対しての検討が散見される．①では，よく使われている他の上肢機能評価手段のデータを検討対象としており，具体的には Action Research Arm Test（ARAT）[40,45,49-51]，BBT[40,51]，Wolf Motor Function Test（WMFT）[50]，Motricity Index（MI）[40]などがそうである．これらの項目に対する結果は統一的であり，良好な相関関係を認めている．②では，「している ADL」を評価するとされる Functional Independence Measure（FIM）[49]，そして，「できる ADL」を評価するとされる Barthel Index（BI）[52]が検討対象とされている．①の相関関係よりは弱いが，中等度以上の相関係数を認める報告が散見される．③では，体性感覚誘発電位（somatosensory evoked potential）と運動誘発電位（motor evoked potential）に対する検

討が存在する[53,54]が，統一されうる見解はまだない．

・反応性

Duncanら[55]は，脳卒中発症直後からその後6か月の間に上肢麻痺における回復がどのように進むかを，前向きコホート研究にて調査している．そして，その際に生じた，FMAによって測定された脳卒中後上肢麻痺の回復が，ADLの改善に対応していたと報告している．

急性期の報告では，常に高い反応性を示しているわけではないが，自然回復と入院リハビリテーションの変化を測定するために，FMA上肢運動項目は，使用可能なレベルだとしている[41,49,52,56]．また，この時期の対象者における上肢機能の回復において，FMAはARATよりも感受性が高いという報告[49]もあり，同様の結果が，生活期の重度上肢麻痺例に対する機能練習（impairment-oriented training）の効果においても報告[57]されている．一方で，軽度〜中等度の生活期上肢麻痺例に対する集中練習（forced-use treatment）の効果に対する反応性は，FMAよりもARATにおいて，より感受性が高いとする報告[39]もある．

4）評価値の意味

一般的には，FMA運動項目における10％を超える改善は，「臨床的に意味があるもの」（clinically important difference）とされている[48]．この変化はFMA上肢運動項目では6.6点を超える改善ということになる．この解釈は，専門家である療法士と脳卒中神経科医が，臨床でFMAを使用し，そのうえで協議した結果に基づいている．最近ではPageら[58]が，中等度〜軽度の生活期上肢麻痺例を対象に，ROC（receiver operating characteristic）曲線を描出したうえで解析を重ね，臨床的に意味があるとする差の範囲を4.25〜7.25だと推定している．

一方で，応答安定性（response stability）について言及することも，変化得点の意味や重要性を解釈するうえで重要である[48]，といわれている．Sanfordらの報告[38]によれば，3名の検者による評価にもかかわらず，FMA上肢運動項目の標準誤差（standard error of the mean：SEM）は±3.6であった（±2 SEMだと±7.2となる）．van der Leeら[39]は，FMA上肢運動項目の安定性を生活期の対象者において検討しており，許容範囲の上限値または下限値の95％信頼区間を示す，誤差の許容範囲（limits of agreement）を−5.0〜6.6であったとしている．

5）使用における注意点

Fugl-Meyerらの原著論文では，実際に対象者に評価手段を実施するにあたっての詳細な基準が明らかにされていない．そのため，臨床や研究でFMAの上肢運動項目を使用する際，単一施設独自の基準が設けられたうえで使用されてきた．その問題に取り組むために，Platzら[35]は詳細なマニュアル（Arm Rehabilitation Measurement：ARM Thomas Platz, 2005）を作ったうえで，その信頼性や妥当性を検討して良好な結果を得ている[40]．筆者が勤務する病院でも，彼らの方針に賛同しそのマニュアルを使用している．必ずしも彼らのマニュアルに従う必要はないが，質の高い標準化を達成するためには，テスト基準を明確に記載したうえで，その方法が一般に公開されているものを参考にすべきだと考える．

ⓒ Motricity Index(MI)

1)概要

　運動麻痺を「筋力」の観点から捉えようとする，body functions レベル(ICF)の評価手段である．1980年にDemeurisseら[59]により報告されたもので，Danielsの徒手筋力検査法(Manual Muscle Testing：MMT)の基準を採用しているMedical Research CouncilのgradeにもとづいてMedical Research Councilのgradeに基づいて筋力を評価する．上肢では，①肩関節外転，②肘関節屈曲，③つまみ(母指関節と示指関節における屈曲)の動きを対象にする．詳細は確認できなかったが，主成分分析を用いることで，多々ある上肢の動きのなかから上記の3つを取り上げているようである[60]．

2)採点方法

Medical Research Council grade(MRC grade)
0：筋収縮を認めない
1：筋収縮を触知可能
2：重力の影響をなるべく取り除いた状態で，要求された動きを遂行できる
3：重力に抗して，要求された動きを遂行できる
4：軽度の徒手抵抗に抗して，要求された動きを遂行できる
5：正常なレベル

　肩関節外転と肘関節屈曲の項目に対しては，grade 0は0点，grade 1は28点，grade 2は42点，grade 3は56点，grade 4は74点，grade 5は100点を与える．つまみの項目に対しては，grade 0は0点，grade 1は33点，grade 2は56点，grade 3は65点，grade 4は77点，grade 5は100点を与える．そして，肩関節外転得点と肘関節屈曲得点とつまみ得点の総計値を3で割ることで，上肢MIの得点範囲は0～100となる．

3)統計学的特性：上肢関節における検討のみを対象

・信頼性
　検者内信頼性に関して，1990年にCollinとWade[60]が良好な信頼性があったと報告している．

・妥当性
　内容的妥当性に関して，Demeurisseら[59]は，脳卒中発症後2か月，4か月，6か月の

Column　応答反応性(response stability)とは？

　測定されている変数に関する安定性を指す．応答反応性という語自体が広く流通しているわけではないようだが，この語が表そうとしている概念に対しての認識自体が不足しているわけではない．具体的には，Bland-Altman法における誤差の許容範囲や，SEM，変動係数(coefficient of variation：CV)などを算出することで表現しようとする傾向にあるようである．これらの手法で導かれた数値を用いることで，反復評価などにおいて検出されうる「ノイズ」の最小信号を推定しようとする場合がある．
　また同様の概念を，応答的信頼性(response reliability)や絶対的信頼性(absolute reliability)などの語で表そうとすることもあるようである．

定期評価にて，対象者の運動回復の徴候を素早くとらえることができるとしている．Sunderlandら[61]も，脳卒中後6か月間のフォローアップ調査にて，脳卒中後の上肢における回復をとらえる評価として，5つの運動評価手段〔MI, Motor Club Assessment，握力，Frenchay Arm Test, Nine Hole Peg Test (NHPT)〕を採用し，そのなかで最もその変化をよくとらえたのがMIだと報告している．また，Bohannon[62]も急性期の脳卒中患者において，5日間で対象者が獲得した改善に関して，MIは統計学的に有意な差を検出することができたとしている〔ダイナモメーター (dynamometer) を用いた筋力値では検出できなかった〕．

基準関連妥当性については，ダイナモメーターを使用して算出した筋力値との相関に関して，高い相関係数が報告されており[62,63]，論文間の矛盾もない．

構成概念妥当性については，Bohannon[63]が，Cronbachのalpha係数を用いることで，その内的一貫性の高さを主張している．また，CollinとWade[60]の報告では，運動能力 (motor performance) を評価するRivermead Motor Assessmentとの良好な相関関係が示されている．

4) 評価値の意味

療法士の間でより一般的な，Brunnstrom Recovery Stage (BRS) やFMAは「共同運動」の概念をもって運動麻痺を評価するため，運動麻痺を「筋力」の観点から評価するMIが，それらの評価 (BRSとFMA) と概念上の相違があることを理解して使う必要がある．

5) 使用における注意点

FMAと比べると，その統計学的特性の報告が少ないことが懸念されている[64]．しかしながら，随意性の問題よりも，筋力に問題があり動作が適切に遂行できない対象者層には使用が推奨される．ただし，歩行や階段昇降など，上肢よりも下肢で多く想定される．

2 活動 (activities, limitations to activity；disability)

a Action Research Arm Test (ARAT, 図4-2)

1) 概要

Lyle[65]によって1981年に発表された，上肢の運動能力の評価手段である．ARATは，Carroll[66]が日常生活に関連する上肢機能を観察するために開発した，Upper Extremity Function Test (UEFT) に基づいている．UEFTは，ADLにおける複雑な上肢運動を，①つかむ (grasp)，つまむ (pinch)，握る (grip) という手 (hand) の動作分類，そして，②前腕関節における回内と回外，③肘関節の屈曲と伸展，④腕の挙上 (肩関節屈曲/外転など) という，4項目における一定のパターンとしても理解できる，と想定して作成されている．ARATにおいては，①つかみ (Grasp)，②握り (Grip)，③つまみ (Pinch)，④粗大動作 (Gross Movement)，という4つの下位項目で整理されている．そして，提示された各物品を適切に移動させる（操作する）ことによって，前腕関節の回内/回外，肩関節の屈曲/外転などの動きも評価できるようになっている．

2) 採点方法

各19項目は，以下の4段階 (0, 1, 2, 3) で評価される．得点範囲は0〜57点である．

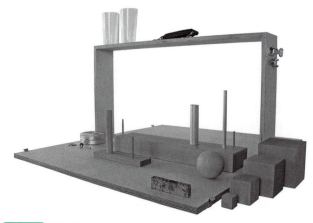

図4-2 ARAT
〔Reha-Stim HP（http://www.reha-stim.de/cms/index.php?id=125）より〕

0点：課題のどの部分も実施できない場合
1点：対象物品を持ち上げることができるが，それ以上課題を遂行できない場合
2点：要求された課題を完遂できるが，動作に困難を伴う場合
3点：努力を伴わず，正常に課題を遂行できる場合

　ARATにおける4つの下位項目は，Guttmann尺度を用いて，評価時間を節約するために階層的に構成されている．具体的にいえば，各下位項目における最初の課題が最も難しく，その課題で満点であれば，同じ下位項目のそれ以降の課題は遂行可能と判断する．また，最初の最も難しい課題で0点であった対象者は，次に最も簡単な課題を行う．もし2つ目の課題でも0点であった場合，下位項目全体を0点する．このことからも，ARATの実行可能性は高く，臨床で用いやすい評価手段と考えられている．

3）統計学的特性

・信頼性
　優れた検者間信頼性[40, 65, 67-71]と検者内信頼性が報告されている[40, 65, 68-71]．そして，論文間の矛盾も認めない．

・妥当性
　構成概念妥当性の観点からの検討報告が多く，①上肢機能評価，②ADL評価に対しての検討がある．①では，他の上肢機能評価手段のデータを検討対象としており，具体的にはbody functionsレベル（ICF）で，FMA[40, 45, 49, 70, 72]とMI[40, 67]などに対する報告があり，activitiesレベルでは，BBT[40, 73]，WMFT[72]，Motor Assessment Scale（MAS）[67]，Upper Extremity Performance Test for the Elderly（TEMPA）[73]などに対する報告がある．加えて，participationレベルの評価に関しても，Motor Activity Log（MAL）[74]に対する検討報告が存在する．これらの項目に対する結果は統一的であり，中等度から良好な相関関係を認めている．②では，「しているADL」を評価するとされるFIM[72, 75]が検討対象となっている．運動項目全体（FIM-motor）で検討した際には，低い相関係数が報告されているが，上肢に関連する項目（FIM-upper extremity）では中等度以上の相関係数が報告されている．

・反応性

　ARATの反応性は，急性期の入院リハビリテーション[49,76]やconstraint-induced movement therapy（CI療法）[51,72,75]，forced-use treatment[39,77]などの集中練習の介入前後で，検討されているものが多い．これらの報告では，効果量，responsiveness ratio，standardized response mean（SRM）を算出することにより検討されている．ある程度のばらつきが，これらの検討項目における数値については存在するが，臨床評価として要求されている反応性に関する基準は満たされている，と2011年のBakerらのレビュー[78]にて判断されている．

4）評価値の意味

　「臨床的に重要な変化の最少量」MCIDに関しての報告は，生活期と急性期において散見されるが，算出された数値に関しては，大きな隔たりがある．生活期におけるMCIDは，ARATにおける10%の改善，つまり5.7点と推定されている[68,79]．一方で，急性期におけるMCIDは，利き手では12点，非利き手では17点[80]と，生活期における5.7点と比べ，推定されたMICDは大きな数値となっている．これはARATに限った話ではないが，対象者が脳卒中発症からどれだけの期間経過しているかによって，生じた変化得点の解釈を変える必要があると思われる．

　応答安定性については，van der Leeら[39]が生活期の対象者において検討しており，許容範囲の上限値または下限値の95%信頼区間を示す誤差の許容範囲は−5.7〜6.2だったとしている．

5）使用における注意点

　FMA同様，評価を標準化するためのガイドブック（Arm Rehabilitation Measurement：ARM, Thomas Platz, 2005）[35]が入手可能である．また，ARATは，ほとんど正常に近い上肢機能をもっている対象者や，かなり重度な麻痺を呈している対象者においては，その天井効果や床効果があるとの意見もある[77]．この床効果に関しては，療法士が対象者の上肢運動能力を評価しようとする際に，物品移動を評価手段とする場合が多く，ICFにおけるactivitiesレベルの評価としては，完全には避けられない特性と考える．

ⓑ Box and Block Test（BBT, 図4-3）

1）概要

　BBTは，AyresとBuehlerが，成人脳性麻痺患者の「つまみ動作を伴う粗大な動き」（gross manual dexterity）を評価するために開発した評価手段に由来する．この評価手段は，「つまみ動作を伴う粗大な動き」に重度な障害を抱えている患者を対象とすることを想定して作られている．そして，1957年にBuehlerとFuchsが現在の箱型の形に変更している．現在運営されている方式は，1985年にMathiowetzら[81]が報告したもので，標準化された手順と健常成人の標準値が報告されている．

2）採点方法

　1分間に移動されたブロックの数が，点数として採用される．対象者は，可能な限り多くのブロックを隣り合った箱のもう一方へ運ぶことを要求されるが，一度に運べるブロックは1つに制限されている．その際に，対象者はつかんだブロックを離すことにな

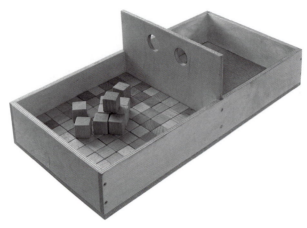

図 4-3 BBT

〔Reha-Stim HP（http://www.reha-stim.de/cms/index.php?id=122）より〕

るが，その際に箱の底に置く必要はなく，2つの箱の間にある高さ15.2 cmの仕切りさえ越えてしまえば，ブロックを落とすことができる．つまり対象者は，仕切りをブロックを持った状態で越える必要があり，仕切りを越える前にブロックが投げ落とされた場合はカウントされない．

3）統計学的特性

・信頼性

優れた検者間信頼性[40]と検者内信頼性が報告されている[40,82]．しかし，報告数が少なく，対象患者も脳卒中に限定されたものが見当たらない．

・妥当性

構成概念妥当性や併存的妥当性の観点からの検討報告がいくつか存在する．主に他の上肢機能評価手段のデータを検討対象としており，具体的には①body functionsレベル（ICF）で，FMA[40,51]とMI[40]，握力[83]などに対する報告があり，②activitiesレベルでは，ARAT[40,51]，TEMPA[73]，NHPT[51]などに対して報告がある．加えて，③participationレベルの評価に関しても，MAL[51]に対する検討報告が存在する．①のbody functionsレベルでは，同じ評価手段のなかでも報告によって差異が大きく，結果は統一的でない．②のactivitiesレベルの評価については，中等度以上の相関関係が報告されている．③のparticipationレベルの評価については，中等度以下の相関関係が報告されている．

また，脳卒中患者におけるactivitiesレベルの機能改善（BBTによる発症1か月後の機能改善）を説明するには，NHPT，Frenchay Arm Test，握力などよりも，BBTの結果（発症1週間後）が効果的だったとする予測的妥当性に関する報告[84]も存在する．

・反応性

BBTの反応性は，急性期の入院リハビリテーション[84]や生活期の集中練習[51]の介入前後で検討されている．これらの報告では，SRMを算出することにより検討されており，中等度以上の反応性を検出したとされている．

4）評価値の意味

入手できる情報としては，「最小実誤差」（smallest real difference：SRD）に関して，

Chen ら[85]の報告が参考になる．この報告によると，BBT の SRD は 6 ブロックだとしている．また，文献を直接入手できなかったが，2005 年の Higgins ら[84]の論文において，「McEwan が，7 個のブロックの増加を臨床的に妥当な改善だと報告している」という内容を引用している．

5) 使用における注意点

短時間での遂行が可能なため臨床的には使いやすいが，要求する動きは肩関節の屈曲もあまり伴わない単純な移動課題である．そのため，上肢麻痺が軽度の場合で，より ADL に関連する上肢能力を測定する目的としては，要求されている課題が単純すぎる可能性がある．

ⓒ Wolf Motor Function Test(WMFT，図 4-4)

1) 概要

もともとは，生活期の脳卒中患者に対する forced-use training の効果を定量化する目的で開発された評価手段である[86]．現在は，脳卒中後の上肢機能を評価する目的で，より一般的に使用されるようになっている[87]が，特に CI 療法の効果判定で使われる傾向にある．

WMFT は，筋力に強く関与する 2 課題を除けば，基本的には 15 課題で構成されており〔EXCITE version は 17 課題[88]〕，6 つの単純な関節運動課題と，物品を介すことでより上肢全体の動きを統合的に要求する 9 つの課題が含まれる．評価が進むにつれて課題が複雑になるように順序立ててあり，近位関節から徐々に遠位関節が関与する動きを伴うように作られている[87]．

2) 採点方法

各課題に要する時間を測定すると同時に，Functional Ability Scale(FAS)を用いて動作の質を 6 段階(0，1，2，3，4，5)で評価する．全 15 項目の合計所要時間と合計 FAS 得点を検討対象とし，所要時間が短く，FAS 得点が高いほど，運動能力が高いことを示す．FAS の得点範囲は，0〜75 点である．

3) 統計学的特性

・信頼性

優れた検者間信頼性[71,87,89,90]と検者内信頼性[71,89,90]が報告されている．そして，論文間の矛盾も認めない．

・妥当性

構成概念妥当性や併存的妥当性の観点からの検討報告がいくつか存在する．主に，①上肢機能評価，② ADL 評価に対しての検討がある．①では，他の上肢機能評価手段のデータを検討対象としており，具体的には body functions レベル(ICF)で，FMA[72,87,90]に対する検討報告があり，activities レベルでは，ARAT[71,72]に関する報告がある．これらの項目に対する結果は統一的であり，中等度から良好な相関関係を認めている．②では，「している ADL」を評価するとされる FIM の運動項目[72]が検討対象となっている．WMFT の動作の質(FAS)に対して検討した際に，低い相関係数が報告されているが，WMFT の遂行時間に対しては，中等度以上の相関係数が報告されている．

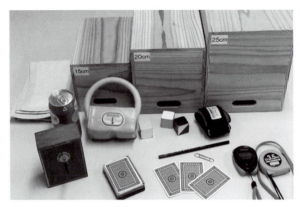
図4-4 WMFT

・反応性

生活期の集中した練習[72]の介入前後で検討した報告がある．この報告では，SRMを算出することで反応性が検討されており，WMFTの動作の質（FAS）に対して検討した際には，高い反応性が報告されているが，WMFTの遂行時間に対しては低い反応性が報告されている．

4）評価値の意味

MDCに関してはMDC$_{95}$が遂行時間で10.5秒，動作の質（FAS）で1.5点とする報告[91]と，MDC$_{90}$が遂行時間で4.36秒，動作の質（FAS）で0.37点とする報告[92]がある．

「臨床的に意味がある差」に関しては，平均遂行時間で1.5〜2.0秒間の改善，動作の質（平均FAS）で0.2〜0.4点の改善が，その基準を満たすことになるとの報告[92]がある．またMCIDについては，遂行時間で19秒間（利き手）の改善，動作の質（FAS）では利き手で1.0点，非利き手で1.2点だとする報告[80]がある．

5）使用における注意点

課題によっては遂行完了の判定が困難なものがあり，それにより遂行時間の測定が安定しないおそれがある．また，評価手段に要するキットが医療機器メーカーなどより広く一般に販売されているわけではないため，評価を標準化するためには，使用物品の大きさや形態の固定，そして物品の設置場所や移動場所などを決定するためのテンプレートが用意され，机の上に固定されるべきである．

d Motor Assessment Scale（MAS）

1）概要

MASは脳卒中後の日々の運動能力改善を測定するために，Carrら[93]によって開発された評価手段である．運動能力において8つの領域を設定し，筋緊張評価を加え，全身の運動能力を評価することができる〔①背臥位から側臥位，②背臥位から端座位，③座位バランス，④座位から立位，⑤歩行，⑥（粗大な）上肢能力，⑦（物品移動などを伴う，より機能的な）手の動き，⑧（生活に則した）高度な上肢の活動〕．本項では，⑥〜⑧の上肢能力に関連する領域について言及する．

2)採点方法

各領域で，7段階評価(0, 1, 2, 3, 4, 5, 6)が採用されており，点数が高いほど能力が高いことになる．単一の課題を7段階で評価するわけではなく，各段階それぞれに個別の課題が課せられており，数字が大きくなるほど複雑な課題になるように課題が選択されている．

3)統計学的特性：上肢関連領域における検討のみを対象

・信頼性

高い検者間信頼性[93, 94]と検者内信頼性が報告されている[93]．しかし，報告数が少なく，領域ごとの詳細な情報が取得できない場合もある．

・妥当性

構成概念妥当性や併存的妥当性の観点からの検討報告が存在する．FMA[94, 95]に対する検討報告であり，中等度以上の相関関係を認めている．

また，ラッシュ分析を用いることで，MASにおける上肢能力に言及する3領域(upper-arm function, hand movements, advanced hand activities)の課題得点の階層性についての検討報告[96, 97]がある．これらの結果を解釈すると，MASの上肢領域のなかで，その階層性が矛盾なく妥当だといえるのは，粗大な上肢能力(upper-arm function)の領域に関してのみである．

・反応性

入院リハビリテーションの介入前後で検討している報告がいくつかある．これらの報告のなかで，反応性は，効果量，介入前後での統計学的有意差，他の上肢運動評価手段との変化得点における相関係数を算出することにより検討されている．効果量に関しては小〜中程度の効果量が算出されており，矛盾はみられない[76, 98]．介入前後での統計学的有意差に関しては，報告によって結果が異なっている[76, 98, 99]．他の上肢運動評価手段との相関に関しては，FMAの上肢運動項目とARATの変化得点に対して検討されており，強い関連性が報告されている[76]．

4)評価値の意味

ラッシュ分析の結果，MASの上肢領域のなかで，粗大な上肢能力(upper-arm function)の領域に関しては，その階層性が妥当だと解釈できる[96, 97]．そのため，この領域においては，点数の増加を改善とみなすことができると思われる．しかしながら，他の2領域(hand movements, advanced hand activities)における点数の増加が常に能力改善を示すわけではない可能性があることに留意するべきである．

5)使用における注意点

他のactivitiesレベル(ICF)の評価手段に比べ実施が簡便だと思われるが，論文での使用頻度の割に，評価特性に関する報告が蓄積されていない印象がある．

e Upper Extremity Performance Test for the Elderly(TEMPA, 図4-5)

1)概要

Desrosiersら[100]が上肢機能障害をもつ高齢者の上肢能力を評価する目的で開発した．フランス語のTest Évaluant les Membres supérieurs des Personnes Âgéesの頭

文字をとって，TEMPAと略称で呼ばれることが多い．英語表記は上記したフランス語の英訳で，Upper Extremity Performance Test for the Elderlyとされている．4つの片手課題と5つの両手課題の合計9つの課題に，握力と筋持久力の検査が加えられ構成されている．

2）採点方法

全9課題は，遂行時間と動作の質の2側面から評価される．動作の質は，まず遂行度に関して4段階（0，−1，−2，−3）で評価され，さらに必要に応じて，より質的な課題遂行解析が行われる（active ROM，筋力，粗大動作の正確さ，把握，巧緻動作の正確さ）．所要時間が短く，動作の質に対する得点が高いほど，上肢運動能力が高いことを示す．得点範囲は，右手が0〜−12点，左手が0〜−12点，両手が0〜−15点，よって，総得点は0〜−39点である．

3）統計学的特性

・信頼性

適切な検者間信頼性と検者内信頼性が報告されている[100,101]．ただし，もともと脳卒中特異的に開発されたものではないため，脳卒中患者を対象にした報告はまだ少ない．

・妥当性

構成概念妥当性や併存的妥当性の観点からの検討報告がいくつか存在する．主に，①上肢機能評価，②自立度評価，③ハンディキャップ評価に対しての検討が含まれる．①では，他の上肢機能評価手段のデータを検討対象としており，具体的にはbody functionsレベル（ICF）で，FMA[101]，握力[102]，上肢筋力[102]などに対する検討報告があり，

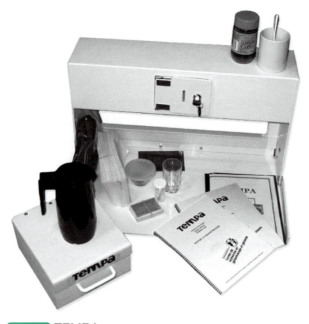

図4-5 TEMPA

〔Physipro HP（http://www.physipro.com/en/product/tempa/#pretty Photo）より〕

activities レベルでは，ARAT[73]，BBT[73]に対する報告がある．これらの項目では矛盾なく，中等度から良好な相関関係を認めている．加えて，participation レベルの評価に関しても，Stroke Specific Quality of Life の上肢項目[102]に対する検討報告が存在する．この項目に対しては，かなり弱い相関関係が算出されている．②に関しては，activities レベルの評価として，Functional Autonomy Measurement System（SMAF）[73,100]に対する検討があり，低〜中等度の相関係数が報告されている．③に関しては，participation レベルの評価として，Assessment of Life Habits（LIFE-H）に対する検討が報告されており[103]，弱い相関関係が算出されている．

4）評価値の意味

「臨床的に意味がある差」などに関する報告は探し出せなかったが，健常者における基準値の報告がいくつか存在する[104-106]．また，麻痺側のみの能力と両手動作能力の改善を分けて考えることができるのも，この評価手段の特徴である．

5）使用における注意点

難易度の高い課題も含まれているため，重度〜中等度の上肢麻痺例には使用が困難であるとの指摘もある[89]．

3 参加（participation, barriers to participation; handicap）
a Motor Activity Log（MAL）
1）概要

MAL はもともと CI 療法により学習性の不使用（learned non use）を克服した際の改善を測定するために，Taub らが開発した評価手段である[107]．特定の ADL において，患側上肢をどの程度使用したか（Amount of Use：AOU），同時に，麻痺側上肢をどのくらい上手に使えたか（Quality of Movement：QOM）について，基本的には対象者が自己評価するものである．半構造化インタビューの形式をとっており，生活動作項目は 14 項目[108]，26 項目[74]，28 項目[109]，30 項目[110]，45 項目[111]といくつかの型が確認できる．今回は，MAL を ICF における participation レベルの評価手段として扱ったが，これに関しては議論が生じる余地があるため，Column にて言及する．

2）採点方法

各項目を 0〜5 点の 6 段階（0，1，2，3，4，5）で採点する．また，点数の変化は 0.5 点刻み（0.5，1.5，2.5，3.5，4.5）も許されており，その場合は 11 段階評価となる．AOU，QOM ともに，合計得点を項目数で割ることで算出された平均値が検討対象となる．そのため，得点範囲は 0〜5 点で，AOU が高いほど，ADL で患側上肢を使用していることになり，QOM が高いほど，患側上肢の上肢使用の質が高い（対象者視点）ことになる．

3）統計学的特性
・信頼性

良好な検者間信頼性[108,114]と検者内信頼性[114]が基本的には報告されている．ただし，

AOUに関しては矛盾もみられ，中等度の信頼性の報告も存在する[108]．

・妥当性

基準関連妥当性における併存的妥当性や構成概念妥当性においては，①上肢機能評価，②身体活動量評価，③MAL内のAOUとQOM同士，に対しての検討が散見される．①では，よく使われている他の上肢機能評価手段のデータを検討対象としており，具体的にはbody functionsレベル（ICF）で，FMA[114]，activitiesレベルでは，ARAT[51,74]，BBT[51]，NHPT[51]などがそれにあたる．これらの評価手段に対する結果では相関の程度に矛盾も存在するが，各論文の著者たちは，実生活（real-world）における麻痺側上肢の使用を測定するうえで妥当な評価になりうると主張している．全体的には，AOUよりもQOMにおいて高い相関係数が算出される傾向にある．加えて，participationレベルの評価に関しても，Stroke Impact Scaleの上肢機能項目に対する検討[115]がなされており，おおむね中等度の相関関係を認めている．②では，身体活動量を評価するとされる加速度計（accelerometry）により算出された数値が検討対象[108, 115-117]とされており，おおむね中等度程度の相関係数を認める報告が散見される．ここでも全体的に，AOUよりもQOMにおいて高い相関係数が算出される傾向にある．③における結果[74, 115]では統一的にかなり高い相関係数が算出されている．

・反応性

CI療法[118]やforced-use treatment[74]などの集中した練習の介入前後で検討されているものがある．これらの報告のなかでは，効果量[118]，responsiveness ratio[74]が算出されることにより検討されている．ともに，十分な効果量だと判断されており，矛盾はみ

> **Column** ICF構成要素による，評価手段カテゴリー化の曖昧さ
>
> 「❶"機能評価"とは何か？」（⇒198頁）でも述べたように，本章では評価手段に対してICFを用いてカテゴリー化を試みることで，対象評価手段の立ち位置をより明確にしようと試みている．しかしながら，リハビリテーション分野で用いられる評価手段を曖昧さなくカテゴリー化することは難しい．つまり，自然数における偶数や奇数のカテゴリー化（「2で割り切れる自然数」「2で割り切れない自然数」）のような曖昧さのないカテゴリー化を，上肢機能評価手段に対して，ICF構成要素（components）におけるbody function, activity, participationというカテゴリーにおいてそのまま適用できるとは考えづらい．このカテゴリー化に対しては，「ファジー集合論」的思考も必要なのではないかと筆者は考えている．これは，ある集合体に対して，その集合体の要素であるか要素でないかのどちらか一方しかないというのではなくて，その間に連続した程度の違いを認めるような集合論のことを指すといわれている[112]．
>
> MALが含まれるとされるカテゴリーについて話を戻す．前述した「議論の余地」に関してだが，これはMALをactivityレベルの評価手段だと考えるか，もしくはparticipationレベルの評価手段だと考えるか，ということについてである．WHOが2001年に出版した『International Classification of Functioning, Disability and Health』の日本語版では，activity（活動）の定義を「課題や行為の個人による遂行のこと」，participation（参加）の定義を「生活・人生場面（life situation）へのかかわりのこと」[113]と記載している．この定義から，MALがどちらのレベルの評価手段なのか明確に判断することは難しい．結局のところ，MALを用いることを決めた研究者もしくは臨床家が，どのような視点からMALをとらえるのかというレベルの話になってしまう．しかし，ここで筆者が重要だと考えるのは，カテゴリー化そのものは曖昧なままでも，どちらのカテゴリーに属するものととらえてその評価手段を使用するのか，その自分の立場（評価に対するとらえかた/視点）について，使用するたびに明確にするということである．

られない．一方で，応答安定性については，許容範囲の上限値または下限値の95％信頼区間を示す，誤差の許容範囲が－0.7〜0.85であったとする報告[74]がある．

4）評価値の意味

一般的には，MALにおける10％（0.5点）を超える改善は，「臨床的に意味があるもの」とされる傾向にある[79,80]．しかし，急性期脳卒中患者における変化や一部の報告[80,110]では，1点以上の増加を，臨床的に意味のあるものとすべきだとする報告も存在する．

MDCに関しては，MDC_{90}がMALで0.84点，QOMで0.77点とする報告[119]と，0.6〜0.75点が変化を検出するのに十分な評価だとする報告[74]がある．

5）使用における注意点

対象者自身による自己申告評価であるため，インタビューを実施する検者が介入実施者である場合は，ホーソン効果が生じる可能性を念頭におく必要がある．また，横断的妥当性に関しては肯定的な意見が多いが，縦断的妥当性に関しては懐疑的な意見も存在している[74]．

7 機能評価における今後の方向性

現在の脳卒中上肢リハビリテーション臨床現場で流通している評価様式は，医療者による直接的評価，対象者自身による自己申告評価，介護者や家族による代理評価が主である．ICFでいうところのbody functionsレベルでは，握力計やハンドヘルドダイナモメーターなどの使用は散見されるが，そのいずれも筋力面のみの評価手段である．activitiesレベルやparticipationレベルの評価手段においては，工学機器を使用した評価様式は臨床現場ではほとんど適用されていない．将来的には，上肢の麻痺の程度やそのパフォーマンスを評価できる工学機器による上肢機能評価手段の臨床導入が望まれる．工学機器によるデータはその正確さ（precision）には信頼がおけるが，その反面，臨床現場における実行可能性（feasibility）は低くなってしまう．今後は，このジレンマを克服する簡易な工学機器の開発が望まれる．

8 本報告の限界（limitation）

再度断っておきたいのが，本章で紹介した評価手段は，一定の手順に沿って選択されたものではない，ということである．よりevidence-basedに報告する場合では，選択基準（inclusion criteria）と除外基準（exclusion criteria）を適切に決めたうえで，あらかじめ決められた検索戦略に沿って取捨選択された結果，手元に残った評価手段を検討したうえで提示するべきである．そのため，今回の評価手段選択において，筆者個人の偏向性が強く影響していることを了承してほしい．加えて，各評価手段がもつ統計学的特性のうち，内的整合性（internal consistency）については多くの評価手段で触れることができなかった．また，統計手法，研究参加者数，実数値（相関係数，効果量，p値，信頼区間など）などを表記するスペースも確保できなかった．

9 以上のことから，どのような勧告ができるのか？

　　世界レベルで流通している，現在適切な信頼性や妥当性などを含有すると判断されている評価手段のわが国における使用を勧告したい．臨床業務，学会報告，論文作成，いずれの行為においても，第三者（他の作業療法士や理学療法士，看護師，医師など）に介入効果など（介入の効率や費用効果を含む）を伝えるためには，現在適切だとされる評価手段を選択しなくてはならない．医療の一端を担い自らの治療の意味を問うのであれば，適切な評価手段を介入前後で実施し，結果を解釈する必要がある．それは，使用する評価手段がもつ信頼性や妥当性，反応性などにも目を向けるということでもある．本章に記載した評価手段は，数ある上肢機能評価手段のなかでも，現時点で注目してもよい評価手段だと筆者は考えており，今後の臨床活用の参考にしていただきたい．

　　最後に，一部の療法士間でのみ共有される私的な物語から脱却し，多くの医療者の同意を求めることを前提に対象者に向き合う必要性を，自らへの戒めとともに勧告して終わりにしたい．

引用文献

1) van der Putten JJ, Hobart JC, Freeman JA, et al：Measuring change in disability after inpatient rehabilitation：comparison of the responsiveness of the Barthel index and the Functional Independence Measure. J Neurol Neurosurg Psychiatry 66：480-484, 1999
2) Salter K, Campbell N, Richardson M, et al：Chapter 21：Outcome Measures in Stroke Rehabilitation. In：Teasell R, Richardson M, Allen L, et al (eds)：The Evidence-Based Review of Stroke Rehabilitation. 2013
http://www.ebrsr.com/sites/default/files/chapter21_outcome-measures_final_16ed.pdf. (Accessed December, 2014)
3) 上田　敏：ICF（国際生活機能分類）の理解と活用―人が「生きること」「生きることの困難（障害）」をどうとらえるか．4．ICF の目的1）人が生きることの全体像：ICF は「統合モデル」．きょうされん，2005
4) 先崎　章：ICF とリハビリテーション―臨床医の立場から．Journal of Clinical Rehabilitation 21：972-976, 2012
5) 日本脳卒中学会　脳卒中ガイドライン委員会（編）：脳卒中治療ガイドライン 2015．①脳卒中リハビリテーションの進め方，1-2 評価．p272, 協和企画, 2015
6) Latham NK, Liu C, Jette AM：34. Stroke-specific Functional Assessment Instruments. In：Stein J, Harvey RL, Macko RF, et al (eds)：Stroke Recovery and Rehabilitation, 1st Edition, p570, Demos Medical Publishing, New York, 2008
7) Moss PA：Shifting conceptions of validity in educational measurement：implications for performance assessment. Rev Educ Res 62：229-258, 1992
8) Gliner JA, Morgan GA, Harmon RJ：Measurement reliability. J Am Acad Child Adolesc Psychiatry 40：486-488, 2001
9) Beaton DE, Bombardier C, Katz JN, et al：A taxonomy for responsiveness. J Clin Epidemiol 54：1204-1217, 2001
10) Husted JA, Cook RJ, Farewell VT, et al：Methods for assessing responsiveness：a critical review and recommendations. J Clin Epidemiol 53：459-468, 2000
11) Gillespie R：Manufacturing knowledge：a history of the Hawthorne experiments. p.vii, Cambridge University Press, New York, 1991
12) 大橋昭一，竹林浩志：ホーソン効果の実体をめぐる諸論調―ホーソン効果についてのいくつかの見解．関西大学商学論集 51：15-28, 2006
13) 大橋昭一，竹林浩志：ホーソン効果をめぐる教育学分野の諸論調―1990 年代ごろまでの状況を中心に．関西大学商学論集 52：35-54, 2007
14) 柴田睦郎：ホーソン効果の意味の再考．臨床小児医学 50：133-134, 2002
15) Bohannon RW, Smith MB：Interrater reliability of a modified Ashworth scale of muscle spasticity. Phys Ther 67：206-207, 1987
16) Ashworth B：Preliminary trial of carisoprodol in multiple sclerosis. Practitioner 192：540-542, 1964
17) Rosales RL, Chua-Yap AS：Evidence-based systematic review on the efficacy and safety of botulinum toxin-A therapy in post-stroke spasticity. J Neural Transm 115：617-623, 2008
18) Ansari NN, Naghdi S, Hasson S, et al：Inter-rater reliability of the Modified Modified Ashworth Scale as a clinical tool in measurements of post-stroke elbow flexor spasticity. NeuroRehabilitation 24：225-229, 2009
19) Ansari NN, Naghdi S, Mashayekhi M, et al：Intra-rater reliability of the Modified Modified Ashworth Scale (MMAS) in the assessment of upper-limb muscle spasticity. NeuroRehabilitation 31：215-222, 2012
20) Abolhasani H, Ansari NN, Naghdi S, et al：Comparing the validity of the Modified Modified Ashworth Scale (MMAS) and

the Modified Tardieu Scale (MTS) in the assessment of wrist flexor spasticity in patients with stroke : protocol for a neurophysiological study. BMJ Open 2 : e001394, 2012

21) Gregson JM, Leathley M, Moore AP, et al : Reliability of the Tone Assessment Scale and the modified Ashworth scale as clinical tools for assessing poststroke spasticity. Arch Phys Med Rehabil 80 : 1013-1016, 1999

22) Gregson JM, Leathley MJ, Moore AP, et al : Reliability of measurements of muscle tone and muscle power in stroke patients. Age Ageing 29 : 223-228, 2000

23) Mehrholz J, Wagner K, Meissner D, et al : Reliability of the Modified Tardieu Scale and the Modified Ashworth Scale in adult patients with severe brain injury : a comparison study. Clin Rehabil 19 : 751-759, 2005

24) Ansari NN, Naghdi S, Arab TK, et al : The interrater and intrarater reliability of the Modified Ashworth Scale in the assessment of muscle spasticity : limb and muscle group effect. NeuroRehabilitation 23 : 231-237, 2008

25) Bodin PG, Morris ME : Inter rater reliability of the modified Ashworth Scale for wrist flexors spasticity following stroke. pp505-507, World Federation of Physiotherapy 11th Congress, 1991

26) Sloan RL, Sinclair E, Thompson J, et al : Inter-rater reliability of the modified Ashworth Scale for spasticity in hemiplegic patients. Int J Rehabil Res 15 : 158-161, 1992

27) Pandyan AD, Johnson GR, Price CI, et al : A review of the properties and limitations of the Ashworth and modified Ashworth Scales as measures of spasticity. Clin Rehabil 13 : 373-383, 1999

28) Katz RT, Rovai GP, Brait C, et al : Objective quantification of spastic hypertonia : correlation with clinical findings. Arch Phys Med Rehabil 73 : 339-347, 1992

29) Lin FM, Sabbahi M : Correlation of spasticity with hyperactive stretch reflexes and motor dysfunction in hemiplegia. Arch Phys Med Rehabil 80 : 526-530, 1999

30) Pandyan AD, Price CI, Rodgers H, et al : Biomechanical examination of a commonly used measure of spasticity. Clin Biomech (Bristol, Avon) 16 : 859-865, 2001

31) Pandyan AD, Price CI, Barnes MP, et al : A biomechanical investigation into the validity of the modified Ashworth Scale as a measure of elbow spasticity. Clin Rehabil 17 : 290-293, 2003

32) Pizzi A, Carlucci G, Falsini C, et al : Evaluation of upper-limb spasticity after stroke : A clinical and neurophysiologic study. Arch Phys Med Rehabil 86 : 410-415, 2005

33) Simpson DM, Alexander DN, O'Brien CF, et al : Botulinum toxin type A in the treatment of upper extremity spasticity : a randomized, double-blind, placebo-controlled trial. Neurology 46 : 1306-1310, 1996

34) Rosales RL, Chua-Yap AS : Evidence-based systematic review on the efficacy and safety of botulinum toxin-A therapy in post-stroke spasticity. J Neural Transm 115 : 617-623, 2008

35) Platz T, Pinkowski C, van Wijck F, et al : ARM ; Arm Rehabilitation Measurement : Manual for Performance and Scoring of the Fugl-Meyer Test (Arm Section), Action Research Arm Test and the Box-and-Block Test. Deutscher Wissenschafts-Verlag, Baden-Baden, 2005

36) Fugl-Meyer AR, Jääskö L, Leyman I, et al : The post-stroke hemiplegic patient. 1. a method for evaluation of physical performance. Scand J Rehabil Med 7 : 13-31, 1975

37) Duncan PW, Propst M, Nelson SG : Reliability of the Fugl-Meyer assessment of sensorimotor recovery following cerebrovascular accident. Phys Ther 63 : 1606-1610, 1983

38) Sanford J, Moreland J, Swanson LR, et al : Reliability of the Fugl-Meyer assessment for testing motor performance in patients following stroke. Phys Ther 73 : 447-454, 1993

39) van der Lee JH, Beckerman H, Lankhorst GJ, et al : The responsiveness of the Action Research Arm test and the Fugl-Meyer Assessment scale in chronic stroke patients. J Rehabil Med 33 : 110-113, 2001

40) Platz T, Pinkowski C, van Wijck F, et al : Reliability and validity of arm function assessment with standardized guidelines for the Fugl-Meyer Test, Action Research Arm Test and Box and Block Test : a multicentre study. Clin Rehabil 19 : 404-411, 2005

41) Hsueh IP, Hsu MJ, Sheu CF, et al : Psychometric comparisons of 2 versions of the Fugl-Meyer Motor Scale and 2 versions of the Stroke Rehabilitation Assessment of Movement. Neurorehabil Neural Repair 22 : 737-744, 2008

42) Sullivan KJ, Tilson JK, Cen SY, et al : Fugl-Meyer assessment of sensorimotor function after stroke : standardized training procedure for clinical practice and clinical trials. Stroke 42 : 427-432, 2011

43) Page SJ, Levine P, Hade E : Psychometric properties and administration of the wrist/hand subscales of the Fugl-Meyer Assessment in minimally impaired upper extremity hemiparesis in stroke. Arch Phys Med Rehabil 93 : 2373-2376, 2012

44) See J, Dodakian L, Chou C, et al : A standardized approach to the Fugl-Meyer assessment and its implications for clinical trials. Neurorehabil Neural Repair 27 : 732-741, 2013

45) De Weerdt WJG, Harrison MA : Measuring recovery of arm-hand function in stroke patients : A comparison of the Brunnstrom-Fugl-Meyer test and the Action Research Arm test. Physiother Cana 37 : 65-70, 1985

46) Filiatrault J, Arsenault AB, Dutil E, et al : Motor function and activities of daily living assessments : a study of three tests for persons with hemiplegia. Am J Occup Ther 45 : 806-810, 1991

47) Crow JL, Harmeling-van der Wel BC : Hierarchical properties of the motor function sections of the Fugl-Meyer assessment scale for people after stroke : a retrospective study. Phys Ther 88 : 1554-1567, 2008

48) Gladstone DJ, Danells CJ, Black SE：The fugl-meyer assessment of motor recovery after stroke：a critical review of its measurement properties. Neurorehabil Neural Repair 16：232-240, 2002
49) Rabadi MH, Rabadi FM：Comparison of the action research arm test and the Fugl-Meyer assessment as measures of upper-extremity motor weakness after stroke. Arch Phys Med Rehabil 87：962-966, 2006
50) Lin JH, Hsu MJ, Sheu CF, et al：Psychometric comparisons of 4 measures for assessing upper-extremity function in people with stroke. Phys Ther 89：840-850, 2009
51) Lin KC, Chuang LL, Wu CY, et al：Responsiveness and validity of three dexterous function measures in stroke rehabilitation. J Rehabil Res Dev 47：563-571, 2010
52) Wood-Dauphinee SL, Williams JI, Shapiro SH：Examining outcome measures in a clinical study of stroke. Stroke 21：731-739, 1990
53) Kusoffsky A, Wadell I, Nilsson BY：The relationship between sensory impairment and motor recovery in patients with hemiplegia. Scand J Rehabil Med 14：27-32 (Abstract), 1982
54) Feys H, Van Hees J, Bruyninckx F, et al：Value of somatosensory and motor evoked potentials in predicting arm recovery after a stroke. J Neurol Neurosurg Psychiatry 68：323-331, 2000
55) Duncan PW, Lai SM, Keighley J：Defining post-stroke recovery：implications for design and interpretation of drug trials. Neuropharmacology 39：835-841, 2000
56) Chae J, Bethoux F, Bohine T, et al：Neuromuscular stimulation for upper extremity motor and functional recovery in acute hemiplegia. Stroke 29：975-979, 1998
57) Platz T, Eickhof C, van Kaick S, et al：Impairment-oriented training or Bobath therapy for severe arm paresis after stroke：a single-blind, multicentre randomized controlled trial. Clin Rehabil 19：714-724, 2005
58) Page SJ, Fulk GD, Boyne P：Clinically important differences for the upper-extremity Fugl-Meyer Scale in people with minimal to moderate impairment due to chronic stroke. Phys Ther 92：791-798, 2012
59) Demeurisse G, Demol O, Robaye E：Motor evaluation in vascular hemiplegia. Eur Neurol 19：382-389 (Abstract), 1980
60) Collin C, Wade D：Assessing motor impairment after stroke：a pilot reliability study. J Neurol Neurosurg Psychiatry 53：576-579, 1990
61) Sunderland A, Tinson D, Bradley L, et al：Arm function after stroke. An evaluation of grip strength as a measure of recovery and a prognostic indicator. J Neurol Neurosurg Psychiatry 52：1267-1272, 1989
62) Bohannon RW：Consistency of paretic upper extremity motor performance soon after stroke. J Phys Ther Sci 7：49-51, 1995
63) Bohannon RW：Motricity index scores are valid indicators of paretic upper extremity strength following stroke. J Phys Ther Sci 11：59-61, 1999
64) Gor-García-Fogeda MD, Molina-Rueda F, Cuesta-Gómez A, et al：Scales to assess gross motor function in stroke patients：a systematic review. Arch Phys Med Rehabil 95：1174-1183, 2014
65) Lyle RC：A performance test for assessment of upper limb function in physical rehabilitation treatment and research. Int J Rehabil Res 4：483-492, 1981
66) Carroll D：A quantitative test of upper extremity function. J Chronic Dis 18：479-491, 1965
67) Hsieh CL, Hsueh IP, Chiang FM, et al：Inter-rater reliability and validity of the action research arm test in stroke patients. Age Ageing 27：107-113, 1998
68) Van der Lee JH, De Groot V, Beckerman H, et al：The intra- and interrater reliability of the action research arm test：a practical test of upper extremity function in patients with stroke. Arch Phys Med Rehabil 82：14-19, 2001
69) Hsueh IP, Lee MM, Hsieh CL：The Action Research Arm Test：is it necessary for patients being tested to sit at a standardized table？ Clin Rehabil 16：382-388, 2002
70) Yozbatiran N, Der-Yeghiaian L, Cramer SC：A standardized approach to performing the action research arm test. Neurorehabil Neural Repair 22：78-90, 2008
71) Nijland R, van Wegen E, Verbunt J, et al：A comparison of two validated tests for upper limb function after stroke：The Wolf Motor Function Test and the Action Research Arm Test. J Rehabil Med 42：694-696, 2010
72) Hsieh YW, Wu CY, Lin KC, et al：Responsiveness and validity of three outcome measures of motor function after stroke rehabilitation. Stroke 40：1386-1391, 2009
73) Desrosiers J, Hebert R, Dutil E, et al：Validity of the TEMPA：a measurement instrument for upper extremity performance. Occup Participation Health 14：267-281, 1994
74) van der Lee JH, Beckerman H, Knol DL, et al：Clinimetric properties of the motor activity log for the assessment of arm use in hemiparetic patients. Stroke 35：1410-1414, 2004
75) Lang CE, Wagner JM, Dromerick AW, et al：Measurement of upper-extremity function early after stroke：properties of the action research arm test. Arch Phys Med Rehabil 87：1605-1610, 2006
76) Hsueh IP, Hsieh CL：Responsiveness of two upper extremity function instruments for stroke inpatients receiving rehabilitation. Clin Rehabil 16：617-624, 2002
77) van der Lee JH, Roorda LD, Beckerman H, et al：Improving the Action Research Arm test：a unidimensional hierarchical scale. Clin Rehabil 16：646-653, 2002
78) Baker K, Cano SJ, Playford ED：Outcome measurement in stroke：a scale selection strategy. Stroke 42：1787-1794, 2011

79) van der Lee JH, Wagenaar RC, Lankhorst GJ, et al : Forced use of the upper extremity in chronic stroke patients : results from a single-blind randomized clinical trial. Stroke 30 : 2369-2375, 1999
80) Lang CE, Edwards DF, Birkenmeier RL, et al : Estimating minimal clinically important differences of upper-extremity measures early after stroke. Arch Phys Med Rehabil 89 : 1693-1700, 2008
81) Mathiowetz V, Volland G, Kashman N, et al : Adult norms for the Box and Block Test of manual dexterity. Am J Occup Ther 39 : 386-391, 1985
82) Desrosiers J, Bravo G, Hébert R, et al : Validation of the Box and Block Test as a measure of dexterity of elderly people : reliability, validity, and norms studies. Arch Phys Med Rehabil 75 : 751-755 (Abstract), 1994
83) Boissy P, Bourbonnais D, Carlotti MM, et al : Maximal grip force in chronic stroke subjects and its relationship to global upper extremity function. Clin Rehabil 13 : 354-362, 1999
84) Higgins J, Mayo NE, Desrosiers J, et al : Upper-limb function and recovery in the acute phase poststroke. J Rehabil Res Dev 42 : 65-76, 2005
85) Chen HM, Chen CC, Hsueh IP, et al : Test-retest reproducibility and smallest real difference of 5 hand function tests in patients with stroke. Neurorehabil Neural Repair 23 : 435-440, 2009
86) Wolf SL, Lecraw DE, Barton LA, et al : Forced use of hemiplegic upper extremities to reverse the effect of learned nonuse among chronic stroke and head-injured patients. Exp Neurol 104 : 125-132, 1989
87) Wolf SL, Catlin PA, Ellis M, et al : Assessing Wolf motor function test as outcome measure for research in patients after stroke. Stroke 32 : 1635-1639, 2001
88) Wolf SL, Thompson PA, Morris DM, et al : The EXCITE trial : attributes of the Wolf Motor Function Test in patients with subacute stroke. Neurorehabil Neural Repair 19 : 194-205, 2005
89) Morris DM, Uswatte G, Crago JE, et al : The reliability of the wolf motor function test for assessing upper extremity function after stroke. Arch Phys Med Rehabil 82 : 750-755, 2001
90) Whitall J, Savin DN Jr, Harris-Love M, et al : Psychometric properties of a modified Wolf Motor Function test for people with mild and moderate upper-extremity hemiparesis. Arch Phys Med Rehabil 87 : 656-660, 2006
91) Fritz SL, Blanton S, Uswatte G, et al : Minimal detectable change scores for the Wolf Motor Function Test. Neurorehabil Neural Repair 23 : 662-667, 2009
92) Lin KC, Hsieh YW, Wu CY, et al : Minimal detectable change and clinically important difference of the Wolf Motor Function Test in stroke patients. Neurorehabil Neural Repair 23 : 429-434, 2009
93) Carr JH, Shepherd RB, Nordholm L, et al : Investigation of a new motor assessment scale for stroke patients. Phys Ther 65 : 175-180, 1985
94) Poole JL, Whitney SL : Motor assessment scale for stroke patients : concurrent validity and interrater reliability. Arch Phys Med Rehabil 69 : 195-197 (Abstract), 1988
95) Malouin F, Pichard L, Bonneau C, et al : Evaluating motor recovery early after stroke : comparison of the Fugl-Meyer Assessment and the Motor Assessment Scale. Arch Phys Med Rehabil 75 : 1206-1212 (Abstract), 1994
96) Sabari JS, Lim AL, Velozo CA, et al : Assessing arm and hand function after stroke : a validity test of the hierarchical scoring system used in the motor assessment scale for stroke. Arch Phys Med Rehabil 86 : 1609-1615, 2005
97) Miller KJ, Slade AL, Pallant JF, et al : Evaluation of the psychometric properties of the upper limb subscales of the Motor Assessment Scale using a Rasch analysis model. J Rehabil Med 42 : 315-322, 2010
98) English CK, Hillier SL, Stiller K, et al : The sensitivity of three commonly used outcome measures to detect change amongst patients receiving inpatient rehabilitation following stroke. Clin Rehabil 20 : 52-55, 2006
99) Dean C, Mackey F : Motor assessment scale scores as a measure of rehabilitation outcome following stroke. Aust J Physiother 38 : 31-35, 1992
100) Desrosiers J, Hébert R, Dutil E, et al : Development and reliability of an upper extremity function test for the elderly : The TEMPA. Can J Occup Ther 60 : 9-16, 1993
101) Michaelsen SM, Natalio MA, Silva AG, et al : Reliability of the translation and adaptation of the Test d'Évaluation des Membres Supérieurs des Personnes Âgées (TEMPA) to the Portuguese language and validation for adults with hemiparesis. Rev Bras Fisioter 12 : 511-519, 2008
102) Faria-Fortini I, Michaelsen SM, Cassiano JG, et al : Upper extremity function in stroke subjects : relationships between the international classification of functioning, disability, and health domains. J Hand Ther 24 : 257-264, 2011
103) Desrosiers J, Malouin F, Bourbonnais D, et al : Arm and leg impairments and disabilities after stroke rehabilitation : relation to handicap. Clin Rehabil 17 : 666-673, 2003
104) Desrosiers J, Hébert R, Bravo G, et al : Upper extremity performance test for the elderly (TEMPA) : normative data and correlates with sensorimotor parameters. Test d'Evaluation des Membres Supérieurs de Personnes Âgées. Arch Phys Med Rehabil 76 : 1125-1129, 1995
105) Desrosiers J, Hébert R, Bravo G, et al : Comparison of cross-sectional and longitudinal designs in the study of aging of upper extremity performance. J Gerontol A Biol Sci Med Sci 53 : 362-368, 1998
106) Nedelec B, Dion K, Correa JA, et al : Upper extremity performance test for the elderly (TEMPA) : normative data for young adults. J Hand Ther 24 : 31-42, 2011

107) Taub E, Miller NE, Novack TA, et al：Technique to improve chronic motor deficit after stroke. Arch Phys Med Rehabil 74：347-354, 1993
108) Uswatte G, Taub E, Morris D, et al：Reliability and validity of the upper-extremity Motor Activity Log-14 for measuring real-world arm use. Stroke 36：2493-2496, 2005
109) Uswatte G, Taub E, Morris D, et al：The Motor Activity Log-28：assessing daily use of the hemiparetic arm after stroke. Neurology 67：1189-1194, 2006
110) Park SW, Wolf SL, Blanton S, et al：The EXCITE Trial：Predicting a clinically meaningful motor activity log outcome. Neurorehabil Neural Repair 22：486-493, 2008
111) Johnson A, Judkins L, Morris DM, et al：The validity and reliability of the 45-item upper extremity Motor Activity Log. J Neurol Phys Ther 27：172 (Abstract), 2003
112) 西村義樹, 野矢茂樹：言語学の教室―哲学者と学ぶ認知言語学. p67, 中公新書出版, 2013
113) 障害者福祉研究会(編)：ICF 国際生活機能分類―国際障害分類改定版. p13, 中央法規出版, 2002
114) Pereira ND, Ovando AC, Michaelsen SM, et al：Motor Activity Log-Brazil：reliability and relationships with motor impairments in individuals with chronic stroke. Arq Neuropsiquiatr 70：196-201, 2012
115) Uswatte G, Taub E, Morris D, et al：The Motor Activity Log-28：assessing daily use of the hemiparetic arm after stroke. Neurology 67：1189-1194, 2006
116) Uswatte G, Foo WL, Olmstead H, et al：Ambulatory monitoring of arm movement using accelerometry：an objective measure of upper-extremity rehabilitation in persons with chronic stroke. Arch Phys Med Rehabil 86：1498-1501, 2005
117) Uswatte G, Giuliani C, Winstein C, et al：Validity of accelerometry for monitoring real-world arm activity in patients with subacute stroke：evidence from the extremity constraint-induced therapy evaluation trial. Arch Phys Med Rehabil 87：1340-1345, 2006
118) Miltner WH, Bauder H, Sommer M, et al：Effects of constraint-induced movement therapy on patients with chronic motor deficits after stroke：a replication. Stroke 30：586-592, 1999
119) Chen S, Wolf SL, Zhang Q, et al：Minimal detectable change of the actual amount of use test and the motor activity log：the EXCITE Trial. Neurorehabil Neural Repair 26：507-514, 2012

5章 行動変容を導く症例紹介

ここまで，行動変容に焦点を当てた上肢機能アプローチのコンポーネントおよび上肢機能評価について紹介してきた．そこで本章では，実際の症例紹介を通して，課題指向型アプローチとTransfer packageの運用や実施方法について，より具体的に紹介する．対象者も通常の課題指向型アプローチの対象となる軽度の上肢運動麻痺を呈した症例ではなく，感覚障害を呈した症例，痙縮に問題がある軽度上肢運動障害を呈した症例（ボツリヌス毒素A型を併用），課題指向型アプローチの対象外となる中等度から重度の上肢運動障害を呈した症例，さらには，視神経脊髄炎を呈した症例というバリエーションのある4例を提示している．これらは学術雑誌などでも紹介される機会が少ないため，読者にもより応用的な知識を提供できるものと考え収載した．これらの症例の紹介を通して，より具体的なアプローチを深め，臨床に活かすことができるようになるものと確信している．

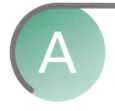 感覚障害による失調症状を認めた症例

1 はじめに

　脳卒中後の上肢へのアプローチにおいて，感覚障害は運動障害よりも軽視される傾向があるが，実際は感覚性失調による物品把持・操作の拙劣さや，持続した把握が困難なことによる把持物品の落下など，感覚障害を有するがゆえの日常生活動作（activities of daily living：ADL）障害も多い．そのため対象者の麻痺手での活動は定型的になりやすく，そのうえに運動麻痺の症状が加わることで麻痺手の使用頻度は大いに制限される．本項では重度の感覚障害を認めた症例に対して実施したconstraint-induced movement therapy（CI療法）における臨床思考とその経過を記す．

2 症例紹介

【基本情報】55歳男性．完全右利き
【疾患名】脳卒中後遺症（右被殻出血），左片麻痺
【発症後期間】発症日：X年3月16日
　　　　　　回復期リハビリテーション：X年4月19日〜9月12日
　　　　　　練習期間：X+1年2月18日〜3月1日
【職業】高校教師
【認知機能】MMSE（Mini-Mental State Examination）30/30点，FAB（Frontal Assessment Battery）17/18点．Fist-Edge-Palm Testにて減点
【併存疾患】高血圧

Column　脳卒中後感覚障害に対する治療介入のエビデンス

　脳卒中後感覚障害に対するアプローチ法を系統的にレビューしたSchabrunら[1]は，それらを受動的感覚練習と能動的感覚練習に分類して検討している．受動的感覚練習とは，随意的な筋収縮を要しない求心性刺激入力によって感覚機能の改善を図る手法であり，従来の物理療法（温熱刺激，機械的圧迫刺激，電気刺激など）がこれに相当する．一方の能動的感覚練習は，障害手を用いた意図的な探索によって感覚刺激の検出や識別を行うような知覚再教育（再学習）練習を指している．
　Doyleら[2]は，Cochrane Reviewにおいてミラーセラピーや，温熱刺激療法[3]，間欠的空気圧迫療法[4]などの受動的感覚練習を期待される治療法として挙げている．しかし，いまだ質の高い研究デザインを用いたものが少なく，十分なエビデンスを確立するには至っていない．近年は電気刺激療法[5,6]や課題指向的な感覚識別練習[7]などの報告がみられており，今後の発展が期待される．

表5-1 CI療法前後における上肢機能評価の推移

	CI療法前	CI療法後	半年後
FMA-UE	51	57	58
WMFT(FAS)	45	51	51
WMFT(PT)	6.318	2.51	2.75
STEF	36	61	49
ARAT	36	41	45
MAL-AOU	1.27	3.0	3.41
MAL-QOM	1.64	2.77	3.54

FMA：Fugl-Meyer Assessment, UE：Upper Extremity, WMFT：Wolf Motor Function Test, FAS：Functional Ability Scale, PT：Performance Time, STEF：Simple Test for Evaluating Hand Function, ARAT：Action Research Arm Test, MAL：Motor Activity Log, AOU：Amount of Use, QOM：Quality of Movement

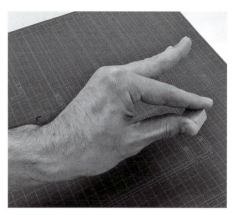

図5-1 本例のつまみ形態
手指関節の自由度を少なくするために，intrinsic plus肢位のようなつまみ形態をとることで代償している．

3 上肢機能評価（CI療法前，表5-1）

　肩関節屈曲・外旋にて軽度可動域制限を認めた．手関節伸展は30°以上，手指伸展は60°以上随意運動可能であり，CI療法の適応基準は満たしていた．Brunnstrom Recovery Stage（BRS）は上肢Ⅴ/手指Ⅳであった．指鼻指試験にて左上肢に運動失調が認められ，閉眼にてさらに増強した．加えて，肩関節挙上時に疼痛が生じるとの訴えが聞かれた．感覚機能は，表在覚が上腕・前腕部で軽度鈍麻，手指で中等度鈍麻であった．また中手指節（MP）関節以遠でしびれを自覚していた．振動覚もMP関節以遠で低下していた．「冷たいものを触ると痛い」との訴えがあり，温冷覚異常も疑われた．母指探し試験は左固定肢Ⅱ～Ⅲ度と重度に障害されていた．

1 上肢機能検査時の上肢の動きの質的観察

　物品へリーチすると，物品に近づくにつれ強い振戦が認められ，それは肩関節挙上位や肘関節伸展位，前腕回外位になるとさらに増強した．運動学的にみると，リーチング時に肩甲骨を挙上，外転し，肩関節を屈曲・内旋させて運動している様子がしばしば観察された．肘関節の分離運動は良好であった．手関節は掌屈・背屈とも他動運動時に抵抗があり，手指屈筋群・伸筋群の筋短縮が疑われた．手指の完全屈曲・伸展は容易に可能であったが，物品把握になるとちょうどintrinsic plus肢位のような手の形態をとり，母指は内転すると同時に，示指～小指がMP関節屈曲および指節間（IP）関節伸展位となっていた（図5-1）．そのため，簡易上肢機能検査（Simple Test for Evaluating Hand Function：STEF）の8（金円板），9（小球），10（ピン）のような微細物品が把握しにくく，比較的大きな物品であっても1（大球）のような物品は手指を球全体に沿わせることができないため，把持しても落下してしまう様子が観察された．全体を通して上肢運動に対する疲労感が強く，運動時に肩関節痛も誘発されるためにしばしば休憩を必要とした．

4 本症例のニーズ

　筆者らが本症例に対して，事前に現在困っていることや，練習目標・ニーズを考えてくるよう伝えたところ，本症例はA4用紙に日常生活における困難さを詳細に記述して持参した（このことから本症例は練習に対して高い意欲をもっていること，また適切な自己モニタリングができることを確認できた）．ヨーグルトのカップなど軽い物は持てるが重い物が持てない，手紙を押さえておくのが難しい，物を持っていても知らないうちに落としているなどといった訴えが聞かれた．

5 統合と解釈

　本症例のニーズからは麻痺手で物品を安定して把持・支持したいとの希望がうかがえた．また本症例は右利きであることから，麻痺手には細かな操作活動よりも補助手や支持手としての役割獲得が重要と思われた．

　本症例はリーチングにおいて肩甲上腕関節の前方部に過度な負担をかける不適切な運動を習慣的に行っており，肩関節の運動時痛はそれに由来していると推察された．また肩関節屈曲や外旋に軽度の可動域制限を認めたことから，本来機能すべき肩甲骨内転筋群や肩関節外旋筋群が弱化している可能性も疑われた．そのため，本症例の肩関節運動に関しては三角筋や大胸筋といった表層筋の過剰な収縮を伴わない形で回旋筋腱板などの深層筋を用いるような課題を行い，まずは定型的な運動パターンから逸脱する必要があると考えた．さらに感覚性失調と思われる動作時振戦が認められたことから，複数の関節運動を要求する課題よりも，より少ない関節数で遂行できる課題を提供したほうが良質な運動を反復できるのではないかと考えた．

　把握動作時の手指形態についても，動作時振戦が生じるがゆえに獲得した代償的適応運動であると思われ，手指運動時に動員する関節数を減らすことで安定した動作を得ようとした結果と推察された．これに対しては，麻痺手での反復した物品把持（特に大物品の把握）に慣れてきた頃から，徐々にMP/IP関節の協調的な屈曲を要するような課題に難易度を漸増してはどうかと考えた．

　target movementは，肩関節伸展・外旋，肘関節伸展，前腕回外，手関節背屈，母指橈側外転，および手指分離運動とした．

6 目標

　本症例と相談のうえ，behavioral contract（行動契約）として，表5-2のように目標動作を設定した．

7 経過

1 リハビリテーション室での課題運営
a 近位関節の運動を要する課題

　近位関節に焦点をあてた課題を提供する際は，まず作業位置を机よりも下方に設定することで，肩関節を挙上することなく肩関節の内外旋や伸展を行うような課題を主に提

表 5-2 CI 療法における本症例の目標動作（一部）

- 茶碗・お椀をしっかりと左手指で保持する
- 洋食の際，ナイフ・フォークをきちんと使えるようにする
- 牛乳・ジュースなどのパック製品をスムーズに開けられるようにする
- 服の着脱を両手でできるようにする
- 新聞を両手で保持して読めるようにする
- 入浴時に左手でも髪をシャンプーできるようにする
- 古新聞や古雑誌を両手で十字に縛れるようになる
- ネクタイをきちんと締められるようにする

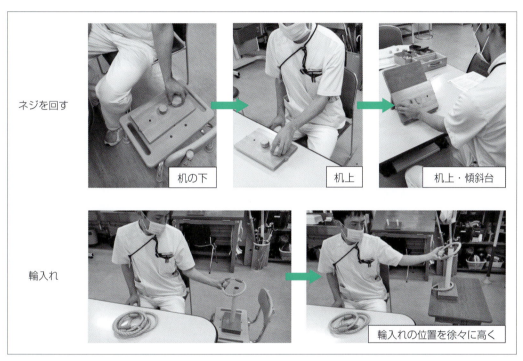

図 5-2 近位関節の運動を要する課題の段階づけ（例）

示した（図 5-2）．当初は上肢下垂位で課題を行わせても十分な肩関節の回旋が得られず，肩甲骨が挙上・外転して肩甲帯周囲筋が過剰に収縮する様子が観察された．体幹運動を伴う代償運動はあまりみられなかったことから，同類の課題を反復していくと徐々に肩関節内外旋が出現し始め，遂行時間も短縮されてきた．その頃から徐々に作業位置を机上より高い位置に設定し，肩関節屈曲や外転を要する位置での肩関節外旋課題を提示していった（図 5-2）．

ⓑ 遠位関節の運動を要する課題

遠位関節に焦点をあてた課題を提供する際は，野球ボールやアクリルコーン，あるいは 4〜6 cm 四方の立方体などを介入初期に用いた．これによって，いわゆる機能肢位（functional position）での安定した把握動作が可能となるよう課題を提示した（図 5-3）．経過に応じてその形態を徐々に縮小し，3 cm 四方のブロック→ビー玉・おはじき→コイン→爪楊枝・大豆といったように微細把握を要する物品へと変更していった．

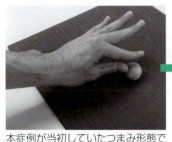
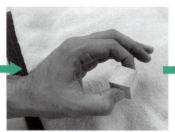
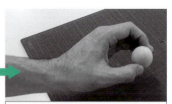
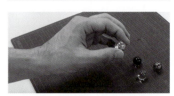
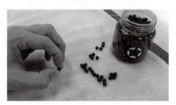

本症例が当初していたつまみ形態では球体をつまみにくかった

立方体のつまみ動作を反復 手指対立位を意識

再び球体に戻すとともにさまざまな大きさのものを扱う

図 5-3 遠位関節の運動を要する課題の段階づけ(例)

その際，難易度の漸増によって intrinsic plus 肢位が助長されてしまうほどの難易度設定にならないよう留意した．また，球体の物品をつまもうとすると母指-示指の対立がずれ，落下してしまう様子が観察されたことから，母指-示指の対立つまみが比較的容易な立方体の物品を提示することで難易度を調整した．

実際の作業課題は，近位・遠位関節の運動要素をさまざまな比重で要求するため，介入当初は近位あるいは遠位のどちらか一方を主として用いる課題を提示し，他方の関節運動における難易度が高くなりすぎないよう留意しながら提示した．経過とともに，近位・遠位双方の課題難易度を上げるとともに，task practice よりも shaping の比重を多くとり，より運動制御を難しく設定して課題を提示した．さらに，近位関節の安定した運動が得られるに従って，ねじ回しや紐結びといった上肢挙上を保持した状態で物品操作を行うような課題を提供した．

2 transfer package

本症例における ADL 上の主たる問題点は，①左手での到達運動が不正確であること，②左手を支持手としての物品の押さえや把握が困難であること，③微細物品の把握が困難であること，であった．そのため，介入当初はこれらの要素を極力含まない，ドアノブや引き出しの操作，比較的大きなボタンの押下などを自宅で試みるよう指導した．ADL で麻痺手を使用することに慣れてきたところで，徐々に上記の 3 要素を含むような動作にもチャレンジできるように促していった．また上肢を挙上した状態では失調症状が強くなるため，座位では前腕を机上に置くなどして動員する関節数を減らせば，動作が比較的安定することを指導した．鞄のファスナー開閉などの微細な物品操作は麻痺手で可能となったものの，より確実に操作できるようにファスナーを大きくする

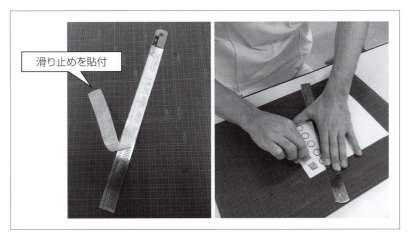

図 5-4 左手でプリントを安定して押さえるための定規の工夫

ことでつまみやすいように加工した.

　加えて本症例の職業は教師であり，授業のプリントを作成することが多いことから，麻痺手で紙を押さえられないことは非常にストレスとなっていた．そのため，図 5-4 のように比較的大きめの定規に滑り止めを貼り付け，それを用いて麻痺手で紙を押さえるように工夫したところ，書字動作だけでなく，消しゴムで字を消す動作においても紙が動いてしまうことがなくなった．これをきっかけに，手掌サイズの滑り止めを携帯するようになり，開きにくいペットボトルなどの蓋を開ける際にはそれを用いて麻痺手で操作するようになった．

8 最終評価

　本症例における最終評価を表 5-1（⇒ 227 頁）に記す．運動麻痺の程度を示す Fugl-Meyer Assessment（FMA）で 51 → 57 点に改善し，下位項目において失調症状の改善を示した．また，麻痺手の能力を示す Wolf Motor Function Test（WFMT）の Functional Ability Scale（FAS）が 45 → 51 に，Action Research Arm Test（ARAT）が 36 → 41 に改善した．加えて，日常生活における麻痺手の使用頻度を評価した Motor Activity Log（MAL）の Amount of Use（AOU）が 1.27 → 3.0 に改善した．さらに，動作時の肩の痛みが軽減した．

9 考察

　脳卒中後の上肢麻痺に対するリハビリテーションを行ううえで，感覚障害の有無や程度は練習場面のみならず，機能的予後にも大きな影響を与える．CI 療法の効果を予測するために行われた因子分析研究では，感覚障害の影響は少ないとしている．しかし，感覚障害は関節運動の協調性を低下させ（感覚性失調や同時収縮），上肢機能の再獲得を阻害すると指摘する報告も見受けられる[8-10]．

本症例は麻痺手の上肢運動において著明な失調症状を認めた．本症例の失調症状は，明らかな感覚障害を呈していたことや，症状が閉眼下で増強したことから感覚性失調の要素が強いと思われた[11]．筆者らはこの失調症状に対して，介入初期は動員する関節数を減らして運動失調を惹起しにくいポジションから課題練習を始め，課題でのパフォーマンス向上に応じて，より複数の関節を動員するような課題へと難易度を漸増した．Goodkinら[12]は，失調患者に対して単関節運動と多関節運動を行わせ，その際の運動パフォーマンスを比較検討したところ，失調患者では単関節運動においてほとんど失調症状を呈さなかったと報告した．また，失調患者は多関節運動において生じる肢節間作用トルク（intersegmental interaction torque）の制御が困難であるとする報告もあることから，本症例に対する初期対応は，失調症状に対する対応としても妥当であったと思われる．さらに失調患者は，注意する部位を焦点化することでパフォーマンスが改善することも指摘されている．本症例は介入後に失調症状の改善を認めたが，これは運動麻痺や注意の焦点化が改善されたことによるものと思われる．また，手指機能の改善についても同様の機構が働いたと考えられる．

　加えて，本症例は介入当初肩の痛みを訴えていたが，それはCI療法後に軽減していた．肩の疼痛を有する脳卒中後上肢麻痺を呈した対象者の多くは感覚障害を有するといわれている[13]．また，発症時に弱化した上肢筋群の回復過程において，表層筋のほうが機能的に早く改善することが多く，深層筋を適切に協調させることのないまま上肢運動を反復した結果，疼痛が生じていると考えられる．加えて，運動失調を軽減させようとする代償的適応に際しても同様の過程を生じさせ，それによっても疼痛が増強していた可能性が考えられる．これに対して，肩関節の伸展や外旋，水平外転といった回旋筋腱板の適正な収縮活動を促すような近位関節の課題を提供したことが奏効したと思われた．

Column　SENSe study

　Careyら[7]は，脳卒中後の識別感覚を改善させる練習法としてSENSeアプローチ（Study of the Effectiveness of the Neurorehabilitation on Sensation）を提唱し，その効果を検討している．SENSeアプローチは，学習依存的な神経可塑性の知見に立脚した知覚再学習と，新規刺激に対する練習効果の転移（transfer）の促進を目的に体系化されている．プログラムは，対象者のニーズを達成するための目標指向的な感覚識別課題で構成され，対象者は難易度調整されたそれらの課題を集中的に反復する．また，練習対象を非障害手で知覚したり，視覚認知によって刺激を予期したりすることで，障害手の感覚が矯正されるようにも立案されている．従来の感覚練習にとどまらず，それらを日常生活に汎化させ，障害手の使用頻度と遂行能力の改善をも目的としている点がこれまでの報告になかった視点である．彼女らは，脳卒中後感覚障害を呈した25例の対象者にSENSeアプローチを実施した結果，対照群（非形式的な感覚練習を受けた群）に比して感覚識別能力の有意な改善が認められたと報告した．

　このように近年の脳卒中リハビリテーションは，CI療法だけでなく，さまざまなアプローチ法が学習依存的な神経可塑性の知見のもとに提案されている．

引用文献

1) Schabrun SM, Hillier S：Evidence for the retraining of sensation after stroke：a systematic review. Clin Rehabil 23：27-39, 2009
2) Doyle S, Bennett S, Fasoli SE, et al：Interventions for sensory impairment in the upper limb after stroke. Cochrane Database Syst Rev (6)：CD006331, 2010
3) Chen JC, Liang CC, Shaw FZ：Facilitation of sensory and motor recovery by thermal intervention for the hemiplegic upper limb in acute stroke patients：a single-blind randomized clinical trial. Stroke 36：2665-2669, 2005
4) Cambier DC, De Corte E, Danneels LA, et al：Treating sensory impairments in the post-stroke upper limb with intermittent pneumatic compression. Results of a preliminary trial. Clin Rehabil 17：14-20, 2003
5) Ragert P, Kalisch T, Bliem B, et al：Differential effects of tactile high- and low-frequency stimulation on tactile discrimination in human subjects. BMC Neurosci 9：9, 2008
6) Cuypers K, Levin O, Thijs H, et al：Long-term TENS treatment improves tactile sensitivity in MS patients. Neurorehabil Neural Repair 24：420-427, 2010
7) Carey L, Macdonell R, Matyas TA：SENSe：Study of the Effectiveness of Neurorehabilitation on Sensation：a randomized controlled trial. Neurorehabil Neural Repair 25：304-313, 2011
8) Pavlides C, Miyashita E, Asanuma H：Projection from the sensory to the motor cortex is important in learning motor skills in the monkey. J Neurophysiol 70：733-741, 1993
9) Kusoffsky A, Wadell I, Nilsson BY：The relationship between sensory impairment and motor recovery in patients with hemiplegia. Scand J Rehabil Med 14：27-32, 1982
10) Jeannerod M, Michel F, Prablanc C：The control of hand movements in a case of hemianaesthesia following a parietal lesion. Brain 107：899-920, 1984
11) Bastian AJ：Mechanisms of ataxia. Phys Ther 77：672-675, 1997
12) Goodkin HP, Keating JG, Martin TA, et al：Preserved simple and impaired compound movement after infarction in the territory of the superior cerebellar artery. Can J Neurol Sci 20 (Suppl 3)：S93-104, 1993
13) Gamble GE, Barberan E, Bowsher D, et al：Post stroke shoulder pain：more common than previously realized. Eur J Pain 4：313-315, 2000

B　A型ボツリヌス毒素製剤との併用療法を行った症例

1　はじめに

　脳卒中後の痙縮の有症率は，発症から12か月経過したあとも39％に至ると報告されており[1]，疼痛の出現や運動機能/能力が阻害されることが問題視されている．欧米では局所的な痙縮に対して，ボツリヌス毒素製剤投与が広く適用されている[2]．加えて，ボツリヌス毒素製剤治療はリハビリテーションプログラムの一部として機能すべきである，とRoyal College of Physiciansが公開している「成人における痙縮管理のためのボツリヌス毒素製剤使用のガイドライン」の基本原則に記載されている[3]．わが国でも2010年10月末よりA型ボツリヌス毒素製剤（Botox®）投与が承認され，その治療報告やリハビリテーション（以下リハビリ）を組み合わせた治療報告が散見されるようになった．しかしながら，能動的な動きの改善を目的とするリハビリを組み合わせた治療報告は，十分な報告数が蓄積されておらず，A型ボツリヌス毒素製剤投与後の上肢麻痺に対する治療戦略について，現場の療法士は手探りで介入している．

　本項では，A型ボツリヌス毒素製剤投与後の上肢へのアプローチとしてCI療法を適用した自験例を提示し，A型ボツリヌス毒素製剤とCI療法の併用効果の可能性と，実際に治療を提供する際の留意点について述べる．本事例により，痙縮を伴う生活期上肢麻痺に対して，能動的な動きの改善を目的に療法士が選択できる治療介入手段を1つ増やすとともに，わが国における大規模臨床試験につながるものと考える．

2　症例紹介

　【基本情報】63歳男性，右利き
　【診断名】脳梗塞，左不全片麻痺
　【画像所見】右延髄腹側に梗塞像
　【現病歴】発症から150日経過し来院．初診時，母指を含む手指の随意屈曲は可能だが手指随意伸展が困難であり，CI療法の適応基準における重要項目（focal criterion）[4]を満たさなかった．しかし，本症例は意欲が高く認知機能も良好（MMSE 29/30点）であり，表在・深部感覚にも問題を認めなかった．そのため，装具を使用することを前提に，Pageらの報告[5]を参考にしてdistributed CI療法（1日1.5時間の介入を週3回，10週間）を実施した．その結果，十分な機能改善を認めた（表5-3）．その後3か月間は，本症例の強い希望により，1日1時間の外来リハビリを週1回の頻度で継続した．しかしながら，当院における外来リハビリが6か月間に及び，人的負担・医療費が増大するとともに本症例の外来リハビリへの依存傾向が強くなってきたことにより，職場復帰を最終目標に，A型ボツリヌス毒素製剤投与後に2週間のCI療法を実施し，当院でのリハビリ介入を終了する運びとなった．介入の一連の流れを図5-5に示す．

表 5-3 本症例における評価結果の推移

	リハビリ歴		本報告			
	distributed CI 療法		Botox	CI 療法		
	前	後	前	前	後	3 か月後
mAS-肘	3	2	2	1+	1+	1+
mAS-手首	3	2	1+	1+	1+	1+
mAS-手指	3	2	1+	1+	1+	1+
FMA-UE	36	48	52	52	53	54
STEF	0	18	19	8	21	44
MAL-AOU	1.1	2.9	2	2.1	2.5	3.12

mAS：modified Ashworth Scale, FMA-UE：Fugl-Meyer Assessment-Upper Extremity, STEF：Simple Test for Evaluating Hand Function, MAL-AOU：Motor Activity Log Amount of Use

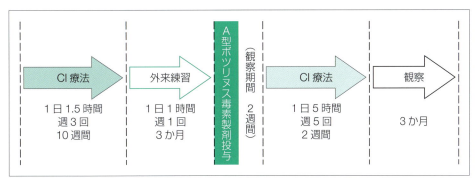

図 5-5 介入の一連の流れ

【既往歴】高血圧症
【主訴・ニーズ】「整体師として職場復帰する」
【倫理事項】介入内容とそのリスクについて説明を行い，同意を得たうえで各介入を実施した．なお，本報告に関して本症例より同意を得ている．

3 使用した上肢評価アウトカム

　筋緊張の評価として上肢関節（肘・手首・手指）の屈筋群に対して modified Ashworth Scale（mAS）[6]，運動麻痺の評価として FMA の上肢運動項目（FMA-Upper Extremity：FMA-UE）[7]，運動能力の評価として STEF[8] を用いた．また MAL-AOU[9] を用いて，ADL における麻痺手の使用頻度を評価した．

4 A 型ボツリヌス毒素製剤施注前評価

　mAS は肘で 2，手首・手指で 1+，FMA-UE は 52/66 点，STEF は 19/100 点，MAL-AOU は平均 2.0/5.0 点であった（表 5-3）．

5 A型ボツリヌス毒素製剤施注

　　A型ボツリヌス毒素製剤はグラクソ・スミスクライン社のBotox®を用い，担当医師により上腕二頭筋に40単位，橈側手根屈筋に50単位，尺側手根屈筋に30単位，浅指屈筋に50単位，深指屈筋に50単位，長母指屈筋に20単位，合計240単位施注された．施注の際は筋電計や超音波検査などは使用されず，体表解剖学ランドマークや触診により行われた．

6 CI療法前評価（A型ボツリヌス毒素製剤施注後評価）

　　mASは肘・手首・手指すべて1+，FMA-UEは52/66点，STEFは8/100点，MAL-AOUは平均2.1/5.0点であった(表5-3)．

Column　A型ボツリヌス毒素製剤施注方法による効果の差の可能性

　ボツリヌス毒素の用量と作用の関係については，溶解後の液量が一定であれば高用量であるほど作用が強いとされている．つまり，ボツリヌス毒素の作用は用量依存性に増加する[10]，ということになる．加えて，投与の際には筋ごとの適切な部位に留意する必要があるとされている．グラクソ・スミスクライン社が販売製造(輸入)元となっているBotox®の添付文書(2016年9月改訂，第19版)において，痙縮を有する筋における目標施注部位の同定が困難な場合には，筋電計，超音波検査やスティミュレーターなどを用いて注意深く目標とする部位を同定すること，と記載してある．最近では，体表解剖学ランドマークや触診による施注よりも，超音波検査を併用した施注をすることで上肢痙縮筋に対するA型ボツリヌス毒素製剤の作用がより強くなる，という無作為化比較試験(RCT)の報告も存在する[11]．

Column　A型ボツリヌス毒素製剤治療における筋ごとの適正量

　上肢痙縮を呈した対象者にA型ボツリヌス毒素製剤を投与する際には，筋ごとの適切な部位だけでなく，当然その投与量にも特に注意したい．Botox®の添付文書(2016年9月改訂，第19版)においても，橈側手根屈筋・尺側手根屈筋・深指屈筋・浅指屈筋は50単位，長母指屈筋は20単位，と推奨量が記載されている．一方，Sheeanら[12]がまとめたinternational consensus statementにおける推奨量は，橈側手根屈筋・尺側手根屈筋・深指屈筋30〜40単位，浅指屈筋25〜30単位，長母指屈筋20〜30単位，とされている．この差異に関しては，日本人と欧米人における薬物動態の違いととらえることもできるかもしれない．しかし，わが国においては2010年10月末よりBotox®が承認されていることを考えれば，まだ日本人における治験例の蓄積が十分でない(特にリハビリを組み合わせた報告)可能性も忘れてはならないと思われる．また，上肢周径から筋肉量を推定し，注入量を25%増減している介入研究の報告[13]もあり，欧米人と日本人の体格差を考えた際に，世界基準の推奨量をそのままわが国でも適用することについてはもう少し考慮すべきかもしれない．そして今後は，能動的な動きの改善を目的にする場合と，受動的な動きを目的にする場合について，その目的に応じた適正量の違いについてもより多くの研究報告が望まれる．

7 CI 療法経過

　A 型ボツリヌス毒素製剤投与後 2 週間は，A 型ボツリヌス毒素製剤の効果の観察期間とし，A 型ボツリヌス毒素製剤投与前と同様の自主練習を奨励するのみで，それ以上の介入は行わなかった．観察期間終了後，1 日 5 時間の集中練習を連続で平日 10 日間行った．

1 介入概要

　本介入における課題指向型アプローチの方法および課題の運営方法は Morris ら[14]と Hosomi ら[15]の手法に従い実施した．麻痺手を日常生活で使用するための行動変容戦略として，Morris ら[14]が提唱した transfer package を参考に Takebayashi ら[16]が修正したものを使用した．介入は課題指向型アプローチを 4.5 時間，transfer package を 0.5 時間の配分で提供した．

　本症例においては，反復的・課題指向型アプローチ，実生活における麻痺側上肢の使用を促進する行動変容戦略（transfer package）を実施するにあたり，手指装具と痙性抑制スプリントが積極的に使用された．図 5-6 に，装具がない初期の指の状態（A）と各装具の画像（B〜D）を示す．

2 CI 療法の全般的経過

ⓐ A 型ボツリヌス毒素製剤投与後評価（CI 療法開始前評価）

　mAS，FMA-UE，MAL-AOU では大きな変化を認めなかったが，STEF において 19 点から 8 点と能力低下を示した．物品移動の際の質的な変化として，①物品をつかんでもすぐに落としてしまう，②物品を移動している間に落としてしまう，という変化が生じていた．本症例からは「手が重くなった」「手の使い方がわからない．使えなくなった」「（前はできていたのに）茶碗が左手で把持し続けられなくなった」などの発言を認めた．

ⓑ Step 1（1 日目）：目標設定

　本症例から練習により実現したい動作を聴取した．そのなかには「前みたいに茶碗をちゃんと持ってご飯を食べたい」「写経をする際に左手で紙をしわくちゃにせずに押さえたい」「魚をさばく際に左手で魚を押さえたい」「整体師として復職できるくらいに左手を使いたい」などが含まれていた．復職に関しての具体的な動作として「タオルを両手で素早く畳みたい」「コンセントを左手だけでつかんで挿したい（左手でないと届きにくい位置にもコンセントがあるとのこと）」「左手で指圧マッサージをしたい」「両手で指圧マッサージをしたい」「肘と手首を伸ばして（利用者の）身体を押さえたい」などの目標が本症例より挙げられていた．

ⓒ Step 2（1〜3 日目）：課題指向型アプローチにおける把握動作の段階づけ

　A 型ボツリヌス毒素製剤投与前と比べると，5 cm 以上の幅がある物品・質量が大きい物品のつまみ動作における困難さが増大していた．具体的には，物品をつまんだあとに腕を挙げる際に，物品が持ち上がらない，仮に持ち上がっても移動中に落としてしまう，という現象であった．そこで，お手玉のようなこぶし握り（fist grasp）[17]でも把持

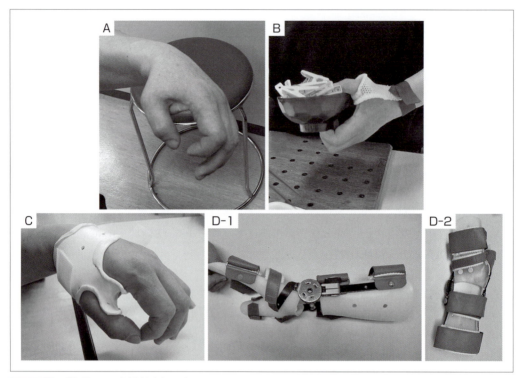

図 5-6 手指装具と痙性抑制スプリント

A：装具がない状態
B：母指 CM 関節外転保持装具(CM バンド)
　本症例は母指随意伸展に困難な場面があったため，それを補完する手指装具として CM バンドを作製し，幅の大きな物品操作時には院内の練習中だけでなく，自宅での使用も適用対象とした．
C：短対立装具
　母指の内転を抑制するとともに，母指・示指の指間に作製した C バーにより母指を対立位に保持することで，指腹つまみでの麻痺指使用量を確保することを目的に作製した．小銭・ビー玉・爪楊枝など，より指腹つまみが必要とされる物品を操作する場合に，練習中だけでなく自宅での使用も推奨した．
D：痙縮抑制スプリント
　起床時や歩行時などの筋緊張の亢進(手指握り込みなど)に対して，持続的ストレッチ目的で歩行時と睡眠時のみ導入した．手首継手は対象者が自ら調整できるように，遊動継手であるウルトラフレックスコンポーネント®を使用した．

　可能な物品を使用する物品移動を伴う課題を開始した．移動に関しては，肩関節における屈曲/外転/外旋/水平内転の動きを引き出すように，物品移動の開始位置と終了位置(物品を離す位置)の距離を徐々に広げた．こぶし握りでの把握動作が安定すると，球握り(spherical grasp)[17]による質量が小さく直径が長すぎないカラーボール(直径 6 cm 程度)の移動や，筒握り(cylindrical grasp)[17]によるアクリルコーンの移動などを行い，徐々に多種の把握様式に適合できるよう調整した．同時に，必要に応じて CM バンド(図 5-6B)によって把握に必要な母指外転位を保持した．

d Step 3(4～7 日目)：課題指向型アプローチにおけるつまみ動作の段階づけ

　4 日目になると把握(grasp)による物品移動は安定し，つまみ(pinch)による物品移動も積極的に取り入れた．同時に，つまみ動作における物品移動開始位置の環境を工夫することで，手関節背屈位での手指の伸展運動へのアプローチを提供することを心がけ

た．この環境設定には傾斜板を使用した．30°程度の傾斜板の上にブロックを置き，ブロックを奥から持ち上げる状態にすることで，手関節背屈を促す環境を提供した（近いイメージとしてはブックスタンドである）．また，小物品の移動や操作に関しては，短対立装具（図5-6C）も併用しながら段階づけを行った．

7日目になると，幅10 cmのブロックを移動できる場面も観察されるほどになった．この頃より本症例からも「使い方がわかってきた」「動かしやすくなった」「また茶碗が持てるようになってきた」という発言が聞かれるようになった．

e Step 4（8〜10日目）：実動作練習導入期

経過とともに改善を認めた上肢能力に合わせて，装具の使用は漸減された．把握形態やつまみ形態の多様性が保てるようになってからは，実動作練習（task practice）[14]に特に重点をおいた．これは目標動作への直接的な段階づけであり，厚さや大きさの違うタオルを畳む練習や，延長コードを使い手元でコンセントを挿す練習，さらに壁に直接挿す練習などが含まれた．この頃より，職場に顔を出し，業務の一部を行う機会をもつまでになった．

8 CI療法後評価

mASは肘・手首・手指すべて1＋，FMA-UEは53/66点，STEFは21/100点，MAL-AOUは平均2.5/5.0点であった（表5-3 ⇒ 235頁）．麻痺手も使用したほうき操作や，麻痺手を固定手とした魚さばきや写経を行うなど，ADLでの使用の幅がより広がった．

9 CI療法3か月後評価

mASは肘・手首・手指すべて1＋，FMA-UEは54/66点，STEFは44/100点，MAL-AOUは平均3.12/5.0点であった（表5-3 ⇒ 235頁）．そしてこの期間に，最終目標であった整体師としての職場復帰を実現した．

10 考察

今回，痙縮を伴う生活期上肢麻痺に対してA型ボツリヌス毒素製剤治療を行い，そのあとに提供するリハビリ治療として，行動変容戦略を含有するCI療法を実施した．結果，実施後3か月間にわたって上肢における改善を認めた．

1 A型ボツリヌス毒素製剤治療とCI療法の併用の妥当性について
a 過去の研究との比較

生活期脳卒中患者に対し，Sunら[18]は，RCTにてA型ボツリヌス毒素製剤投与後にCI療法を実施した介入群と，伝統的な作業療法と理学療法を実施した対照群を比較した．結果，介入から6か月間にわたり，CI療法実施群は，対照群に比べ，MALと麻痺手の能力を示すARATがより改善したと報告している．本症例における介入から3か月後の改善については，おおむね上記の先行研究と同様の結果となった．A型ボツリ

ヌス毒素製剤投与後評価（CI療法介入前評価）における能力低下を説明できるような結果についてはこの研究では観察されなかったものの，A型ボツリヌス毒素製剤投与後の望まない筋力低下出現の可能性は広く知られるところである．

ⓑ アウトカムにおける変化について

本症例におけるmASとFMAとにおける改善は，臨床的に意味があるとする最小の変化（minimal clinically important difference：MCID）を上回らなかった．MALにおいては，MCIDである0.5点の改善[19]を上回っていた．変化の大きかったSTEFについては，単に得点プロフィールの段階に改善があっただけでなく，「差の指標」[8]においても，点数のついているすべての検査項目について改善したことが確認できた．MALとSTEFの変化得点という視点からは，A型ボツリヌス毒素製剤とCI療法の併用により，麻痺側上肢の運動能力と使用頻度において，妥当な変化をもたらしたと解釈できる可能性がある．

2 本症例における装具導入について

脳卒中リハビリテーションにおける上肢痙縮に対する治療介入として，装具療法を他の治療と組み合わせて利用することは一般的である，とMarciniak[20]は述べている．本症例においては，CMバンド・短対立装具・痙縮抑制スプリントを適用した．これらを着用することで，麻痺側上肢における把握・つまみ動作に対する障害（随意性の低下など）の除去と痙縮抑制を意図した．それと同時に，実生活における把握・つまみ動作に対する自己効力感（self-efficacy）を確保した．これにより把握・つまみ動作に関与する麻痺側上肢の使用量が確保され続けたため，介入後3か月間にわたってさらなる改善を示した可能性が考えられる．

3 本症例における改善のメカニズム

Boydら[21]は，練習量の少なさが脳卒中後片麻痺の回復を遅らせる要因であると指摘する一方で，課題指向型アプローチの反復は回復を促進する手法だと述べている．本症例においては，A型ボツリヌス毒素製剤投与によって筋緊張を抑制したことで，把握・つまみ動作における随意伸展がより引き出されやすい状態を作り，その際の機能を最大限に生かした十分量の課題指向型アプローチが，最終的に本症例における改善をもたらしたと考える．

一方，A型ボツリヌス毒素製剤投与後に一時的ではあるが上肢能力低下が観察された．これにより，直径が長い物品・質量が大きい物品の把握やつまみ動作が困難となった．しかし，本症例の上肢機能/能力に合わせた段階づけと，導入したCMバンドや短対立装具によって，低下する可能性があった練習の難易度や実生活における把握・つまみ動作に関する麻痺側上肢の使用頻度を維持させた．これらの改善のメカニズムには，麻痺手に対する課題指向型アプローチによる使用依存性脳機能再構築[22]とADLにおける使用頻度の増大がもたらす脳可塑性[23]が関与している可能性がある．

11 類似した事例にA型ボツリヌス毒素製剤治療と集中練習を併用する際のポイント

- 施注前の評価結果をもとに，療法士と施注医（担当医）は十分にコミュニケーションをとる必要がある．これは施注対象となる筋と投与量に関してのディスカッションを指す．この際には，本邦だけでなく欧米の推奨量も参考にし，対象者の筋肉量に関しても考慮する．
- 大量投与により施注後，望まない筋力低下を認める場合がある．その際は焦らずに，施注後評価の結果や観察をもとに，その時点の機能/能力で麻痺側上肢の使用量を担保できる課題を提供する．
- CMバンドや短対立装具，痙縮抑制スプリントなど，装具の適用も必要に応じて考慮する．

12 おわりに

　今回筆者らは，痙縮を伴う生活期上肢麻痺に対してA型ボツリヌス毒素製剤治療を行い，そのあとにCI療法を実施した．結果，実施3か月後においても能力改善を認めた．しかしながら，本報告は単一症例の結果であり，それを一般化して考えることには大きな困難が伴う．それでも，今回の介入を，痙縮を伴う生活期上肢麻痺に対して療法士が選択できる多くの治療介入手段例のうちの1つとして考えてもらいたい．

引用文献

1) Sommerfeld DK, Eek EU, Svensson AK, et al：Spasticity after stroke：its occurrence and association with motor impairments and activity limitations. Stroke 35：134-139, 2004
2) Ward AB：A summary of spasticity management—a treatment algorithm. Eur J Neurol 9(Suppl 1)：48-52, 2002
3) Turner-Stokes L, Ward AB：Concise Guidance to Good Practice. Guidelines for the use of botulinum toxin (BTX) in the management of spasticity in adults. p5, Royal College of Physicians, London, 2002
4) Taub E, Miller NE, Novack TA, et al：Technique to improve chronic motor deficit after stroke. Arch Phys Med Rehabil 74：347-354, 1993
5) Page SJ, Levine P, Leonard A, et al：Modified constraint-induced therapy in chronic stroke：results of a single-blinded randomized controlled trial. Phys Ther 88：333-340, 2008
6) Pandyan AD, Johnson GR, Price CI, et al：A review of the properties and limitations of the Ashworth and modified Ashworth Scales as measures of spasticity. Clin Rehabil 13：373-383, 1999
7) Fugl-Meyer AR, Jääskö L, Leyman I, et al：The post-stroke hemiplegic patient. 1. A method for evaluation of physical performance. Scand J Rehabil Med 7：13-31, 1975
8) 金子　翼，平尾一幸，村木敏明，他：上肢機能検査の開発と標準化に関する研究．神戸大学医療技術短期大学部紀要1：37-42, 1985
9) 高橋香代子，道免和久，佐野恭子，他：新しい上肢運動機能評価法・日本語版Motor Activity Logの信頼性と妥当性の検討．作業療法 28：628-636, 2009
10) 玉川　聡：知っておきたいボツリヌス療法―治療のコツと未来への展望　3. 用量・濃度と治療効果との関係. Modern Physician 31：852-853, 2011
11) Santamato A, Micello MF, Panza F, et al：Can botulinum toxin type A injection technique influence the clinical outcome of patients with post-stroke upper limb spasticity? A randomized controlled trial comparing manual needle placement and ultrasound-guided injection techniques. J Neurol Sci 347：39-43, 2014
12) Sheean G, Lannin NA, Turner-Stokes L, et al：Botulinum toxin assessment, intervention and after-care for upper limb hypertonicity in adults：international consensus statement. Eur J Neurol 17(Suppl 2)：74-93, 2010
13) Cousins E, Ward A, Roffe C, et al：Does low-dose botulinum toxin help the recovery of arm function when given early after stroke? A phase II randomized controlled pilot study to estimate effect size. Clin Rehabil 24：501-513, 2010
14) Morris DM, Taub E, Mark VW：Constraint-induced movement therapy：characterizing the intervention protocol. Eura Medicophys 42：257-268, 2006
15) Hosomi M, Koyama T, Takebayashi T, et al：A modified method for constraint-induced movement therapy：a supervised

self-training protocol. J Stroke Cerebrovasc Dis 21：767-775, 2012
16) Takebayashi T, Koyama T, Amano S, et al：A 6-month follow-up after constraint-induced movement therapy with and without transfer package for patients with hemiparesis after stroke：a pilot quasi-randomized controlled trial. Clin Rehabil 27：418-426, 2013
17) 鎌倉矩子：手のかたち 手のうごき．pp 51-52 医歯薬出版，1989
18) Sun SF, Hsu CW, Sun HP, et al：Combined botulinum toxin type A with modified constraint-induced movement therapy for chronic stroke patients with upper extremity spasticity：a randomized controlled study. Neurorehabil Neural Repair 24：34-41, 2010
19) van der Lee JH, Wagenaar RC, Lankhorst GJ, et al：Forced use of the upper extremity in chronic stroke patients：results from a single-blind randomized clinical trial. Stroke 30：2369-2375, 1999
20) Marciniak C：Poststroke hypertonicity：upper limb assessment and treatment. Top Stroke Rehabil 18：179-194, 2011
21) Boyd LA, Vidoni ED, Siengsukon CF, et al：Manipulating time-to-plan alters patterns of brain activation during the Fitts' task. Exp Brain Res 194：527-539, 2009
22) Liepert J, Bauder H, Wolfgang HR, et al：Treatment-induced cortical reorganization after stroke in humans. Stroke 31：1210-1216, 2000
23) Gauthier LV, Taub E, Perkins C, et al：Remodeling the brain：plastic structural brain changes produced by different motor therapies after stroke. Stroke 39：1520-1525, 2008

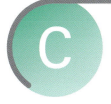

重度上肢麻痺を呈した適応外の症例

1 はじめに

　脳卒中後の上肢麻痺に対するリハビリテーションはさまざまなアプローチが開発されその効果を示しているが，重度の上肢麻痺を呈した対象者へのリハビリテーションはあまり確立されていない．しかし近年，重度上肢麻痺を呈した対象者に対しても，CI療法に準ずる練習[1])や，ロボットを使用しての反復練習（ロボットアシスト練習）で上肢機能の改善を認めたという報告[2])がある．その他にもA型ボツリヌス毒素製剤や随意運動介助型電気刺激装置(integrated volitional controlled electrical stimulation：IVES)を併用し，重度上肢麻痺を呈した対象者でも練習に適応させる工夫が試みられている．

　本項では，生活期で重度上肢麻痺を呈する脳卒中患者に対し複数の療法を併用し，上肢機能だけでなく日常生活における麻痺手の使用頻度の向上を認めた症例を紹介する．

2 症例紹介

【基本情報】40歳代女性，右利き
【診断名】脳出血（左視床〜被殻）
【現病歴】X年に脳出血を発症し急性期病院へ救急搬送される．保存的加療後，回復期病院でリハビリテーションを行い自宅退院．自宅退院後は週1回の頻度でパワーリハビリテーションを行った．X+3年に当院にてA型ボツリヌス毒素製剤を投与し，投与2週間後より練習を開始した．
【主訴・ニーズ】少しでも右手が上がるようになってほしい，家事で右手を使いたい，食事を右手で食べたい．
【家庭での役割】専業主婦

Column　脳卒中後の上肢麻痺に対するエビデンス

　上肢麻痺に対するアプローチとしては，近年の報告ではCI療法をはじめ，工学機器を用いて行う神経筋電気刺激療法(neuromuscular electrical stimulation：NMES)やロボットアシスト練習などが成果を上げており，より対象者自身が能動的に上肢を動かしていくことが推奨されている[3])．しかし，それらのアプローチの多くは特別な機器を必要とする．そのため機器がない施設では神経筋促通術や拘縮予防のための関節可動域(ROM)練習などの受動的なアプローチが中心となっていると思われる．

表5-4 作業療法評価

	BTX前	BTX後	CI療法後
FMA	33	35	42
ARAT	2	2	4
mAS	肩・肘 1 手指 2 手関節 2	肩・肘 1 手指 1+ 手関節 1	肩・肘 1 手指 1+ 手関節 1
MAL-AOU	0.92	0.92	2.74
MAL-QOM	0.57	0.57	2.35

BTX：A型ボツリヌス毒素製剤
FMA：Fugl-Meyer Assessment, ARAT：Action Research Arm Test,
mAS：modified Ashworth Scale, MAL-AOU：Motor Activity Log-Amount of Use, MAL-QOM：Motor Activity Log-Quality of Movement

3 上肢機能評価（CI療法実施前，表5-4）

　本症例は発症から約3年が経過した生活期脳卒中患者（女性）である．重度の上肢麻痺を呈し，利き手交換も済んでおり，日常生活で麻痺手はほとんど使用していない状態であった．認知機能は問題なく，車の運転も行っていた．自宅退院後は専業主婦として過ごし，ADLは非麻痺側で自立していた．リハビリテーションは通所で廃用症候群の予防目的にパワーリハビリテーションを行っており，上肢に対してはストレッチ程度しか行っていない状態であった．

　身体機能面として，感覚は表在・深部感覚ともに鈍麻，関節可動域は他動での測定では制限を認めていなかった．FMAでは屈筋共同運動が著しく出現し，上肢の挙上は何とか耳までリーチができる程度であった．前腕を空中で保持した状態での前腕回内は困難であった．手指は伸展がわずかに可能であったが，上肢の挙上を伴うと屈筋共同運動が亢進し，伸展は困難となっていた．手指の屈曲に関しては屈筋共同運動で可能であったが，対立や指腹でのつまみは困難で側腹でのつまみとなっていた．ARATでは物品の把持や移動は困難で，口元へのリーチのみが可能であった．mASではA型ボツリヌス毒素製剤投与後に手関節，手指にて痙縮の軽減を認めていた．MALでは麻痺手は日常生活にほとんど参加していない状態で，非麻痺側で主に日常生活を行っていた．高次脳機能については著明な認知機能の低下は認めていなかった．

　ADLはすべて非麻痺側にて自立しており，経過のなかで利き手交換をしており食事や書字も非麻痺側にて可能となっていた．また，食事の際には，麻痺手はテーブルの下にありADLへの参加はほとんどない状態であった．機能的ADL（IADL）でも麻痺手はほとんど参加しておらず，調理ではフライパンなどの調理器具の固定や，調味料のキャップを開けるときなどの固定もすべて非麻痺側にて行っていた．食器洗いでは流し台に食器を置き，流し台に押さえつけるようにして非麻痺側でスポンジを操作していた．掃除では台拭きも非麻痺側のみで行い，ふきんは非麻痺側で握りつぶすようにして絞っていた．掃除機の操作も非麻痺側のみで行っていた．

　麻痺手に対する対象者のコメントとして「フライパンの柄は持てるが，一度握ると離せないので使っていない」「食器などを持ってみようとしたことはあるが，親指が内側に入ってきて食器を落としてしまう」といったコメントがあった．

4 練習

1 練習方法

A 型ボツリヌス毒素製剤投与 2 週間後から開始し，Page ら[4]のプロトコルに準じ練習を実施．

- プロトコル：1 回 90 分，週 3 回×10 週，自主練習も指導．
- 練習内容：60 分はロボットを使用し上肢の反復練習，30 分は課題指向型アプローチ．両アプローチとも上肢機能に合わせて難易度を漸増させていった．適時，日常生活で麻痺手を使用する方法を指導していった．

2 ボツリヌス療法（図 5-7）

投与前に上肢機能の評価を実施し，医師と相談のもと投与単位数を決定．mAS 2 の痙縮を認めていたがわずかに手指は伸展可能であったので，浅指屈筋，深指屈筋，上腕二頭筋，大胸筋に 10 単位ずつ少量の投与を実施した．

3 ロボットアシスト練習

- 使用したロボット：モトリカ社製の ReoGo™ を使用（図 5-8，5-9）．
- 難易度調整：課題は前方へのリーチである Forward Trust から開始した．前方へのリーチ時に屈筋共同運動による肘関節屈曲を認めていたため，まずは Guided モードでアームにわずかに肘関節の伸展を合わせるよう練習を行った．徐々にロボットでの介助量を減らすようモードを変更していき，最終的には Free モードで，すべて自分でアームを操作するよう調整していった．また課題の種類も，改善に合わせて外転方向やワイピングなどバリエーションを増やしていった．

アームの継ぎ手は前腕で支持するものから始め，肘関節伸展の改善に合わせ手部だけで支持するものへと変更していった．また，アームを押す際の抵抗である Force も Low から Hi へと変更し，負荷をかけていった．

ロボットアシスト練習時，療法士はつきっきりではなく，開始時のセッティングと練習の間でアドバイスをおくる程度のみ行い，練習自体は対象者のみで行った．

4 課題指向型アプローチ

- 装具との併用：課題指向型アプローチの実施にあたり，本症例では物品を把持する際に屈筋共同運動の亢進により母指内転を過剰に認め，物品の把持・離しといった動作が困難であった．それに対して短対立装具を導入し，また，母指 MP 関節にかかる C バーを長めに作製することでウェブスペースの拡大を図った．手指伸展の改善に合わせて，C バーの長さを徐々に調整していき，最終的には装具なしで課題を行うように進めた（図 5-10）．
- 電気刺激との併用：手指伸展の不足を補うために，課題指向型アプローチの実施中に IVES を併用した．電気刺激は総指伸筋に実施し，手指伸展の改善に合わせて電気刺激の強度を下げていき，最終的には電気刺激なしで課題を行うよう進めた（図 5-11）．
- 課題の難易度調整：本症例は上肢挙上時に屈筋共同運動の亢進を認め，手指を握り込んでしまい机上で課題を実施することが困難であった．そこで，まずは座面よりも低い位置から課題を開始し，上肢を下垂した状態で手指の操作が行える環境を設定し

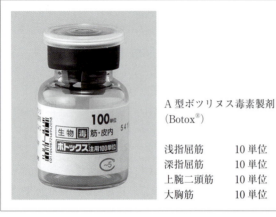

図 5-7 ボツリヌス療法

A型ボツリヌス毒素製剤（Botox®）

浅指屈筋　　10 単位
深指屈筋　　10 単位
上腕二頭筋　10 単位
大胸筋　　　10 単位

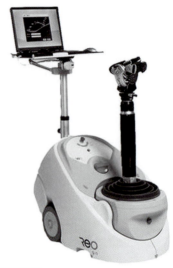

図 5-8 ReoGo therapy system™
（写真提供：帝人ファーマ株式会社）

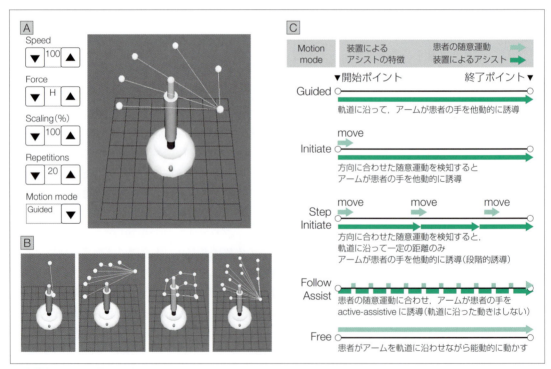

図 5-9 ReoGo™ 使用方法
A，B：運動方向や距離，反復回数を設定
C：モーターでの介助方法を設定

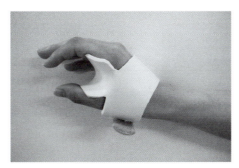

図 5-10 短対立装具

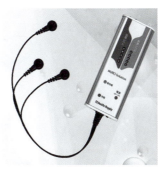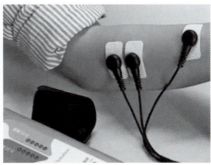

図 5-11 随意運動介助型電気刺激装置(IVES)

MURO Solution を使用. （写真提供：パシフィックサプライ株式会社）

た．そこから徐々に課題を開始する位置を高く・遠くに設定し難易度を漸増していった．また課題に用いた物品は，まずは装具を使用した状態の指間距離と同程度の大きさのブロックを用いた．手指伸展の改善に合わせて徐々にブロックを大きなものに変えていき，使用する物品も面で把持するブロックだけでなく，ビー玉などの球体も使用していった（図 5-12）．

それに加えて，肩の筋出力を補うために肩関節外旋の動きを取り入れたローテーターカフトレーニングにも重点をおいた課題を実施した．物品はお手玉から開始し，より外旋を必要とする輪に変更していき，ブロックなどの物品を移動させる課題と同様に，高さや遠さを調整していった（図 5-13）．

5 日常生活で使用するための指導(transfer package, 図 5-14)

日常生活に麻痺手を参加させる戦略として transfer package[5,6] を導入し，上肢機能の改善に合わせて日常生活での麻痺手の使用方法を指導していった．

・麻痺手を日常生活で使用する約束：初期評価の時点で本症例と話し合い，目標とする動作を挙げていった．主に家事動作に関するものが多く聞かれ，それらの動作に麻痺手を参加させていくことを約束させた．また，それらの動作に麻痺手をどういった役割で参加させるかを提案した．目標動作は練習開始後も随時更新していった．
・麻痺手の使用に対する自らの気づきの促進：具体的な ADL や IADL への麻痺手の参加状況を練習時に毎回確認した．また，日記形式で麻痺手を使用した動作を記録して

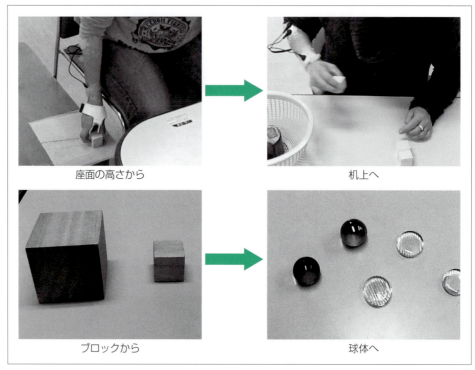

図 5-12 課題指向型アプローチ

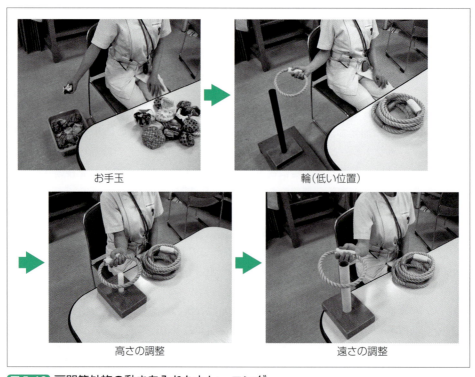

図 5-13 肩関節外旋の動きを入れたトレーニング

```
CI療法における目標動作
1. お椀を右手で持ちたい
2. スプーンやフォークで食事をしたい
3. 洗濯物を畳んだり干すときに右手を使いたい
4. ハサミを右手で上手く使いたい
5. 顔を洗うときに右手を使いたい
6. 髪を櫛でとかしたい
7. お化粧を右手でしたい
8. 本のページを右手でめくりたい
9. 調理の際に右手でしっかりフライパンを支えたい
```

図 5-14 麻痺手を日常生活で使用する約束

練習開始時に目標動作を対象者と話し合って決定する.
練習開始後も新たな目標を設定していく.

```
12/26  ・右手でドアノブを持った(しかし無理だった)
       ・車のハンドルに右手を添えた
       ・右手でスプーンを持ってみた(落とした)
       ・右手でプリンを持った
       ・みかんを支えてみた(つぶれた)
12/27  ・パンの袋を右手で支えた
       ・掃除のときに右手で小さな物を持った
       ・じょうろを右手で持った
12/28  ・机を拭いてみた
       ・マグカップを押さえた
       ・ハンガーを右手で持った
```

図 5-15 日記を用いた日常生活での麻痺手の使用状況確認作業

もらい,目標動作以外の動作にも麻痺手の参加を促していった(図 5-15).
・麻痺手を日常生活で使用するための工夫:麻痺手の参加状況を確認するなかで,麻痺手を使用するための方法を本症例と議論し,指導していった.麻痺手の使用方法の変更や自助具の導入,使用する道具の変更などを行い指導していった.

ⓐ 家事動作

本症例は台拭きを行う際,非麻痺手のみで行っており,麻痺手での実施を促してみたが,通常のふきんでは握り込んでしまい台の上を滑らせることが困難であった.そのため,ふきんを通常のものから厚手のものへ変更した.すると,ふきんを握り込んだままでも台の上を滑らせることができ,麻痺手の参加が可能になった(図 5-16).

食器洗いは,食器を流し台に押し付けるように非麻痺側のみで行っていた.上肢機能の改善に伴い母指内転の改善を認めたため,麻痺手を食器の固定に参加させた.調理時も同様に,フライパンの柄の固定に麻痺手を参加させた(図 5-16B,C).

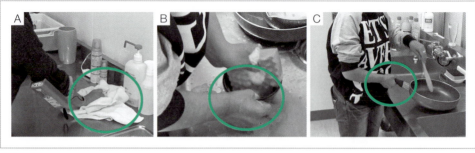

図 5-16 家事動作への麻痺手の参加
A：ふきんの変更，B：麻痺手で食器を支える，C：麻痺手でフライパンの柄を持つ．

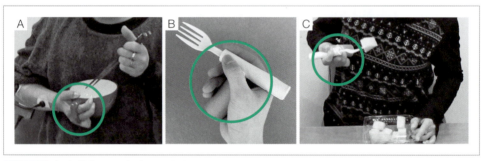

図 5-17 食事動作への麻痺手の参加
A：カフ付きの食器を使用，B：ピストル型の自助具を作製，C：代償動作はあるが口元までリーチ可能．

ⓑ 食事動作

　食事の際，麻痺手での食器の把持が困難であったため麻痺手は膝の上にあり，非麻痺手で箸を使用し食事をとっていた．それに対して，食器をカフ付きのものに変更したことで麻痺手でも食器の把持が可能となり，食事の際も麻痺手が参加可能となった．
　スプーンやフォークの操作は側腹つまみで何とか可能であったが，屈筋共同運動の増加を認め，口元までのリーチは困難であった．そこでピストル型の自助具を作製し導入した．自助具を導入したことで，代償動作はあるものの口元までのリーチが可能となり，デザートなどは麻痺手を使用して食べることが可能となった（図5-17）．

6 全般的な経過
ⓐ 前期（1～10回目）

　ロボットアシスト練習では主にGuidedモードで，課題はForward Trustを反復し肘関節の伸展を促していった．継ぎ手は前腕を覆うものを使用した．5回目の実施時には，わずかにアームの操作が可能になっていたため，GuidedからInitiate，Step Initiateモードへとモーターでの介助量を減らしていった．外転方向やワイピングなどの課題も追加して実施した．
　課題指向型アプローチでは，短対立装具とIVESを使用し課題を実施した．使用した物品は木製のブロックで，ブロックの大きさは，短対立装具を使用したときの指間距離と同程度の1.5 cm四方のものを使用した．まずは，側方で上肢を下垂した状態でブロックを把持できる位置から課題を開始し，屈筋共同運動を利用し内転方向へ移動させ

ていった．そして移動先を徐々に前方へ移していき，肩の屈曲を促していった．課題中，2〜3回に一度は自己での手指ストレッチを必要とした．

日常生活では，机上でのワイピングは可能であったためふきんの変更を行い，台拭きは麻痺手を参加させるよう変更した．また，日記を導入し麻痺手の使用状況を確認していった．

ⓑ 中期(11〜20回目)

ロボットのアームの操作は自己にて可能となり，Follow Assist から Free へとモードを変更した．継ぎ手は手部のみで支持するものへ変更した．

課題指向型アプローチも屈筋共同運動を利用しての移動から，徐々に屈筋共同運動と反対方向への課題を入れていった．わずかに屈筋共同運動が減少したのに合わせて，課題の開始位置を側方から正面に移動させ，徐々に高さを上げていった．この時期には座面より10 cm ほど高い位置から机上へブロックを移動できるようになっていた．また，課題中に使用していた短対立装具は，示指MP関節にかかっていたCバーを徐々に短くしていき，MP関節にかからないようにした．IVESは電気刺激の強度を減らしていった．

日常生活では，母指内転の改善を認めていたので，調理時のフライパンの柄の把持や，食器洗い時の茶碗の把持を麻痺手で行うよう指導した．食事場面ではカフ付きの茶碗を導入し，麻痺手で茶碗を持って食事ができるよう調整した．日記では目標動作に挙げていたもの以外にも，「靴下をたたむ際に麻痺手を使えた」「スーパーの袋を麻痺手を使って結べた」など，自主的に麻痺手を使用するよう行動が変化していった．

ⓒ 後期(21〜30回目)

ロボットアシスト練習はすべてFreeモードで行いリーチの範囲を広げていった．

課題指向型アプローチでは，練習開始時よりも肩関節屈曲，肘関節伸展，手指伸展などの改善を認め，机上での物品の移動が可能となった．短対立装具とIVESは使用せずに課題は実施可能となり，ストレッチを必要とするのも10回に1回程度となったため連続で課題を実施できるようになった．使用する物品もブロックは2 cm四方になり，ビー玉などの球体も把持が可能となった．

日常生活では，「食後のデザートだけでも麻痺手で食べたい」との訴えがあり確認を行った．側腹つまみで何とかフォークを持つことは可能であったが，口元までのリーチは屈筋共同運動の亢進により困難であった．そこでピストルタイプのフォークを作製して導入し，若干ではあるが屈筋共同運動の亢進を抑制でき，口元までデザートを運ぶことが可能となった．その他の麻痺手が参加できる動作には，補助手として積極的に使用するようになった．

5 最終評価(表5-4, 244頁)

ⓐ FMA

・屈筋共同運動時の肩の挙上，前腕回外が介入前よりも得られるようになった．
・座位で麻痺手を腰椎に回すことや，肘関節を90°屈曲させた状態であれば前腕の回内外が可能になった．不十分ではあるが肘関節伸展位での肩の外転もわずかに可能に

なった．
・わずかではあるが手関節のぶん回し運動も可能となった．
・手指に関しては得点では変化は認めなかったが，屈筋共同運動による母指の内転は軽減していた．

ⓑ ARAT
後頭部へのリーチが可能となった．

ⓒ mAS
A型ボツリヌス毒素製剤投与後3か月を経過していたが，投与後の痙縮が軽減した状態を維持できていた．

ⓓ MAL
非麻痺側の介助は必要な状態だが，すべての項目の動作に麻痺手を参加させるようになった．

6 考察

1 本症例に対するロボットアシスト練習

本症例は重度の上肢麻痺を呈しており，上肢挙上時に屈筋共同運動を著明に認め，物品を把持しての上肢のリーチなどは困難な状態であった．それに対しロボットアシスト練習では，肩関節の屈曲や肘関節の伸展を目標動作として介入していった．結果として練習開始前よりも肩・肘の筋出力は増大し，わずかではあるが屈筋共同運動の改善につながったと考える．

脳卒中後の上肢麻痺に対するリハビリテーションのなかでロボットアシスト練習は効果を示しており，重度の上肢麻痺に対しても有効なアプローチ法であると報告されている[7,8]．本症例も先行研究と同様に上肢機能の改善を認めた．また，Steinら[9]は重度上肢麻痺のなかでも，FMA 30点台程度の比較的軽度なものに対してより効果が得られやすいと報告している．本症例も練習開始前のFMAが35点であり，よりロボットアシスト練習の効果が得られやすく，上肢機能の改善に反映されたと考える．

また，本症例へのロボットアシスト練習はほぼ自主トレーニングとして導入しており，人的資源や医療費の削減に貢献できたのではないかと考える．

2 課題指向型アプローチでの工夫

課題指向型アプローチでは，目標動作として挙げた家事動作の獲得を中心に介入していった．家事動作では屈筋共同運動による手指屈曲・母指内転が食器などの把持を困難にし，麻痺手の参加が難しい状況であった．それに対して装具とIVESを併用し課題を行い，手指伸展や母指対立の運動を反復していった．結果においてFMAの得点の改善は認められなかったが，筋出力の増大や痙縮の低下を認め，3 cm四方程度のブロックであれば机上で把持・離しが可能となった．

課題指向型アプローチを用い対象者の目標動作の獲得を目指す練習法としてCI療法が挙げられるが，適応基準が設けられ物品の把持・離しができない本症例には実施が困

難であった.しかし近年,CI療法適応外の重度上肢麻痺を呈した対象者に対しても,A型ボツリヌス毒素製剤や装具,IVESを併用することで課題を行うことが可能になったと報告されている[10].本症例もA型ボツリヌス毒素製剤で痙縮を軽減させ,装具とIVESを使用することで,CI療法に準ずる練習を実施することが可能となり,上肢機能の改善を得ることができた.また,先行研究でも装具や電気刺激による痙縮の減少は報告されており[11-13],本症例も経過のなかで痙縮の低下を認め,徐々に装具とIVESは離脱していくことが可能であった.

3 日常生活への汎化

先行研究ではロボットアシスト練習は上肢機能の改善を認めるが,麻痺手の日常生活での使用頻度には影響しないと報告されている[7].Boniferら[1]は脳卒中後の重度上肢麻痺患者に対してCI療法に準じた練習を行い,上肢機能の改善だけでなくMALで麻痺手の使用頻度の増加を認めたと報告している.本症例もロボットアシスト練習単体ではなく,目標動作に合わせて課題指向型アプローチを併用したことで,上肢機能の改善だけでなく麻痺手の使用頻度も増加したと考えられる.また,上肢機能の改善に合わせて日常生活への麻痺手の参加を促すことや使用する道具の変更,自助具の導入が,日常生活での麻痺手の使用頻度の増加に反映されたと考える.また,課題指向型アプローチを通して成功体験を重ね,それに合わせてtransfer packageで日常生活へ汎化させていくことが重要であり,本症例も日記や方法の変更などを通して麻痺手への気づきを促すことができ,経過のなかで自ら麻痺手を積極的に使用するよう行動を変化させることができたと思われる.

7 おわりに

生活期の重度上肢麻痺を呈した対象者に対してロボットアシスト練習と課題指向型アプローチを中心とした複数の療法を併用した結果,上肢機能の改善だけでなく麻痺手の日常生活での使用頻度の増加も認め,重度麻痺を呈する対象者に対してもさまざまな工夫を行い,課題練習を可能とすることで上肢機能の改善を促すことのできる可能性が示唆された.重度上肢麻痺例に対する課題指向型アプローチでは課題のバリエーションが少なくなるため,より簡単に達成可能な目標動作を挙げ,対象者と目標を共有しながら練習を進めていくことが重要になると思われる.

引用文献

1) Bonifer N, Anderson KM:Application of constraint-induced movement therapy for an individual with severe chronic upper-extremity hemiplegia. Phys Ther 83:384-398, 2003
2) Finley MA, Fasoli SE, Dipietro L, et al:Short-duration robotic therapy in stroke patients with severe upper-limb motor impairment. J Rehabil Res Dev 42:683-692, 2005
3) Langhorne P, Coupar F, Pollock A:Motor recovery after stroke:a systematic review. Lancet Neurol 8:741-754, 2009
4) Page SJ, Levine P, Leonard A, et al:Modified constraint-induced therapy in chronic stroke:results of a single-blinded randomized controlled trial. Phys Ther 88:333-340, 2008
5) Morris DM, Taub E, Mark VW:Constraint-induced movement therapy:characterizing the intervention protocol. Eura Medicophys 42:257-268, 2006
6) Takebayashi T, Koyama T, Amano S, et al:A 6-month follow-up after constraint-induced movement therapy with and without transfer package for patients with hemiparesis after stroke:a pilot quasi-randomized controlled trial. Clin Rehabil 27:418-426, 2013

7) Kwakkel G, Kollen BJ, Krebs HI：Effects of robot-assisted therapy on upper limb recovery after stroke：a systematic review. Neurorehabil Neural Repair 22：111-121, 2008
8) Langhorne P, Bernhardt J, Kwakkel G：Stroke rehabilitation. Lancet 377：1693-1702, 2011
9) Stein J, Krebs HI, Frontera WR, et al：Comparison of two techniques of robot-aided upper limb exercise training after stroke. Am J Phys Med Rehabil 83：720-728, 2004
10) Takebayashi T, Amano S, Hanada K, et al：Therapeutic synergism in the treatment of post-stroke arm paresis utilizing botulinum toxin, robotic therapy, and constraint-induced movement therapy. PM R 6：1054-1058, 2014
11) Kim EH, Chang MC, Seo JP, et al：The effect of a hand-stretching device during the management of spasticity in chronic hemiparetic stroke patients. Ann Rehabil Med 37：235-240, 2013
12) Fujiwara T, Liu M, Hase K, et al：Electrophysiological and clinical assessment of a simple wrist-hand splint for patients with chronic spastic hemiparesis secondary to stroke. Electromyogr Clin Neurophysiol 44：423-429, 2004
13) Jo HM, Song JC, Jang SH：Improvements in spasticity and motor function using a static stretching device for people with chronic hemiparesis following stroke. NeuroRehabilitation 32：369-375, 2013

D 視神経脊髄炎を呈した症例

1 はじめに

1 脳卒中以外の症例

　脳卒中領域ではエビデンスが確立されている CI 療法であるが，近年，その他の領域での報告も散見される．その1つに多発性硬化症（multiple sclerosis：MS）に対するものが挙げられる[1]．MS は国内では症例数が少ないということもあってか，先行研究はまだまだ少ない領域である．

　わが国では，MS のなかでも視神経と脊髄だけに病巣ができるタイプを「視神経脊髄型 MS」と診断してきた．2004 年に欧米で視神経脊髄炎（neuromyelitis optica：NMO）患者の血液中から NMO-IgG が発見され，MS と NMO が異なる疾患であるという認識が広まりつつある（表 5-5）[2]．

　本項では，MS の類似疾患である NMO 患者の上肢麻痺に対してのアプローチ戦略について述べていく．

2 視神経脊髄炎（NMO）とは

　NMO は，1894 年に Devic[3] が報告した両側の視神経炎と横断性脊髄炎を主徴とする中枢神経系の脱髄疾患である．再発性の NMO は女性に多く，しばしば発作的に症状が進行する．NMO の病変部位は，大脳や脊髄，視神経など広範に生じうるため，その症状も多彩である．上肢に関係する主な機能障害としては，運動麻痺，痙縮（筋緊張異常），感覚障害，疼痛，有痛性強直性けいれん（painful tonic seizure：PTS）などが挙げられる．なかでも運動麻痺や痙縮は，対象者の上肢機能に多大な影響を及ぼす．

Column　有痛性強直性けいれん（PTS）

　NMO の再発後の回復期に疼痛を伴って出現することが多いといわれている．機序としては，脱髄病巣内の隣接した神経線維間で生じた突発性の活動電位の非シナプス結合を通じた伝導を原因とするのが一般的であるが，詳細は不明といわれている．PTS は NMO の発症 5 年以内に多く生じ，脱髄により露出した軸索において引き起こされるという報告[4]もある．

　典型的な PTS の症状として四肢・体幹の特定部位に放散痛が急激に生じ，異常感覚を伴うテタニー様の強直性けいれん発作が数十秒から数分にわたって生じる．症状は数日から数週間にわたって断続的に出現し，時には数か月以上に及ぶこともある．PTS のような疼痛を伴う症状は NMO 患者にとって大きな苦痛であり，QOL を低下させる大きな要因の 1 つであるといわれている．

表 5-5 視神経脊髄炎（NMO）と多発性硬化症（MS）の相違点

	NMO	MS
初発年齢	30～40歳	20～30歳
性差（男：女）	1：9～10	1：2～3
臨床的特徴		
視神経	両側性，失明あり	片側性，失明はまれ
脊髄	対麻痺（しばしば横断性）	呂律障害，認知障害
脳	意識障害，吃逆	認知機能障害，呂律障害
臨床経過	急性	急性～亜急性
障害度	再発と関係して悪化	慢性進行性に悪化
免疫疾患の合併	多い	少ない
画像所見		
脳 MRI	錐体路，視床下部，最後野	脳梁，深部白質
脊髄 MRI	灰白質，3椎体以上，紡錘状	白質優位，卵円形
検査所見		
髄液細胞数	多い	少ない
髄液蛋白	増多	正常
髄液（oligoclonal band）	～10％	60～100％
アクアポリン4抗体	70～90％	なし

（三須建郎，藤原一男：多発性硬化症と NMO の違い．Modern Physician 33：663-667, 2013 より改変）

2 症例紹介

【基本情報】40歳代女性，右利き．身長 160 cm，体重 60 kg．団地の5階に夫と2人の息子との4人暮らし．専業主婦として家事全般を行っていた．

【診断名】NMO

【現病歴】

Y月Z日：吃逆，嘔吐，食欲減退，右下肢のかゆみが出現．Z＋10日頃より右下肢と右背部の激痛が出現，他院にて加療するも改善せず．Z＋14日に当院神経内科を紹介受診し，精査にて抗アクアポリン4抗体は陰性であったが，「再発性の3椎体以上の連続する脊髄炎」や「NMOに特徴的な脳病変（脳幹）を伴っている」ことからNMO関連疾患と診断される．

Y＋4か月：左下肢麻痺が出現したため，当院神経内科にて血漿交換療法，ステロイドパルス療法が施行される．症状は軽快し，いったん自宅退院となる．

Y＋7か月：頸部の激痛と左上肢麻痺が出現し，NMO再発との診断で再び当院入院となり，血漿交換療法，ステロイドパルス療法が施行される．

Y＋8か月：作業療法開始．座位・立位・移乗動作などの基本動作練習を中心に介入した．

Y＋11か月：CI療法開始（119病日）．

Y＋7か月の左上肢麻痺出現による入院日を1病日として，入院から退院までの経過を図5-18に示す．

：BTX 投与（126病日）．

左上肢の PTS に対し，A 型ボツリヌス毒素製剤（botulinum toxin：

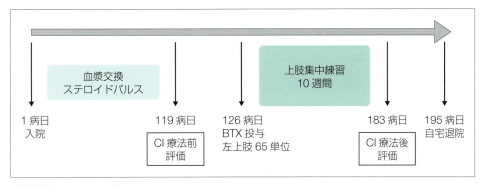

図 5-18 入院から退院までの経過

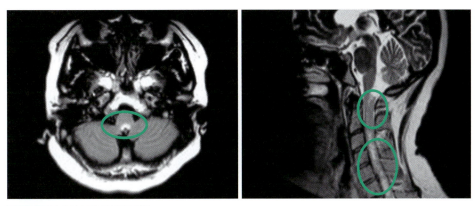

図 5-19 MRI T2 強調画像
延髄背側から Th3 レベルまで高信号域を認める.

BTX)を 65 単位施注した.

【画像所見（図 5-19）】MRI にて，延髄背側から Th3 レベルの脊髄内に，T2 強調 FLAIR 画像で高信号域を認めた．視神経に脱髄所見はみられなかった．

【主訴・ニーズ】自宅退院の際に必要となる階段昇降を安全に行うために，「両手でしっかり手すりを把持できるようになりたい」というニーズが聞かれた．

3 CI 療法前評価

1 全体像

NMO 再発となってからは不全対麻痺と左上肢麻痺を呈していた．院内の移動は車椅子を使用して，両下肢で車椅子を駆動し自走していた．立ち上がりや歩行には介助が必要な状態であった．認知機能は保たれていた．リハビリテーション（以下，リハビリ）介入時には左上肢や両下肢に電撃痛を伴う PTS がしばしば出現していた．

2 身体機能面

麻痺側上肢機能評価の詳細を表 5-6 に示す．
左上肢に関しては異常筋緊張の影響で手関節，肘関節の伸展制限が目立ち，他動での

表 5-6 麻痺側上肢機能評価

	CI 療法前評価 119 病日	CI 療法後評価 183 病日
ROM-T(手関節背屈)	−15°	45°
ROM-T(肘関節伸展)	−15°	−5°
握力 右/左	15.0/5.5 kg	19.5/11.1 kg
mAS	肩3 肘2 手3	肩2 肘1 手2
FMA-UE	44/66 点	53/66 点
WMFT(FAS)	3.06 点	3.13 点
WMFT(PT)	2.69 秒	2.14 秒
STEF	58/100 点	79/100 点
MAL-AOU	1.43	2.28
MAL-QOM	1.14	2.07

ROM-T：Range of Motion Test, mAS：modified Ashworth Scale, FMA-UE：Fugl-Meyer Assessment-Upper Extremity, WMFT(FAS)：Wolf Motor Function Test(Functional Ability Scale), WMFT(PT)：Wolf Motor Function Test(Performance Test), STEF：Simple Test for Evaluating Hand Function, MAL-AOU：Motor Activity Log-Amount of Use, MAL-QOM：Motor Activity Log-Quality of Movement

　手関節背屈角度は−15°，肘関節伸展角度は−15°であった．mAS(modified Ashworth Scale)では肘関節が2，手関節が3程度の筋緊張であった．麻痺の評価であるFMA-UE は 44/66 点であり，特に手関節の項目は「ぶん回し運動」がわずかに可能な程度で 1/10 点であった．動作レベルの評価としては WMFT と STEF を実施し，STEF では物品移動時の上肢のリーチを体幹で代償していた．また「検査7：布」では手関節の背屈が不十分であり，布を裏返す動作で最も時間を要していた．日常生活での麻痺手の使用頻度の評価である MAL では，入院中であるために動作項目によっては使用する機会が少ないものも多かったが，トイレなどで安定した立位保持の際に左上肢で手すりを把持する動作は AOU(使用頻度)，QOM(使用程度)ともに 1 であった．

　本症例の病巣は MRI 画像からも延髄から Th3 レベルまで脊髄病変が目立っており，その影響で感覚障害も呈していた．両上肢ともに触覚・位置覚・運動覚は中等度鈍麻で，痺れと疼痛も認めており，作業療法(OT)前には疼痛薬を内服していた．

　ADL は，FIM(Functional Independence Measure)が 70/126 点で，寝返り・起き上がり動作は手すりを使用すれば自立していた．食事動作は右上肢のみで行っており，左上肢を補助的に使用する場面はなかった．歯磨きなどの整容動作もベッド上で右上肢だけで行い，髪をゴムで束ねる動作は困難でカチューシャを使用していた．排尿はバルーンを使用して，排便は看護師の介助のもとでトイレで行っていた．入浴も全介助で行っていた．

Column　NMO のリハビリテーション

　2008 年に欧米で報告された NMO 患者のリハビリ関連の症例報告[5]では，3 例の NMO 患者がリハビリ後に FIM の得点が改善したと報告している．特にセルフケア(食事，整容，排泄，入浴)の項目が大幅にアップしている．

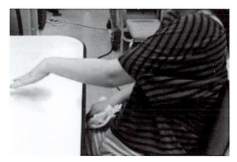

図 5-20 対象者の麻痺手の問題点
左肘関節最大伸展位，左手関節最大背屈位

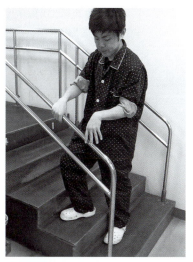

図 5-21 階段昇降時の手すりの把持
左上肢での手すりの把持が困難であった．

3 精神・高次機能面
明らかな認知機能の低下は認めなかった．

4 課題指向型アプローチ

アプローチの内容は，本症例の目的動作を達成するために問題となる関節運動を含んだ課題を提示し，難易度を漸増した．

1 STEP1：目標の設定
何のために上肢機能へのアプローチを行うのかを明確にするため，対象者とともに目標を設定した．①階段昇降やトイレ動作のときに左上肢でも手すりの把持ができるようになりたい，②食事の際に左手でお椀やお皿が把持できるようになりたい，が目標として挙げられた．これらの目標達成を目指してプロトコルを作成した．

2 STEP2：対象者の麻痺手の問題点（図5-20）
左上肢の肩，肘，手関節にmASで2〜3程度の痙縮とそれに伴う肘関節の伸展制限，前腕の回外制限，手関節の背屈・撓屈制限を認めた．また両上肢のしびれ，上肢運動時のPTSの出現と疲労を認めた．

3 STEP3：目標動作の分析
ⓐ 階段昇降時の手すりの把持
本症例は両下肢に不全対麻痺を呈しており，階段昇降時には片手だけで手すりを把持して昇降することは困難であった．階段に対して横向きになり，手すりを両手で把持して2足1段で横向きで昇降する方法（図5-21）を検討したが，左上肢麻痺の影響で手すりを両手で把持して支えることが困難であった．具体的には左肘関節の伸展制限と手関節の背屈制限，また握力低下もあり，左上肢で手すりをしっかりと支えることができなかった．

表 5-7 練習に用いた課題例

練習に用いた課題	目的とする動作	段階づけ
お手玉移動	肩関節屈曲・外転 肘関節伸展	高さを高くする 対象物品の変更（軽→重）
お椀で水をすくう	前腕回外 手関節背屈	反復回数を増やす
輪入れ	肩関節屈曲 肘関節伸展 前腕回外 手関節背屈	高さを高くする 距離を遠くする
コイン投入	肩関節屈曲 肘関節伸展 手関節背屈	距離を遠くする コインを置く位置をタオル→机上へ
トランプめくり	前腕回外 手関節背屈	トランプを遠方へ移動させていく
ボードトレーナー	肘関節伸展 手関節背屈	傾斜の角度を上げる
食事動作練習	前腕回外位の保持	実際のADL動作練習へ
階段昇降練習	肘関節伸展 手関節背屈	実際のADL動作練習へ

b 食事動作

　入院中の食事はベッド上で，オーバーテーブルを用いていた．左上肢では前腕の回外制限や手関節の背屈制限があり補助的に使用することができないために，滑り止めマットを使用して右上肢のみで食事を行っていた．

4 STEP4：練習対象動作の分析

　上肢機能へのアプローチの際の対象動作として，手関節の背屈と肘関節の伸展動作を主目標に設定した．そのほかにも，肩関節は外転・屈曲方向，前腕は回外方向を目標とした．実際に行った課題指向型アプローチの項目例を表5-7に示す．

5 練習効果を生活に転移させるための方略

　1日40分の上肢機能へのアプローチを週5回，10週間実施した．作業療法（OT）開始前に左上肢の使用頻度や使用状況について口頭で確認し，自室でも左上肢を簡単に使用できる課題（ナースコールを押す，冷蔵庫の扉を開けるなど）から提示した．どのような動作ができないのか，行いにくいのかを互いに共通認識できるように明確にしていった．そのほかに自主トレーニング指導も行い，OT介入以外の時間でも左上肢を使うように意識させた．特にテーブル上で左上肢を補助的に使用するように具体的な課題（食器類を押さえる・固定する，携帯電話を把持するなど）を設定した．自主トレーニングはセルフストレッチを含め，1日約20分を週5回実施した．

6 経過

1 アプローチ前期(1~4週)

　介入時はPTSが強く，上腕二頭筋や手根屈筋群の筋緊張が亢進し，特に肘関節を屈曲位にした場合にPTSの出現が多くみられ，課題練習をやむなく中断することもあった．この時期の肘関節の伸展角度は−15°，手関節の背屈角度も−15°であった．

　課題では机上に置いたお手玉やボールを机下のかごに入れる練習から開始した．より低い位置にボールやお手玉を移動させ，重力も利用して肘関節の伸展を促した．1つの課題につき約10分程度実施した．PTSは頻繁に出現し，1課題につき2~3回出現するときもあった．

2 アプローチ中期(5~8週)

　この時期からPTSの回数が減少してきた．主目標としていた肘関節の伸展と手関節の背屈動作の課題練習を積極的に行うように介入した．課題の段階づけとしては机下方向へのリーチを促していたが，段階的に机上方向へ上げていき，肩関節の屈曲動作も誘導していった．このときの肘関節の伸展角度は−10°，手関節の背屈角度は−5°であった．

　実際の階段昇降練習も実施したところ，手関節の背屈はまだ困難であったが，左手での手すりの把持はかろうじて可能となった．これがモチベーションアップにつながり，さらなる上肢機能練習に意欲的に取り組むようになった．

3 アプローチ後期(9~10週)

　上肢機能へのアプローチ中に起きていたPTSはさらに減少し，40分間に2~3回だけとなった．それに伴い課題を連続で行えるようになった．1つの課題を15分以上連続で行うことができ，疼痛などの訴えもなくなってきた．また，階段やトイレでの手すりの把持や，食事動作の際に左上肢を補助的に使用する練習など，ADL練習も行っていった．

　肘関節の伸展角度は−10°であったが，手関節の背屈角度は10°まで改善した．院内での食事動作では，以前は滑り止めマットを使用して右上肢のみで食事を行っていたが，食事の際に左手でお茶碗が持てるようになった．また，ペットボトルを左手で固定できるようになり，自己にて開封可能となった．

　主治医から外出の許可が出たために，週末に夫と外出して自宅の団地での階段昇降が実際に行えるようになった．

7 CI療法後評価

　左上肢の異常筋緊張は改善し，mASで肘関節は1，手関節は2に改善した．それに伴い，関節可動域の制限も改善され，他動での肘関節伸展角度は−5°，手関節背屈角度は45°となった．FMA-UEにおいては53/66点に改善した．手関節の項目では，1/10点から8/10点に改善しており，対象者が希望していた階段昇降動作時における左上肢での手すりの把持が可能となった．WMFTではFAS(Functional Ability Scale)が3.13点，PT(Performance Time)が2.14秒でどちらも改善しているが，著明な改善には至

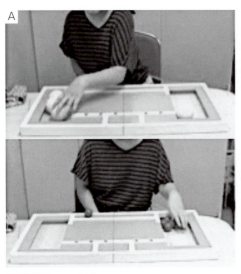
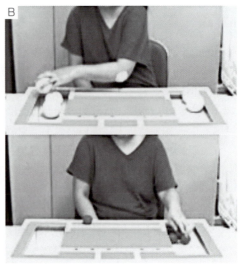

図 5-22 介入前後の STEF
A：介入前．肘関節の伸展が不十分で体幹の代償あり．
B：介入後．体幹の代償動作なしでリーチが可能．手関節の背屈角度も改善．

らなかった．STEF（図 5-22）は 79/100 点で，検査中に起きていた PTS は最終検査では 1 回も出現しなくなっていた．肘関節の伸展がスムーズになり，前後左右方向へのリーチが行いやすくなった．また，体幹の代償動作も軽減した．手関節の背屈角度の改善に伴い，「検査 3：大直方」の把持や「検査 7：布」を裏返す課題で所要時間を 7 秒ほど短縮することができ，点数では 4 点から 7 点へと改善した．日常生活での麻痺手の使用頻度である MAL は，AOU が 2.28 点に改善し，項目では，①本や雑誌を読む，②物を手で動かす，③髪をブラシや櫛でとかす，が大幅に改善した．QOM は 2.07 点に改善し，項目では，①本や雑誌を読む，②安定した立位を保持する，③物を手で動かす，が大幅に改善した．

しかし，その他の動作では「髪をブラシでとかせるようになったが，ゴムで結ぶのはまだ難しい」や，「食事の際に食器を左手で把持できるようになったが，汁物はまだ怖くて難しい」など今後の課題となるコメントもあった．146 病日には階段昇降時に両手で手すりを把持して横向きでの階段昇降が可能になった．また，ベッド上座位で消灯台や冷蔵庫へのリーチが左上肢で可能となり，そのほかには，眼鏡を両手でかけることができるようになり，靴下も両手で履けるようになった．

8 考察

1 NMO/MS の上肢リハビリテーションのエビデンス

NMO は急性増悪期の治療のあとにもさまざまな症状が残存し，特に痙性や痺れなどの脊髄障害に由来する症状が多い．これらの生活期の後遺症を緩和するためにも，早期からの薬物療法やリハビリが重要であるといわれている．しかし NMO のみを調査対象とした報告はなく，MS の対症療法に準じて行われることが多い．MS の報告ですら一部にランダム化比較試験（RCT）がある程度で，ほとんどの報告がケースシリーズ，症

例報告である[6]．また NMO や MS でも病巣部位によって症状も異なるために，必ず上肢に麻痺症状が出るということもない．これらのことからも，NMO の上肢リハビリのエビデンスはまだ明確に示されておらず，今後の課題である．

2 脊髄レベルの CI 療法の報告

CI 療法は脳卒中リハビリにおいて十分なエビデンスを蓄積した手法であるが，運動機能の回復・大脳皮質における領域の再構築をもたらすとされている．しかし CI 療法が脊髄レベルの変化にどのような影響を与えるのかについての報告は少ない．2008 年にスイスで報告された研究では，皮質脊髄路損傷ラットの麻痺側前脚に対し CI 療法を行ったところ，非損傷側から損傷側灰白質への軸索の伸張と分岐を認め，代償的な可塑性を強化したという報告がある[7]．

3 本症例の課題に対する工夫

脳卒中患者に対する CI 療法の最適時間についてはまだ示されていない．しかし，Sterr ら[8]は 30 時間 CI 療法を実施した群と 60 時間 CI 療法を実施した群では，60 時間練習を実施した群の MAL が有意に改善したと報告している．練習時間の長さに使用頻度の改善が関連する可能性が示唆されている．本症例は入院患者であり，一般的な CI 療法と比べ練習時間は明らかに少ないために（約 30 時間），自主トレーニング指導を行い練習時間を補完した．

また，上肢機能へのアプローチを行うことによって疼痛を伴うけいれん，PTS の出現を認めたために 1 つの課題の時間を短く提示して行った．特に初期の頃は休息をはさみながら実施し，PTS 出現時はストレッチを行い対応した．

体温の上昇に伴い神経症候が一過性に増悪する Uhthoff 徴候は本症例に関してはみられなかったが，PTS や発作性掻痒症は体温上昇に伴って誘発される可能性があった．したがって，過度に体温の上昇を招く動作は避け，両手で手すりを把持した状態での階段昇降練習後にはクーリングも行った．

9 本研究の限界と課題

本症例は急性期医療におけるステロイド投与や免疫吸着療法や，BTX 療法など，医学的処置による機能改善も大いに考えられるなか，それらと区別して集中的な上肢リハビリの効果を考えることは困難であり，この点が本研究の限界と考えられる．しかしながら，本症例は，医学的治療とリハビリの併用というより，臨床的な観点からの検討であるという点で有意義であると思われる．今後は，同様のデザインで複数症例による検討を行うことが必要である．

また，本症例の退院後の上肢機能についてはフォローできておらず，練習効果がどの程度維持できたかは不明である．ただし，本症例は当院神経内科へ定期外来受診しており，その際に自宅での生活について聞いたところ，階段昇降やトイレ動作の際に左上肢を使用できているとのことであった．

10 類似疾患に対してアプローチする際のポイント

　NMO や MS は患者によって病巣部位が異なり，症状もさまざまである．これらの疾患の特性として易疲労性や疼痛があり，上肢集中練習が安全に実施できるのか否かという議論もある．

　本症例は上肢に対する集中練習において，痺れや疼痛の増悪は認めなかった．しかしながら，課題を連続実施した際に疲労の訴えや PTS の出現頻度が一時的に増加したため，5～10 分で課題を切り替え，適宜休息を促す配慮が必要であった．脳卒中患者に比べ易疲労性や Uhthoff 徴候もあるために，課題反復時は注意が必要と思われる．また脳卒中患者のように必ずしも片側性の上肢麻痺が出現するというわけでもなく，病巣により両上肢麻痺が出現する可能性もあるために，患者によっては両上肢への評価・アプローチが重要になると思われる．

引用文献

1) Mark VW, Taub E, Bashir K, et al：Constraint-Induced Movement therapy can improve hemiparetic progressive multiple sclerosis. Preliminary findings. Mult Scler 14：992-994, 2008
2) 三須建郎，藤原一男：多発性硬化症と NMO の違い．Modern Physician 33：663-667, 2013
3) Devic E：Myélite subaiguë compliquée de névrite optique. Bull Med 8：1033-1034, 1894
4) 渡部承平，藤原一男，糸山泰人：有痛性強直性けいれん．脊椎脊髄 20：715-718, 2007
5) Schreiber AL, Fried GW, Formal CS, et al：Rehabilitation of neuromyelitis optica (Devic syndrome)：three case reports. Am J Phys Med Rehabil 87：144-148, 2008
6) 越智博文：Ⅳ 慢性期の神経後遺症に対する対症療法とリハビリテーション．標準的神経治療―視神経脊髄炎(NMO)．神経治療学 30：790-793, 2013
7) Maier IC, Baumann K, Thallmair M, et al：Constraint-induced movement therapy in the adult rat after unilateral corticospinal tract injury. J Neurosci 28：9386-9403, 2008
8) Sterr A, Elbert T, Berthold I, et al：Longer versus shorter daily constraint-induced movement therapy of chronic hemiparesis：an exploratory study. Arch Phys Med Rehabil 83：1374-1377, 2002

6章 課題指向型アプローチの実際例

本章では実際の練習場面で実施した課題指向型アプローチの実際例を紹介する．症例をもとに，具体的な動作分析とそれに基づいた提示課題の内容，および段階づけの一例を概説する．提示した課題内容は，作業の手段的利用(shaping)と目的的利用(task practice)の観点から，手段的練習課題，目的的練習課題として紹介する．加えて，練習の目的や解説を述べる際には，各々の課題が標的とする関節運動について，近位関節(上肢，主に到達運動)と遠位関節(手関節・手指，主に把持・操作運動)に分けて写真とともに示す．

1 上肢機能評価

【診断名】左被殻出血，右片麻痺，発症後2年
【Fugl-Meyer Assessment(FMA)】31/66点(肩/肘/前腕23, 手関節2, 手指6, 協調性/スピード0)
【Wolf Motor Function Test(WMFT)】課題遂行時間平均10.38秒, Functional Ability Scale(FAS)平均3.0
【簡易上肢機能検査(STEF)】11/100点
【Action Research Arm Test(ARAT)】26/57点

　到達運動，把持・操作時の異常な共同運動パターンとしては，肩甲帯挙上，肩関節外転・内旋，肘関節屈曲，前腕回内，手関節掌屈，母指内転，示指〜小指屈曲であった(図6-1)．上肢，手指機能は中等度麻痺で，目標動作10項目のなかには箸を使用したい，字が書けるようになりたい，家事などをしたい，などが挙げられた．

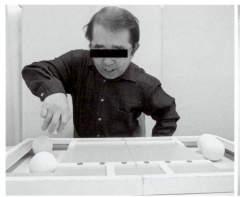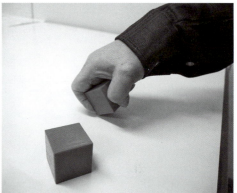

図6-1 対象者の到達運動と把持動作

2 課題紹介

　上記の機能障害を呈した対象者に対して実際に実施した活動(作業)の手段的練習課題と目的的練習課題について以下に記す．課題の難易度調整は，第2章❶「練習課題における難易度調整」の項(⇒107頁)で説明した通り，異常な共同運動パターンとは逆の関節運動を促し，その自由度を増やすことで難易度を漸増した．また，本症例の機能レベルに合わせ，動作の質がMotor Activity Log(MAL)のQuality of Movement(QOM)で3.5〜4.0程度で達成できる位置に課題を設定した．

3 活動(作業)の手段的練習課題(shaping)

1 手段的練習課題1：お手玉移送

● 練習の目的①：肩関節屈曲＋肘関節伸展

・段階づけのパラメーター：到達位置〔床からの高さ，身体からの距離(前後方向)，正中からの距離(左右方向)〕(図6-2)

解説

お手玉はどのような把持形態をとってもそれに適した形状に変化することから，形状の自由度が高く，母指内転による横つまみしか困難な対象者であっても，比較的容易に把持できる．近位の関節運動に焦点を当てる場合に有用である．一方で，重度の麻痺を呈した対象者には難易度が高い場合も多い．本症例は肩関節屈曲・外転90°以上で肩関節挙上，外転，肘関節屈曲，体幹屈曲の代償が顕著に出現するため，開始位置を臍の高さ，距離は身体より20 cm前方，正中から10 cm左側の位置に設定した（図6-2A）．次の段階としては，開始位置と到達位置を10 cmずつ上げ，正中から開始とした．正中からの左右，前後の距離や高さを徐々に大きくすることで肩関節屈曲と肘関節伸展を促した（図6-2B）．

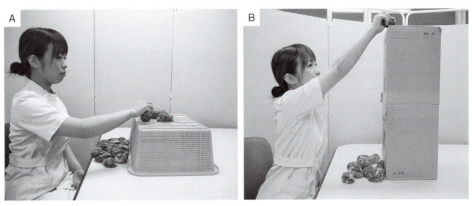

図6-2 肘関節伸展・肩関節屈曲を目的としたお手玉移送

● **練習の目的②：肩関節伸展＋肘関節伸展**
・段階づけのパラメーター：お手玉を放す位置（図6-3）

解説

初期には，机上で把持したお手玉を，身体の側方で肩関節完全伸展位で放すように設定した（図6-3A）．可能となれば肘関節伸展と同時に肩関節伸展も目的として，身体のより後方にお手玉を放す位置を移動した（図6-3B）．また肩関節の伸展に加えて外旋や，前腕の回外を加えると難易度が上がる（図6-4）．

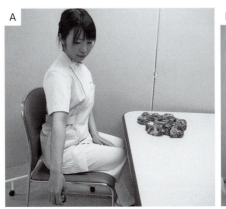
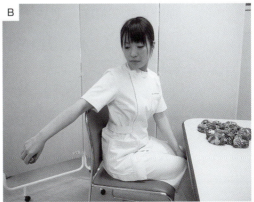

図6-3 肩・肘関節伸展を目的としたお手玉移送

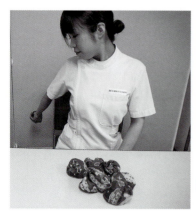

図 6-4 肩・肘関節伸展に加え，肩関節外旋・前腕回外を目的としたお手玉移送

● 練習の目的③：肩甲帯挙上・伸展＋肩関節屈曲・外旋・外転＋前腕回外
・段階づけのパラメーター：お手玉を放す位置の高さ（図 6-5）

解説

　お手玉の移送としては最も難易度の高い場合が多い．初期には，机上で把握したお手玉を，肩甲帯挙上・伸展，肩関節屈曲・外転を大きく必要としない身体外側の位置で放して肩関節外旋，前腕回外を促した（図 6-5A）．段階づけは，外旋に加えて，徐々に肩関節屈曲・外転を必要とする位置でお手玉を放すように設定する．動員する関節数を増やしたり，運動可動域を広げたりすることで，対象者のもつ運動パターンからより分離した運動を促す．最終的には同側の肩関節の肩越しでお手玉を放す（図 6-5B）．

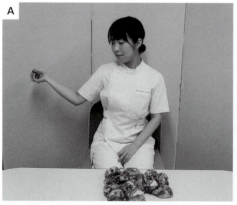 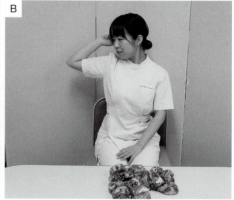

図 6-5 肩甲帯挙上・伸展，肩関節屈曲・外旋・外転，前腕回外を目的としたお手玉移送

● 練習の目的④：肩甲骨外転・屈曲＋肩関節屈曲・水平内転・内旋＋肘関節屈曲＋前腕回内
・段階づけのパラメーター：お手玉を放す高さ

解説

洗面や洗体動作を目標とした，身体に向かう到達運動も取り入れた．初期では，麻痺手と対側の身体側方に向けて，健側上肢の前腕を越えるようにお手玉を放す．徐々に健側上肢の肘関節，上腕付近，肩関節といったように，より高い位置でお手玉を放す（図6-6）．

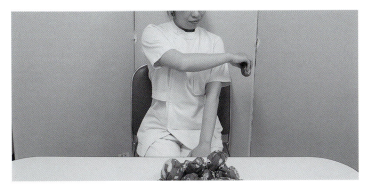

図 6-6 肩甲骨外転・屈曲，肩関節屈曲・水平内転・内旋，肘関節屈曲，前腕回内を目的としたお手玉移送

これらお手玉を用いた複数の到達運動課題は，あらゆる運動方向の肩関節運動を行うことで，すべての活動の基本となる肩関節周囲のアライメントを調整する目的を有している．

Tips

なお，近位関節により重度な麻痺を呈する対象者においては，練習の目的③④のような肩関節内外旋を目的とした到達運動課題を実施する前に，上肢挙上を伴わない肩関節回旋運動を目的とした課題として，T型レンチを身体側方で操作する課題（図6-7）なども利用している．

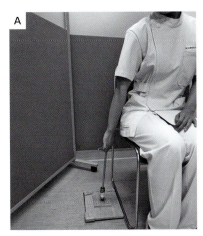
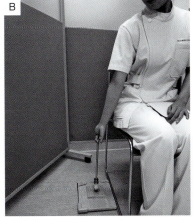

図 6-7 前腕の回内外に伴う内外旋を促す課題の例
A：回内，B：回外．

2 手段的練習課題2：輪入れ（図6-8）
● 練習の目的：肩関節屈曲・外転に伴う肩関節外旋＋前腕回外
・段階づけのパラメーター：終了位置における身体から外側への距離・到達位置の高さ

(解説)
　輪もお手玉と同様に比較的把持の自由度が高いため，幅広い手指の機能レベルの対象者に利用できる．本症例に対してはお手玉と同様，臍の高さを開始位置に設定し，終了位置を正中よりも20 cm外側，高さは肩関節あたりとした．難易度は移送位置をより外側へ，より高くすることで段階づけをした．

(Tips)
　肩関節外旋，回外が困難な対象者は，肩関節外転，前腕回内によって移送を代償することが多い．その場合は，多少の体幹側屈や回旋といった代償運動を許容してでも，肩関節（外転）外旋を使用する場所に輪入れを設置する．

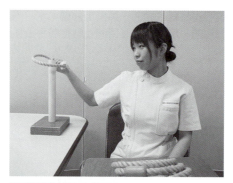

図6-8　輪入れ課題

3 手段的練習課題3：アクリルコーン操作（図6-9）
● 練習の目的：肩関節屈曲・外転・水平外転・水平内転＋肘関節伸展
・段階づけのパラメーター：開始/終了位置の高さ，身体からの前方への距離，正中からの距離

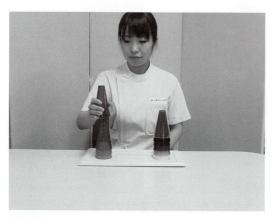

図6-9　アクリルコーン操作課題

> **解説**
>
> 手指の分離運動を必要としない粗大な把握が可能であるが，前腕を中間位，手関節を軽度背屈した把持を要するため，お手玉や輪入れに比べると自由度は狭まる．本症例はコーンの把持は可能，移送では肩関節が外転し，肘関節の伸展も出ていなかったため，開始/終了位置の高さを剣状突起レベル，位置を身体正中よりやや外側，身体からの距離をやや前方に設定した．難易度は，徐々に移送位置を正中より外側，身体よりも前方へ移動させることで漸増させた．

4 手段的練習課題4：ネジ回し操作（図6-10）

● 練習の目的：肩関節外旋・内旋＋前腕回内外＋手関節橈・尺屈＋母指・示指の巧緻動作

・段階づけのパラメーター：操作の正確さ，達成時間

> **解説**
>
> 主に手指の分離運動を促す目的で使用した．この課題の特徴は，ネジの大きさを変えることで動員する関節数が異なることである．たとえばドアノブ大のネジの場合，把持したのちに，主に前腕の回内外で回転させることが多いが，ナット程度の大きさになると主に手指関節のみで回転させる場合が多い．加えて，ネジが小さくなればなるほどより指尖での操作が必要となる．本症例に対しては，機能的な手の構えが困難なので，ドアノブ大のネジ回しから開始した．設置位置は正中よりも内側（非麻痺側），ネジの正面が麻痺手と水平となるよう設定した（図6-10A）．徐々に身体正中よりも外側（麻痺側）へ設置位置を変えていき，距離も離すことで肘関節伸展位＋手関節背屈位での全手指の運動を促した．また，巧緻運動を目的として母指・示指でのナット大のネジ回しも実施した（図6-10B）．

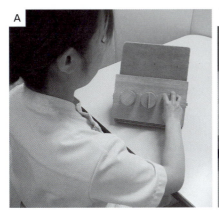
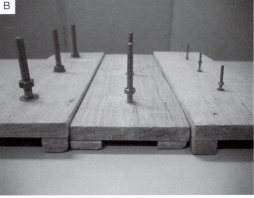

図6-10 ネジ回し操作課題

5 手段的練習課題 5：立方体を用いた課題（図 6-11）
● 練習の目的：母指の掌側外転・対立
・段階づけのパラメーター：立方体の大きさ（近位関節に対する難易度は，お手玉移送などと同様）

解説
　ターゲットは主に母指と他の手指の対立であるが，ネジ回しと同様，難易度は小ささに依存するわけではない．立方体も大きくなれば手指の対立する指尖間距離が大きくなるとともに，物品自体の重量も増すため肩関節・体幹による異常な共同運動パターンおよび代償運動が起きやすい．一方，一辺が 1 mm 以下の小ささになれば，対立位での指尖つまみが必要だが，5 mm～1 cm 程度では，横つまみによって操作できる場合もあり，同じ課題であっても対象者の麻痺手の構えや異常な共同運動パターンによって難易度は異なる．一般的には，手関節背屈を含めた指腹つまみを促す場合，一辺 2.0～2.5 cm の立方体から徐々に大きくする．母指の対立運動が徐々に可能となれば，母指・示指の指尖での対立を促していくために一辺 1 cm 以下の形状のものを導入する．本症例は母指掌側外転が不可能で，側腹つまみにて立方体を把持していたため，一辺 2.0 cm の立方体の把持から開始した．一辺 3.0 cm の立方体で母指～中指の 3 指つまみに移行し，徐々に必要な手指の数を増やした．また，より指尖での把持を促す目的で，一辺 1 cm 以下のより小さな立方体の把持も促した．

Tips
　より重度例の場合は，母指対立装具などを装着して母指の対立を補助することもある．対象者に母指の自動運動が出現してきたならば，課題に応じて装具を時折外したりしながら難易度を漸増していく（図 6-12）．

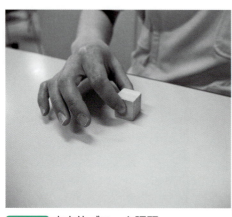
図 6-11 立方体ブロック課題

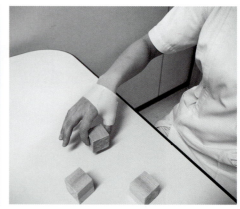
図 6-12 装具の例

6 手段的練習課題 6：円盤，硬貨（図 6-13）
● 練習の目的：母指・示指での指尖つまみ
・段階づけのパラメーター：物品を置く面の材質，対象物の厚み，同時に把持する数，移送先の距離や角度（近位関節に対する難易度はお手玉移送などと同様）

解説

おはじきのような円盤や硬貨をつまみ上げるには，手指の単純な対立ではなく，円盤をめくり上げるための母指・示指の指節間（IP）関節の協調的な対立運動が必要である．また，立方体よりも硬貨の把持などのほうが，実生活での使用場面を想起しやすい．本症例では母指・示指による立方体把持が可能となってきた段階から開始した．タオルの上からおはじきをつまむ課題から始め，徐々におはじきよりつまみにくい硬貨を使用したり，薄手のタオルに変えたりすることで段階づけをした．最終的には机上から直接硬貨の把持を行った．

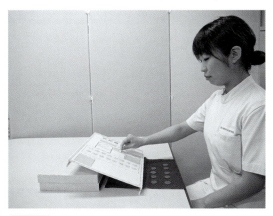

図6-13 硬貨の操作

7 手段的練習課題7：ペグ，つまようじ，ピン（図6-14）
● **練習の目的：四角ペグ；側腹つまみや指腹つまみ，丸ペグ；指腹つまみ，つまようじ；指尖つまみ**
・段階づけのパラメーター：物品を置く面の材質，物品の大きさ，到達位置（お手玉移送の段階づけと同様）

解説

球体あるいは立方体の物品に比べ，直方体や棒状の物品は置かれた傾きに応じて手の

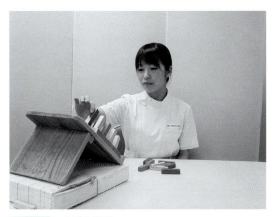

図6-14 ペグの操作

構えを変える必要があるため難易度が増す．また，ピンのように細くなればなるほど，手指との接触面は少なくなり摩擦も低下することから，その形状に対応した手の構え（指尖つまみ）を確実にとる必要がある．このように，課題の難易度は物品の材質，形状や接地面の摩擦の大きさ，手との接触面の広さの変化に対応して，対象者がその時々に必要な手の構えを形成できるか否かによって左右される．ただし，練習の難易度は対象者ごとの異常な共同運動パターンに依存するため，一概に順序化することはできない．

8 手段的練習課題 8：本のページめくり（図 6-15）
● 練習の目的：母指掌側内外転＋IP 関節屈曲

・段階づけのパラメーター：物品の大きさ（新聞，雑誌，文庫本），紙の材質・厚さ

解説

円盤・硬貨のつまみに類似した母指・示指での協調的なつまみが主に必要とされる．ただし，練習の目的はめくりかたによって変えることができる．右開きの雑誌の左ページ下を右手指でめくる場合は母指の内転＋IP 関節の屈曲が，左ページ上をめくる場合は示指の屈曲伸展がそれぞれ必要とされる．新聞のようにテーブルに置いてめくる場合には前腕の回外運動も必要となる．また図 6-15B のように雑誌を束ねた状態で把持し

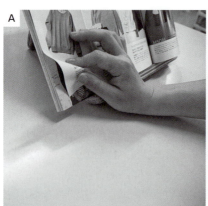
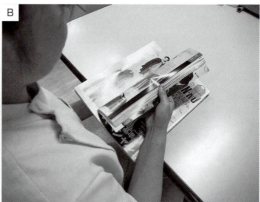

図 6-15 雑誌のページめくり

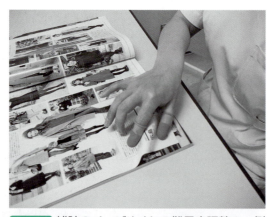

図 6-16 雑誌のページめくりの難易度調整の一例

母指を用いる場合もある．対象者の生活スタイルに合わせ，目的的練習課題（task practice）として実施する場合もある．また，指サックのような補助具を用い物品との摩擦を補足することで，難易度調整も可能である（図6-16）．

９ 手段的練習課題９：カード（図6-17）
● **練習の目的：つまみ動作，めくり動作，手掌内でのコントロール**
・段階づけのパラメーター：物品を置く面の材質

解説

カードをどのように操作するかで練習目的や難易度設定が変化する．机上に置かれたカードをめくる場合（図6-17A），手指の伸展と母指対立運動＋前腕回外＋手関節背屈が必要となる．カードをシャッフルする場合（図6-17B）には手のアーチを作る必要があり，シャッフルする枚数を増やしたりスピードを要求したりすることでより難易度は高くなる．本症例では図6-17Aの設定から開始し，前腕回外によってめくるよう促した．初めはタオル上でめくるよう実施し，机上から１枚ずつ把持するよう設定したが，達成度は低かったため，療法後の自主練習に加えた．

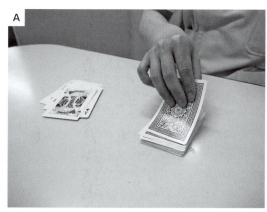
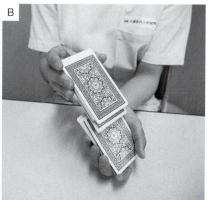

図6-17 カード操作

１０ 手段的練習課題１０：水すくい（図6-18）
● **練習の目的：手指円筒握り＋手関節背屈＋前腕回外**
・段階づけのパラメーター：物品の種類（把手の形，物品の重さ）

解説

利き手でのコップの把持，前腕回内外を伴う操作などより目的的練習課題（task practice）として用いる場合もある（図6-18A）．母指の対立や手関節の背屈が不十分な場合，水をすくう工程で手指共同収縮パターンが誘発されコップを落としてしまうことが多い．また，立位であるとより上肢の共同運動が起こりやすいため，座位から開始してもよい．把手があるほうが簡単な印象を受けるが，示指・中指での把持のほかに，中指・環指でのカップの固定も必要である．ビールジョッキは重量が重く，対象者の機能に合わせて動作の質が妥当なものから開始する（図6-18B）．これは療法後の自主練習

でも挑戦できる課題である．本症例はアクリルコーンから筒握りを開始し，同等の大きさのカップから水すくいを行った．自宅ではマグカップの使用が多かったため，把手つきのカップの把持と操作を重点的に行った．

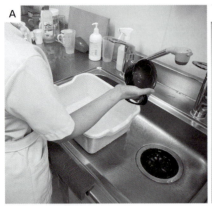
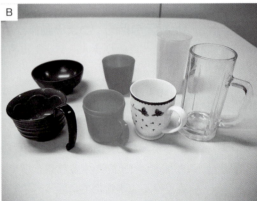

図6-18 水すくい

11 手段的練習課題 11：テープはがし（図6-19）
● 練習の目的：示指 IP 関節の単独の屈伸，指尖つまみ
・段階づけのパラメーター：テープの種類，はがす位置や角度

解説

　主に示指の分離した屈伸と指腹・指尖つまみを促したい場合に使用する．指腹つまみ（⇒273頁）との違いは，より指尖の力を必要とする点である．難易度は，テープを貼る位置やテープの種類によって段階づけできる．テープの位置は机上から始め，徐々に角度をつけ，壁に設定することでより肩関節の屈曲位での作業を促すことができる．テープの種類は伸縮性があり摩擦も高いビニールテープが比較的容易で，セロハンテープに変更するとより難易度が増す．本症例は示指の運動に比べ母指の運動が不十分であったため，ビニールテープから開始した．つまみ動作に重点をおいたため角度は大きく変更せず，肩関節や肘関節の運動を必要としない机上で実施した．

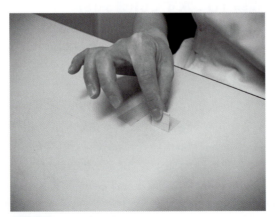

図6-19 テープはがし

12 手段的練習課題 12：輪ゴムかけ（図 6-20）
- 練習の目的：母指掌側外転＋中手指節間（MP）関節屈曲位での手指伸展＋示指〜小指外転
- 段階づけのパラメーター：ゴムの種類（強度），移送先（輪ゴムをかける物品）の周径

解説

単純な手指伸展ではなく，より機能的なアーチを形成するように伸展＋外転を促す作業である．ゴムの強度と移送先の物品の大きさにより難易度を調整する．本症例は輪ゴム（細）の場合，移送先はラップの芯から開始し，輪ゴム（太）の場合の移送先はペットボトル大まで可能となった．

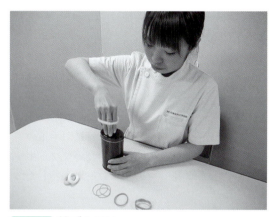

図 6-20 輪ゴムかけ

13 手段的練習課題 13：ボールドリブル（図 6-21）
- 段階づけのパラメーター：ボールの大きさ，反発力

解説

ボールのドリブルは床からの反発時にさまざまな方向で跳ね返ってくるので，上肢を瞬時にあらゆる方向に対応できるよう構えなければならない．導入初期は 1 回ずつから

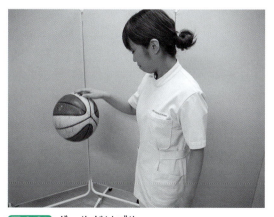

図 6-21 ボールドリブル

始めるなど連続回数を設けないほうが難易度は低くなる．手指の機能が高くなければ麻痺手のみでのボールの保持（肘関節屈曲＋前腕回外位）にも難渋するため，手指の機能練習としても有用である．本症例では5日目から開始した．連続でつくことは困難であり，1回から開始するとともに回外位でのボールの保持も促した．療法終盤では連続5回ほど可能となり，保持も可能となった．

14 手段的練習課題14：キャッチボール（スローイング＋キャッチング）
・段階づけのパラメーター：対象物の種類，スローイング方法，距離

解説

スローイング方法はさまざまなものがあるため，対象者の機能に合わせて選択する．難易度としてはアンダースローがより簡単で，オーバースローが難しい．これはキャッチングにおいても同様である．物品はお手玉，ソフトボール，バスケットボールなど大きさや自由度の変化をつけることで難易度設定が可能である．スローイングもドリブル同様素早い運動を必要とするため，手指の屈曲など共同運動が出現しやすい．ドリブルよりも身体の運動方向がより上方となり，前後の重心移動も要素として含まれるため，安定した立位の保持が必要な日常生活活動（activities of daily living：ADL）を目標としている場合には有用である．本症例では3日目にお手玉のアンダースロー，キャッチングから開始した．大きいが柔らかく自由度の高いソフトボールから，野球ボール大のものへ徐々に移行し，フォームもオーバースローに移行した．

15 手段的練習課題15：パンチング（図6-22）
● 練習の目的：早い到達運動（肩甲帯屈曲＋肩関節屈曲＋肘関節伸展），持久力
・段階づけのパラメーター：実施時間

解説

上肢全体を使用する課題であり，関節可動域の広さ，素早さ，力強さを必要とする．スローイングのように複雑な関節運動を必要としないため，比較的アプローチ開始初期で導入しやすい．対象者のほとんどはこのように麻痺側を大きく動かす活動を経験していないため疲労しやすい．実施する際は疲労する時間を目安として実施時間を設定して

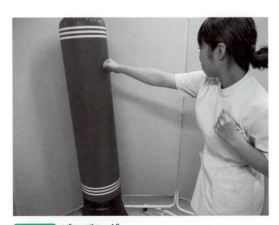

図6-22 パンチング

もよい．対象物を徐々に離し，肘の伸展を促していく．本症例では近位関節の粗大な運動の質が向上してきた5日目から開始した．初めは30秒のインターバルで実施し，徐々に時間やセット数を延長した．スピードを必要とするため上肢の共同運動パターンが出現したが，疲労が強く現れないよう制限時間を設定することで思い切りパンチングを行うよう指導した．

4 活動（作業）の目的的練習課題（task practice）

目的的練習課題は実生活に焦点を当てた活動の使用方法である．CI療法におけるtask practiceもこのなかに含まれる．練習目的は活動をベースに機能的動作における麻痺手の使用をより促進することである．ADLや手段的日常生活活動（IADL）における実動作で難易度調整を行い，徐々に本来の目標動作に近い動作に変更していくことができる．

1 目的的練習課題1：食事動作（図6-23）
● 難易度調整/問題解決技法
・道具の選択：太柄スプーン，介助箸，バネ箸
・環境の選択：食器の高さの設定，滑り止めシートの使用

(解説)

利き手に機能障害がある場合，柄の太いスプーンや介助箸など実際に対象物を把持・移送することが可能なものから選択する．把持する物品もスポンジなど柔らかく自由度の高いものから開始する．箸操作は把持するだけでなく，たとえば魚をほぐすような作業や粒状のものを寄せ集めるような作業では，つまみとは違った操作が必要となる．把持だけではなくあらゆる対象物を想定し課題を提供することが必要である．本症例は利き手交換のため左上肢でスプーンを使用していたが，初日より右上肢でのスプーン操作を練習した．手指の分離が向上してきた段階で介助箸に切り替えた．最終的にはバネ箸での把持が可能となったが，実用的には完遂できなかったため，療法後の自主練習に段階づけた箸操作の課題を追加した．

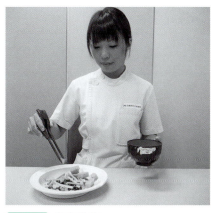
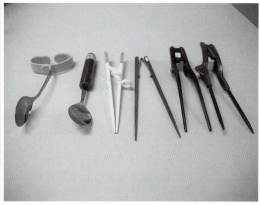

図6-23 食事動作

2 目的的練習課題2：更衣動作（図6-24）

● 難易度調整/問題解決技法
・衣服の形状の選択（かぶりシャツ，前開きシャツ）
・装飾品（ボタン，ファスナー）の種類，大きさ

解説

　更衣動作は，動作自体はもちろんのこと，衣服の種類や形状によっても難易度が変化する．対象者は動作手順を単一化したり，ゆったりした服を着るなどの代償手段を利用して何とか自立している場合が多い．更衣動作で難渋するポイントとしては，ボタンやファスナーの操作が多い衣服や，服の形状から患側上肢を大きく動かさなければならない衣服を着用する場合である．療法士は，対象者の問題点に対し機能練習だけでなく，衣服の形状を工夫するなどの問題解決によって麻痺手の動作の質を上げていくことが大切になる．本症例は，更衣は自立していたが小さなボタンやチャックの操作は不可能であった．そこでリハビリテーション室では机上でのボタン操作から開始した．最終的にはワイシャツの小ボタンの着け外しが可能となったが，袖口のボタンや腕時計の着脱は不十分であったため，療法後の自主練習に追加した．

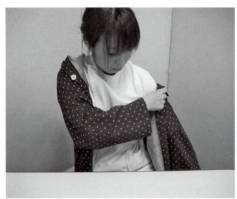 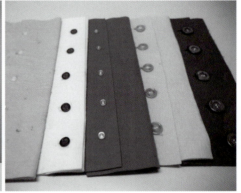

図6-24 更衣動作

3 目的的練習課題3：書字動作（図6-25）

● 難易度調整/問題解決技法
・スポンジ，太柄・三角グリップなど自助具の利用
・ボールペン，鉛筆など紙との摩擦の強弱
・文字の大きさ，バリエーション

解説

　利き手交換が行われる作業のなかでも健側での遂行度が低いことが多く，対象者がしばしば目標動作に挙げる作業である．作業の特徴として，安定した鉛筆の把持だけではなく，主に手関節以遠の細かな協調運動が必要となる．把持自体はスポンジや三角グリップにて可能となる場合がある（図6-25A）が，文字のような方向のバリエーションが細かい作業は高い手指関節の協調性が要求されるため，リハビリテーション室では色塗りなど自由度の高い練習から開始する（図6-25B）．本症例は把持自体は三角グリッ

プで可能であったが，小さな文字は手関節以遠の協調性が悪く，文字自体も歪みが目立っていた．手関節以遠の関節運動を必要とする大きさの色塗りから開始し，徐々に自由度を下げていった．療法期間で満足する遂行度には達しなかったが，歪みは減少し健側と同等のレベルにまで達した．

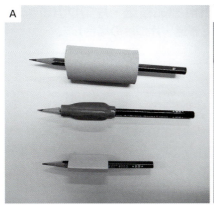
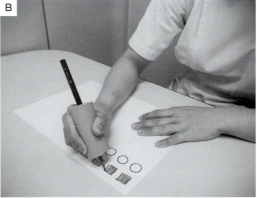

図 6-25 書字動作

4 目的的練習課題4：家事動作（食器洗い）（図 6-26）
● 難易度調整/問題解決技法（食器洗いの場合）
・皿の数，形態，重さ
・スポンジの大きさ，形態，滑りやすさ
・座位/立位

解説

家事動作はすべての課題が目的的練習課題となりうる．家事動作課題は対象者の目標によって，さまざまなものを取り入れることが必要である．実施する際の難易度調整で重要な点は，麻痺手で操作が簡便な道具（自助具および装具，パテなどで修正）を用いる状況から，徐々にそれらに依存しないよう自助具，装具をテーパリングしていくことが求められる．本症例には家事動作課題のなかでも炊事動作（特に食器洗い）を達成したい

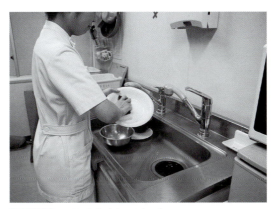

図 6-26 家事動作（食器洗い）

というニーズがあった．手指で物品を把持した状況で回内位での肘の屈伸が複数回可能となったアプローチの中盤から，本練習を実施した．本症例は麻痺手で一般的なスポンジを把持し，非麻痺手で皿を固定するといった動作方法が可能であり，洗う皿の枚数や時間を徐々に延長させた．

5 目的的練習課題5：労働動作（物品移送・片づけ）（図6-27）
● 難易度調整/問題解決技法（物品移送・片づけの場合）
・物品の数，形態，重さ
・片づける場所の高さ
・座位/立位

> 解説

労働動作は重要度が高く，目標動作のなかに挙がる頻度も高い．家事動作と同様に多くの作業工程を有するため，作業分析を行い，機能的に達成可能な作業を選択することが必要である．本症例は棚卸し作業が多い職業をしていたため，機能的に可能な高さ，重さを設定した．問題解決のために，可能な高さや重さを自覚できるようにフィードバックした．問題解決を対象者自身で考えることも，療法終了後に麻痺側の使用頻度を維持し機能を向上するためには必要である．

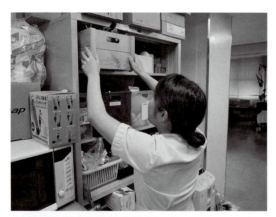

図6-27 労働動作（物品移送・片づけ）

索引

頁の太字は主要説明箇所を示す.

数字・欧文

5W1H　181
　——, 目標設定における　58

A 型ボツリヌス毒素製剤
　　　136, 234, 243
absolute reliability　208
Action Research Arm Test
　（ARAT）　3, **209**
active participation　45
adherence, 対象者の　155
adherence-enhancing behavioral
　strategy　155
ADOC for hand（ADOC-H）
　　　65, 84
Aid for Decision-making in
　Occupation Choice（ADOC）
　　　64, 83
AIP　91
aIPS　91
alternative CI 療法　128
Amount of Use（AOU）　183
anterior precuneus（aPCu）　91
appropriateness　201
Arm Rehabilitation Measurement
　（ARM）　207, 211

B

behavioral contract　228
behavioral modification　2
body awareness　81
Botox®　234
Box and Block Test（BBT）　211

C

Canonical-neuron system　91
chance LOC　165
CI therapy-like procedure　16
CI 療法
　　　3, 7, 30, 98, 135, 170, 226, 234
　——, alternative　128
　——, distributed　128, 234
　——, modified　128

　——のエビデンス　10
　——の重度例に対するエビデン
　　ス　13
CIP　91
client-centeredness　165
clinically important difference
　　　207
CM バンド　**140**, 238
concurrent validity　200
construct validity　200
content validity　200
context-interference effect　51
Copenhagen Stroke Study　24
criterion-related validity　200
cylindrical grasp　238

D

discriminative functional
　instruments　199
discriminative purpose　199
distributed CI 療法　128, 234
distributed practice　52
dorsal pathway　87
dorsal premotor area（PMd）　89
dorso-dorsal pathway　88

E

emotional arousal　161
enriched environment　45
evaluative purpose　199
evidence-based medicine（EBM）
　　　202
Evidence-Based Review of
　Stroke Rehabilitation（EBRSR）
　　　198
external LOC　164
external responsiveness　201

F

feasibility　201
fist grasp　237
force used　170
frontal eye fields（FEF）　89
Fugl-Meyer Assessment（FMA）
　　　3, **205**

Functional Ability Scale（FAS）
　　　213
functional assessment　198
functional electrical stimulation
　（FES）　142
functional magnetic resonanse
　imaging（fMRI）　142
functional task practice　44

G

gamma amino butyric acid
　（GABA）　40
generality　160
generalization　156
goal-directed training　44
Goal Attainment Scale（GAS）
　　　60

H

HANDS 療法　143
home skill assignment list
　　　83, 183

I

International Classification of
　Functioning, Disability and
　Health（ICF）　198
inclusion criteria and exclusion
　criteria　199
inferior temporal cortex（ITC）
　　　87
informed consent　176
informed consent model　62
integrated volitional control
　electrical stimulation（IVES）
　　　141, 243, 245
inter-rater reliability　200
interaction　117
interference　124
internal consistency reliability
　　　200
internal LOC　164
internal responsiveness　201
interpretability　202

intersegmental interaction torque　232
intra-rater reliability　200
intraparietal sulcus（IPS）　88
intrinsic plus 肢位　227

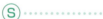

key psychometric property　200
lateral occipital cortex（LOC）　87
learned non use　68, **152**
locus of control（LOC）理論　164
longitudinal validity　201

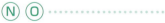

magnitude　159
MAL-14　183
MAL-28　183
Maslow の 5 段階欲求　56
mass practice　52
modified CI（mCI）療法　32, 128
―― のエビデンス　13
MEANING　59
measurement instruments　198
Medical Research Council　208
Meta-learning　4
minimal clinically important difference（MCID）　200, **203**
minimal detectable change（MDC）　200
MIP　89
MIT-Manus　146
modified Ashworth Scale（mAS）　3, **203**
modified modified Ashworth Scale（mmAS）　203
Motor Activity Log（MAL）　3, 183, **217**
Motor Assessment Scale（MAS）　214
Motricity Index（MI）　3, **208**
multiple sclerosis（MS）　255
muscle spasticity　203

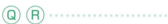

neuro-modulation　6
neuromuscular electrical stimulation（NMES）　142
neuromuscular facilitation　44
neuromyelitis optica（NMO）　255

Observing Patient Involvement（OPTION）　64
outcome expectancy　156

Ⓟ

painful tonic seizure（PTS）　255
parietal reach region（PRR）　91
paternalistic model　62
performance accomplishment　161
Person-Environment-Occupation Model　162
pinch　238
Plateau　24
PNS 療法　145
posterior parietal cortex（PPC）　87
powerful others LOC　165
pre-SMA　93
precision grip　93
predictive validity　200
problem-solving skill　161

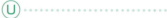

Quality of Movement（QOM）　107, 183
reliability　200
ReoGo^{TM}　245
response reliability　208
response stability　207
responsiveness　201

Ⓢ

self-efficacy　156, 240
self-regulatory 理論　156
sense of agency　81
SENSe アプローチ　232
shaping　98, 266
―― の実際, CI 療法における　103
shared decision making　63, 176
shared decision making model　62
smallest real difference（SRD）　212
SMART　58
spasticity　204
spherical grasp　238
Spider スプリント　141

sprouting　17
strength　160
stroke-specific instrument　201
Stroke Impact Scale（SIS）　3
supplementary motor area（SMA）　93
supramarginal gyrus（SMG）　93

Ⓣ

task-specific training　44
task practice　98, 279
―― の実際　105
test-retest reliability　200
therapeutic electrical stimulation（TES）　142
top-down アプローチ　44
transcranial magnetic stimulation（TMS）　142
transfer　124
transfer package　4, 155, **170**, 230, 247
translational research　22
transplantation　17

Ⓤ

unmasking　17
Upper Extremity Function Test（UEFT）　209
Upper Extremity Performance Test for the Elderly（TEMPA）　215

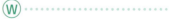

validity　200
ventral pathway　87
ventral premotor area（PMv）　89
ventro-dorsal pathway　88
verbal persuasion　161
vicarious experience　161

Ⓦ

Wernicke-Mann 肢位　136, 141
Wolf Motor Function Test（WMFT）　3, **213**

和文

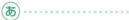

アクリルコーン操作課題　270
アフォーダンス　92

索引 ● 285

アンダーマイニング効果　77
アンマスキング　17
安静時スプリント　141

い・う

インフォームドコンセント　176
意思決定　61
運動学習システム，大脳小脳連関
　における　19
運動視　87
運動自由度の調整　112
運動主体感　81

え

エンカレッジメント　117, 120
遠位関節の運動　229
遠心性コピー　19

お

お手玉移送課題　266
応答安定性　207
応答的信頼性　208
応用力　160

か

カード操作課題　275
下側頭皮質（ITC）　87
家事動作課題　281
過負荷の原則　50
課題指向型アプローチ
　　　　　　　44, 135, 245, 259
── における目標設定　55
── の種類　98
── を構成する要素　50
課題の運営方法，課題指向型アプ
　ローチにおける　124
介入　8
回旋筋腱板（ローテータカフ）　111
快楽刺激　69
解釈可能性　202
外在的フィードバック　51
外側後頭連合野（LOC）　87
外的調整　57
外的統制　164
外発的動機づけ　56, 75
外部反応性　201
学習性不使用　68, **152**
学習性無力感　78
活動　98

── の手段的利用　100
干渉　124
幹細胞移植　17
感覚障害　226
感覚性失調　226
管理（マネジメント）　8
観察，模倣のための　118

き

キャッチボール課題　278
基準関連妥当性　200
機能　**3**, 98
機能回復　152
機能局在　16
機能指向型アプローチ　103
機能的磁気共鳴画像（fMRI）　142
機能的電気刺激（FES）　142
機能評価　198
機能予後，脳卒中後上肢麻痺の
　　　　　　　　　　　　　24
技能学習　7
球握り　238
共同運動パターン，異常な　102
近位関節の運動　228
筋痙縮　203

く

空間視　87
空間的な拡張性　110
屈筋共同運動　135

け

経頭蓋磁気刺激（TMS）　142
痙縮　**204**, 234
── の軽減　137
── のコントロール　145
痙縮抑制スプリント　238
健康信念モデル　190
検者間信頼性　200
検者内信頼性　200
言語的説明・暗示　161

こ

コーチング　117, 120
コペンハーゲン脳卒中研究　24
こぶし握り　237
巧緻動作　16
行動　2
行動価値　70

行動契約　228
行動心理学　156
行動心理学的アプローチ　98
行動日記　183, **187**
行動変容　2, 7, 152, 195
更衣動作課題　280
効力感　160
後部頭頂皮質（PPC）　87
硬貨の操作課題　272
構成概念妥当性　200
合意　63
国際生活機能分類（ICF）　198

さ

左縁上回（SMG）　93
作業選択意思決定支援ソフト
　（ADOC）　**64**, 83
作業の手段的利用　100
再検査信頼性　200
最小検知変化量　200
最小実験誤差（SRD）　212
最適な順応　193

し

肢節間作用トルク　232
視覚運動変換課題　125
視覚情報　87
視神経脊髄炎（NMO）　255
試験対象患者基準　199
自己管理　166
自己決定　166
自己決定理論　56
自己効力感　61, 156, 159, 240
自己身体認識　81
自己統制理論　156
識別的目的　199
実行可能性　201
社会的学習理論　168
手段の練習課題　266
重度上肢麻痺　243
縦断的妥当性　201
書字動作課題　280
上肢麻痺，重度の　**243**
情緒の安定　161
食事動作　279
信頼性　200
神経回復　17
神経筋促通手技　44
神経筋電気刺激（NMES）　142

神経新生　20
神経束の変化，皮質脊髄路の　20

す

スプラウティング　17
随意運動介助型電気刺激（IVES）
　　　　　　　　141, 243, 245

せ

セルフ・エフィカシー
　（self-efficacy，自己効力感）
　　　　　　　61, 156, 159, 240
セルフモニター　166
正の報酬　68
成功体験　161
絶対的信頼性　208
線条体　70
前頭眼野（FEF）　89
前部楔前部，ヒトの（aPCu）　91
前補足運動野（pre-SMA）　93

そ

相互作用，療法士と対象者の　117
装具療法　139

た ち

他者志向的動機　60
多発性硬化症（MS）　255
妥当性　200
対象者中心の練習　165
代償運動　45
代償手段　193
短対立装具　140, 238, 245
治療的電気刺激（TES）　142

つ て

つまみ動作　238
筒握り　238
テープはがし　276
テノデーシスアクション　141
手の使用量　131
停滞期（プラトー）　24
適切性　201
転移　124
電気刺激療法　142

と

ドパミン　68
ドパミン作動性ニューロン　69

取り入れ的調整　57
到達運動　88
　　——の神経機構　89
統合的調整　57
統制の所在（LOC 理論）　164
頭頂間溝（IPS）　88
頭頂間溝後方部（CIP）　91
頭頂間溝前方部（AIP）　91
　　——，ヒトの（aIPS）　91
同意取得，麻痺手に関する行動への　176
同一化調整　57
動機づけ　176

な

内在的フィードバック　51
内的統制　164
内発的動機づけ　56, 75
内部一貫性の信頼性　200
内部反応性　201
内部モデル　19
内容的妥当性　200
難易度　159
難易度調整，練習課題における　107

ね の

ネジ回し操作課題　271
能動的な参加　50
脳卒中治療ガイドライン　14, 49
脳卒中特異的評価　201
脳の可塑性　16

は

パンチング課題　278
把握運動　88
　　——の神経機構　91
背側運動前野（PMd）　89
背側カックアップスプリント　141
背側視覚経路　87
背背側経路　88
背腹側経路　88
反応性　201
半球間抑制　35
汎化　156

ひ

非麻痺手の拘束　30
評価手段，標準化された　198

評価的目的　199

ふ

フィードバック　51, 117, 120
ブロック練習　124
プラトー（停滞期）　24
プレコンディショニング　145
負の報酬　68
腹側運動前野（PMv）　89
腹側視覚経路　87
物体視　87
物品の使用・操作　87
文脈，物品のもつ　113
文脈干渉効果　51

へ

ページめくり課題　274
ペグの操作　273
併存的妥当性　200

ほ

ホーソン効果　202
ボールドリブル　277
ボツリヌス療法　136, 245
補足運動野（SMA）　93
報酬　68
報酬期待　156
　　——，ポジティブな　159
報酬予測誤差　78

ま み

マネジメント（管理）　8
　　——，対象者自身の　122
麻痺筋の促通　145
麻痺手の単独学習　35
麻痺手の不使用　153
摩擦力　114
末梢神経刺激（PNS）療法　145
水すくい課題　275

む め も

無動機づけ　57
メタ学習　4
モーターポイント　143
モデリング　117, 120, 161
モニタリング　183
目的的練習課題　279
目標設定　55, 78

目標設定方法,麻痺手を用いた 81
目標設定理論　55
問題解決技法　190
問題解決能力　161

ゆ よ
有痛性強直性けいれん（PTS） 255
豊かな環境　45
予後,脳卒中後上肢麻痺の　24
予測的妥当性　200

ら り
ランダム練習　124
リリース　93
立方体ブロック課題　272
両手動作（練習）　41, 94

れ ろ
練習時間　**132**
ローテータカフ（回旋筋腱板）　111

ロボットアシスト練習　243, 245
ロボット療法　146
労働動作　282

わ
輪入れ課題　270
輪ゴムかけ課題　277